Lebende Tote

Herausgeber: Übersee Museum Bremen, Dr. Herbert Ganslmayr
Redaktion: Hans-Otto Krause, Götz Mackensen
Übersetzungen: E. Webels, G. Mackensen
Grafische Gestaltung: W. Beuse, B. Wenzel
Fotos: Übersee Museum, H. Jäger, W. Beuse, H.-O. Krause, S. Kluger

Das Übersee Museum dankt allen Autoren in Mexiko
und in Deutschland für ihre engagierte Mitarbeit.
Soweit Texte mit dem Namen des Autors gezeichnet sind,
geben sie dessen persönlichen Standpunkt wieder.

Herstellungsleitung: Helmut Albers, Herstellungsservice, Bremen
Druck und Bindung: Fuldaer Verlagsanstalt

Buchhandelsvertrieb durch
Vito von Eichborn GmbH & Co. KG, Frankfurt/Main

CIP Kurztitelaufnahme der Deutschen Bibliothek

Lebende Tote : Totenkult in Mexiko / Übersee
Museum, Bremen.
– Frankfurt/Main : Eichborn, 1986.
Ausstellungskatalog
ISBN 3-8218-1715-1
NE: Überseemuseum <Bremen>

Lebende Tote

Totenkult
in
Mexiko

ÜBERSEE MUSEUM BREMEN

Inhaltsverzeichnis

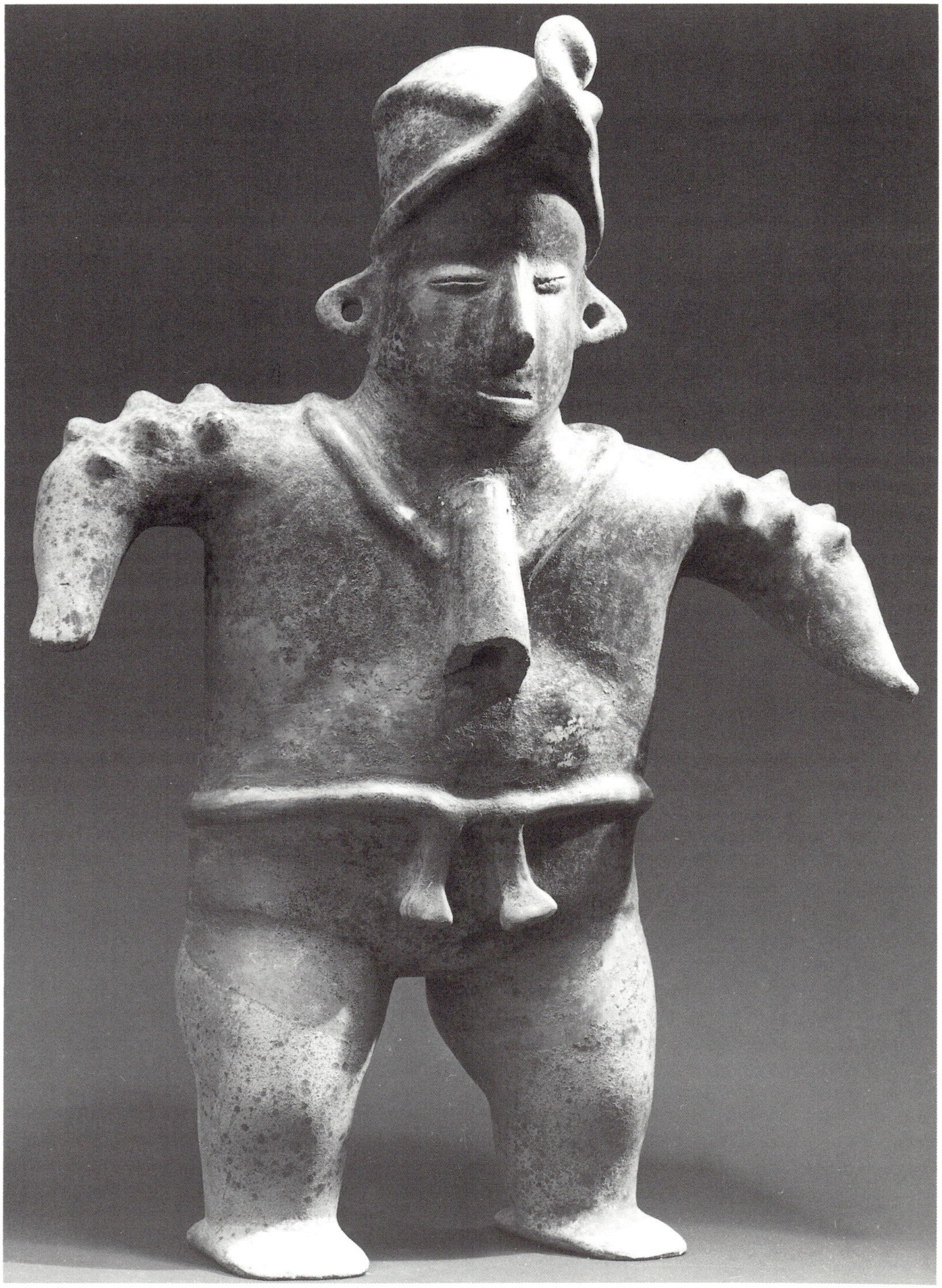

Stehende Figur, Ton, zwischen
200 und 800 AD.
Leihgabe des Museum Rietberg,
Zürich.

Geleitwort

Bremen, 12. Juni 1986

Seit 1826 bestehen mit der Einrichtung eines eigenen mexikanischen Konsulates in Bremen enge Beziehungen zwischen Mexiko und der Freien Hansestadt Bremen.

Diese offiziellen diplomatischen Beziehungen sind eine Folge enger wirtschaftlicher Kontakte, die Bremen und Mexiko seit der Unabhängigkeit Mexikos im Jahr 1821 verbinden, – Kontakte, die bis heute in partnerschaftlicher Gegenseitigkeit andauern.

Bremische Kaufleute brachten damals auch Sammlungen aus Mexiko nach Bremen, die nach über einem Jahrhundert im Magazin nunmehr zum Jahreswechsel wieder in einer neuen, ständigen Mexiko-Abteilung des Überseemuseums der Öffentlichkeit zugänglich gemacht werden.

Als Vorgriff darauf werden einige herausragende Objekte in der Ausstellung »Lebende Tote« zu sehen sein. In dieser Ausstellung wird ein wesentlicher Aspekt des Lebens in Mexiko aufgegriffen, das Verhältnis der Mexikaner zum Tod und zu ihren Toten; und dies sowohl für die vorspanische Zeit, als auch für die Gegenwart. Damit will das Museum kein exotisches Bild einer fremden Welt entwerfen, sondern auf ein Thema aufmerksam machen, das auch in unserer Gesellschaft erneut stärker diskutiert wird: unsere Beziehung zum Tod. Das »Fremde«, der andere Umgang mit dem Tod in Mexiko, könnte Anstoß zum Nachdenken über die eigene Position sein. Gleichzeitig hilft ein solcher Prozeß auch mit, zu einem besseren Verständnis gegenüber einer fremden Kultur – in diesem Falle der mexikanischen – beizutragen.

Ich wünsche der Ausstellung viel Erfolg, und hoffe, daß sie ihr Ziel erreicht, die bremisch-mexikanischen Beziehungen auf der Basis der Achtung, der Toleranz und der Partnerschaft fortzuentwickeln.

Präsident des Senats und Bürgermeister
der Freien Hansestadt Bremen

Klaus Wedemeier

Leihgeber

Bayrisches Nationalmuseum
Diözesan Museum Freising
Etnografiska Museet, Stockholm
Evangelisch-lutherische Kirchengemeinde Berne
Musées royaux d'art et d'histoire, Brüssel
Museum Rietberg, Zürich
Museen der Stiftung Preußischer Kulturbesitz,
Museum für Völkerkunde, Berlin
Nationalmuseum Kopenhagen
Rautenstrauch-Joest-Museum Köln
Schnütgen-Museum Köln
Stadtmuseum München

Bildnachweis

Die Bilder wurden mehrheitlich durch das Übersee Museum erstellt.
Soweit nicht anders vermerkt, liegt das Copyright beim Übersee Museum, Bremen

Folgende Institutionen und Personen stellten uns
Bildmaterial zur Verfügung:

Bayrisches Nationalmuseum, Seite 184
Diözesan Museum Freising, Seite 16, 152, 155, 156, 157
Etnografiska Museet, Stockholm, Seite 130
Musées royaux d'art et d'histoire, Brüssel, Seite 15, 128, 133
Museum Rietberg, Zürich, Seite 6
Museum für Völkerkunde, Berlin, Clemens Dinkloh, Seite 12, 118, 120, 121, 125, 126, 127, 128
Nationalmuseum Kopenhagen, Seite 130, 132, 133
Rautenstrauch-Joest-Museum, Köln, Seite 116
Schnütgen-Museum, Köln, Seite 146
Instituto de Investigaciones Esteticas, Mexiko-City, Seite 38, 99, 106, 107, 108
Instituto National Indigenista, Mexiko-City, Seite 82
Gerhard Schneider, Seite 28, 34, 109
Lourdes Grobet, Seite 63
Gunther Aschemann, Seite 32, 33
Alberto Rios Szalay, Seite 39
Hilda Rodriguez Peña
Natalia Murillo
Patricia Sloane, Seite 107, 108, 109
Damms, Dortmund, Seite 163–166
Karin Hecht, Seite 63

Einleitung

Der Totenkult in Mexiko hat uns damals überrascht, ist uns unvorbereitet begegnet. Als Ethnologen wußten wir von seiner Existenz; aber wir waren auf einer Konferenz über internationale Museumsprobleme.

Und plötzlich war das Fest da. Gewiß, die Exkursion stand im Programm, aber auf das Thema »Tod« waren wir nicht eingestellt. So erlebten wir es, bunt, lebensvoll, fröhlich. Und nur langsam drang das Erstaunen ein – diese Feier als Totengedenken?

Wir waren damals begeistert, fest entschlossen, diesen Eindruck an unsere Besucher weiterzureichen. Aber wie?
Wir waren eingetaucht in die Feier eines Dorfes. Das Fest ließ sich nicht hinterfragen; es beherrschte das ganze Dorf, riß uns Fremde in seinen Bann. Es gab kein Ausweichen, äußerstenfalls den Rückzug in ein steriles Konferenzhotel, das solche »Volksbräuche« rigide aussperrt, um die »internationalen Gäste« nicht zu verwirren.

Aber kann man diese Atmosphäre transportieren; ist das Museum überhaupt in der Lage, diese Eindrücke zu vermitteln? Ein ganzes Dorf, ein ganzer Staat feiert seine Toten, lädt sie ein, bewirtet sie, verabschiedet sie schließlich wieder. Glauben das wirklich alle? Wahrscheinlich nicht, aber an diesen beiden ersten Tagen des Novembers ist das unerheblich. Das Fest entwickelt seine eigene Macht, zieht alle in seinen Bann.
Wie soll man das in einem Museum darstellen; Besuchern vermitteln, die doch ganz andere Vorstellungen haben? Ist es möglich, die Atmosphäre eines Kulturinstituts so zu gestalten, daß etwas vom Bann des Festes übrigbleibt?

Die eigentliche Entdeckungsreise begann erst nach der Rückkunft, als wir anfingen, die Ausstellung zu planen.
Es war eine Expedition sowohl in die mexikanische Geschichte wie auch unsere eigene.

Woher stammt das mexikanische Totenfest? Es findet am 1. und 2. November statt an den christlich-katholischen Totengedenktagen. Aber ist es denn christlich? Wieso finden sich dann bei uns keine entsprechenden Traditionen?
Oder ist es vorspanisch, reichen seine Wurzeln tief in die Zeit zurück, bevor Europa und das Christentum in Amerika eindrangen, ihren Stempel seinen Völkern aufdrückten? Aber die Mexikaner sind überzeugte Katholiken!

Wie alt sind eigentlich unsere eigenen Totenriten? Wäre ein Reisender des, sagen wir einmal, 17. Jahrhunderts ebenso überrascht gewesen wie wir?

Jede einzelne dieser Fragen könnte Material für eine ganze Ausstellung liefern, jede könnte man für Jahre verfolgen.

Wir aber wollen vor allem zeigen, was heute in Mexiko geschieht. Um so mehr wir uns mit dem Problem beschäftigten, desto stärker spürten wir, es würde ganz ohne eine Einführung sowohl in die Entwicklung in Mexiko wie in unsere eigene Ideengeschichte nicht gehen. Das Fremde bedarf einer Erklärung, um nicht abgelehnt zu werden.

Im Mittelpunkt der Ausstellung steht der heutige Totenkult. Nicht das einzelne Objekt, der Zuckergußtotenschädel, die Papierdeckchen, die Produkte des Kunsthandwerks macht ihn aus, er ist selber in seiner Komposition »Kultur«. Nur insgesamt läßt er sich ausstellen; und der Besucher wird, so hoffen wir, zum Mitträger der Ausstellung. Indem er die Atmosphäre aufnimmt, seine Freude hat und sie an den Mitbesucher weitergeben kann.

Wir haben versucht, ein Ensemble aller wichtigen Plätze und Elemente zu schaffen, das dies möglich macht.

Davor haben wir einen Raum gestaltet, in dem wir auf die Hintergründe eingehen – in Mexiko wie bei uns. Natürlich können wir in Ausstellung und Katalog das Thema nur ankratzen; mehrbändige Handbücher wären erforderlich, um es zu bewältigen.
Aber wir hoffen, daß diese Einführung unseren Besuchern und Lesern hilft, die Unterschiede der Entwicklung zu erfassen und so die mexikanische Variante zu verstehen, sich vielleicht in ihren Gedanken anregen zu lassen.

Es lag uns viel daran, die Vorgänge und Hintergründe in Mexiko von Mexikanern schildern zu lassen. Bei den Untersuchungen für die Ausstellung wurden wir von der Familie Nunez in Misquic aufgenommen und durch das Fest geleitet. Diese Familie führt in Bild und Text auch unsere Besucher durch die Ausstellung. Ich möchte ihr hier für ihre Freundlichkeit und Hilfsbereitschaft ganz herzlich danken.

Mexikanische Kollegen, hervorragende Kenner der Materie, haben sich bereitgefunden, die Katalogtexte für uns zu erstellen. Ihnen wie den deutschen Autoren, Spezialisten in den verschiedenen Aspekten des Todes bei uns, möchte ich meinen Dank aussprechen.

Eine große Zahl von Freunden und Kollegen fand sich bereit, das Thema und seine Einzelaspekte mit uns zu diskutieren. Ohne sie hätte diese Ausstellung nicht realisiert werden können.

Mein herzlicher Dank gilt schließlich dem Freundeskreis des Übersee Museums e.V. Ohne seine Mitwirkung und Hilfe wäre die Ausstellung nicht zustande gekommen.

Dr. Herbert Ganslmayr

Lebende Tote

Ein Rundgang

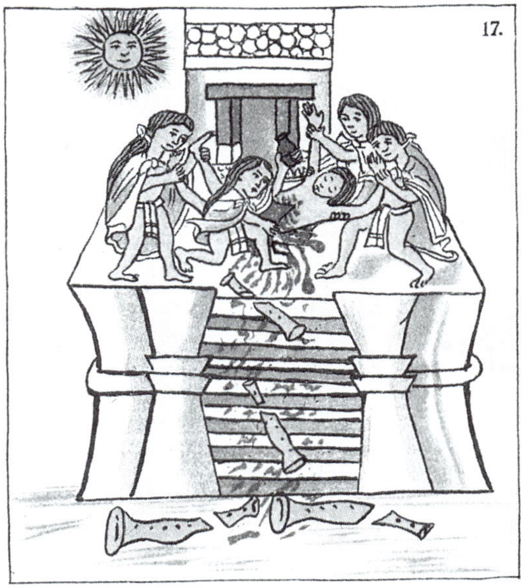

So sahen die Spanier die Opferung ihrer Kameraden.
Der Kodex wurde in der Tradition der vorspanischen Bilderhandschriften *nach* der Eroberung erstellt.
Kodex Florentino.

Grausame Azteken?

Zwischen 1519 und 1521 unterwarf eine Handvoll Spanier unter Cortez das Aztekenreich, einen Hort von Unmenschlichkeit, Menschenopfern und Unterdrückung, und befreite die Indios zum Christentum.
So berichten es die Teilnehmer des Eroberungszuges. Bernal Diaz beschreibt die Schrecken in der letzten Phase der Eroberung:
»Wir hatten endlich mit großer Mühe und unter vielen Verlusten ein tiefes Wasser überwunden und unser Standquartier erreicht, da ertönte wieder die teuflische Pauke vom Haupttempel, die ganze teuflische Musik der Muscheltrompeten und anderen Instrumenten setzte ein. Es klang grauenhaft, erschütternd und beängstigend. Entsetzlicher noch war, was wir nun mit eigenen Augen sehen mußten. Wir waren Zeugen, wie die Mexikaner unsere unglücklichen Kameraden ihren Götzen opferten. Wir sahen deutlich die Plattform, auf der die Kapellen mit den verfluchten Götzen standen, wir sahen, wie sie einigen der Spanier die Köpfe mit Federn schmückten, wir sahen, wie sie vor dem Kriegsgott tanzen mußten, wir sahen, wie sie auf einen großen Stein gelegt wurden, wie man ihnen mit Obsidianmessern die Brust aufschlitzte, die noch zuckenden Herzen herausriß und sie den Götzen opferte. Das alles mußten wir mit ansehen. Wir sahen, wie sie die Leichen der unglücklichen Schlachtopfer bei den Füßen packten und die Stufen des Tempels herunterwarfen, wie andere Henkersknechte sie unten in Empfang nahmen, Arme, Beine und Köpfe von den Leibern trennten, die Gesichtshäute zum Gerben abzogen, wie sie das übrige Fleisch abtrennten, um es später aufzufressen. Nur die Eingeweide wurden in die Menagerie gebracht und den Tigern, den Löwen, den Ottern und Schlangen vorgeworfen.«
Das Entsetzen der spanischen Eroberer ist verständlich. Man kann Diaz nicht einmal vorwerfen, übertrieben zu haben: etwa so muß es für die Spanier ausgesehen haben. Nur beim Verzehr des Menschenfleisches geht er zu weit; wir wissen ganz einfach nicht, was

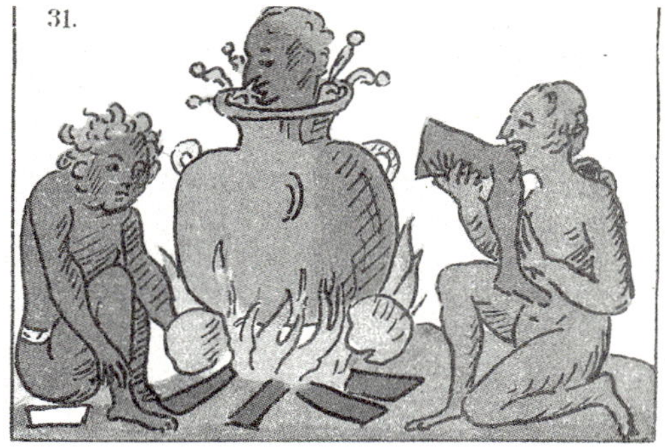

Die Darstellung der »Menschenfresser« im Kodex Florentino zeigt nicht die tägliche Realität, sondern das europäische Grauen. Sie wurde als Warnung für neu ins Land kommende Priester erstellt.

mit den Leichen der Geopferten geschah! Es ist möglich, aber nicht gesichert, daß gelegentlich Leichenteile auch kultisch gegessen wurden; Teil der Volksnahrung aber, wie es uns die frühen Quellen weismachen wollen, waren sie gewiß nicht. Hier bot sich für die Spanier eine wunderbare Chance, ihren Eroberungsfeldzug zu begründen, als Akt der Menschlichkeit darzustellen.

Der Rest der Beschreibung ist jedoch korrekt – für einen, der die Hintergründe nicht kannte. Es stimmt, daß die Haut der Geopferten von den Priestern übergezogen wurde, jedoch nicht aus Grausamkeit, sondern um »in die Haut des Geopferten zu schlüpfen« und damit der Sonne nahe zu sein. Es stimmt, daß den Opfern bei lebendigem Leibe das Herz herausgerissen wurde; aber dies war eher eine Ehre als eine Unmenschlichkeit, war für die Azteken die Vereinigung mit der Gottheit.

Wie immer, wenn zwei ganz unterschiedliche Kulturen aufeinandertreffen, werden die gegenseitigen Konzepte mißverstanden; und wie immer bleibt die »Grausamkeit« an den Unterlegenen haften. Auch die Spanier haben sich nicht gerade »menschlich« benommen, legen wir unsere Kriterien an. Das Foltern und Schinden aus rechtlichen und religiösen Gründen war gang und gäbe; man hatte auch während des Feldzugs keine Schwierigkeiten, wenn die eigenen Verbündeten (die Geschichten von der Handvoll Spanier sind eine Propagandalegende: allein Tlaxcala stellte mehr als 40 000 Mann!) das Fleisch Gefallener aßen; die Spanier selber versorgten ihre Wunden »mit dem Fett eines gefallenen Indios, weil wir kein Öl mehr hatten« (Cortez). Es gab eine Menge Gründe, die Spanier Teules = Teufel zu nennen, wie es die Azteken taten!

Will man verstehen, wieso die Opfer geschahen, muß man bereit sein, sich auf die religiösen Konzepte der Azteken einzulassen: Für die Indianer Mexikos war die Kraft der Erde und des Weltzeitalters endlich und konnte also verbraucht werden. Leben entzieht Kraft, die rückerstattet werden muß, um das Bestehen der Welt zu sichern.

Das Weltzeitalter selber war nur durch das Götteropfer geschaffen worden; der Mensch ist verpflichtet, dieses Opfer zurückzuerstatten. Tut er es nicht, wird die Welt erneut untergehen.

In den offiziellen Vorstellungen der Azteken konnte dies in zwei Formen geschehen:

Ein Mensch opfert sein Herz der Sonne; entweder auf dem Opferaltar oder im Krieg; auch das Sterben im Kindbett zählte zu diesen »guten« Todesarten. Der so Verstorbene hilft die Kraft der Sonne zu erhalten und darf sie für 4 Jahre auf ihrem Weg begleiten, bevor er zum Sonnenvogel wird.

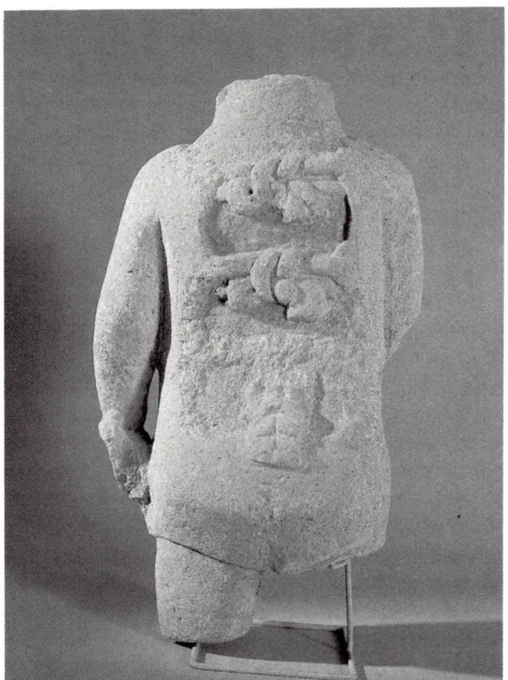

Torso eines »Xipe-Totec«. Xipe ist »unser Herr der Geschundene«, der Erdgott. Aus dem Opfer erwachsen die Nutzpflanzen.
Auch opfernde Priester werden mit übergezogener Haut Geopferter dargestellt.
Leihgabe des Museums für Völkerkunde, Berlin.

Wer anders stirbt, geht in das Totenland Mictlan. Er mußte einen mühevollen und gefährlichen Weg von 4 Jahren zurücklegen, auf dem das Fleisch von seinen Knochen gerissen wird; schließlich kommt er zum siebenarmigen Fluß, den er nur mit einem gelben Hund überqueren kann. Denn der schwarze Hund hat seine Kriegsfarbe gerade angelegt und der weiße sich gerade gewaschen – beide weigern sich, ins Wasser zu gehen. Dem Verstorbenen mußte deshalb immer ein gelber Hund mit ins Grab gegeben werden. In Mictlan ruhen die Gebeine, bis sie im nächsten Weltzeitalter zur Schöpfung neuen Lebens verwendet werden.

Beide Konzepte sind eine Form der Rückführung des Lebens; entweder geht die Kraft des Opfers auf die Sonne über, oder auf die Erde. Das Opfer an die Sonne ist wichtiger; sie ist die »Schwachstelle« des Weltalters. Nur durch das Selbstopfer aller Götter konnte sie dazu gebracht werden, überhaupt ihre Bahn zu ziehen. Auszehrung bedroht sie täglich. Wer ihr sein Leben opfert, erhält also die Welt und wird entsprechend geehrt: er darf die Sonne begleiten. Sein Körper ist vollkommen unwichtig.
Der Tote, der nach Mictlan geht, sieht unendlichen Schwierigkeiten entgegen. Um sie überstehen zu können, bedarf er Grabbeigaben: Papierkleider gegen die fliegenden Obsidianmesser; Ausrüstung; Nahrung, Wasser und Salz für die Reise; Geschenke; Reiche manchmal auch Sklaven; schließlich den gelben Hund an einem Baumwollfaden, um den Strom überqueren zu können. Seine Beerdigung ist wichtig; sonst gelangt er niemals nach Mictlan. Wer der Sonne geopfert wurde, hatte diese Sorgen nicht: allein die Form des Sterbens sorgt für ein positives Jenseits! Deshalb wissen wir so wenig darüber, was eigentlich mit den Leichen von Gefallenen und Opfern geschah.

Es gab noch ein drittes Totenreich; das Haus des Regengottes Tlaloc, Tlalocan. Tlaloc als Regen- und damit Lebensbringer wurde ebenso verehrt wie der Kriegsgott Huitzilopochtli. Die beiden Tempel standen nebeneinander, hatten die selbe Größe. Wenn der

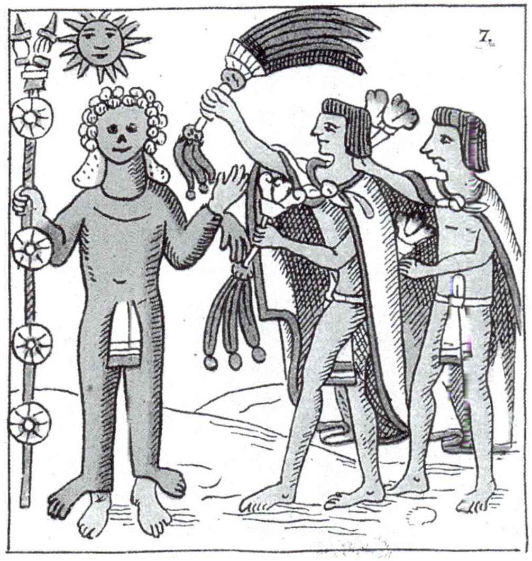

Ein Priester in »vollem Ornat«; sehr deutlich ist die übergezogene Menschenhaut zu erkennen. Kodex Florentino.

Kriegsgott in den Annalen der Eroberer wichtiger erscheint, mag dies durchaus daran liegen, daß eben die Spanier den Krieg nach Tenochtitlan getragen hatten. Tlaloc ist der Gott der Früchte, der Blumen, des Lebens. Und daneben auch der Herr eines besonderen, von den beiden anderen Vorstellungen weit abweichenden Totenreiches: es kann am ehesten mit unserem Paradies verglichen werden. Ein Jenseits, nicht zu sehr unterschiedlich von der irdischen Welt, aber viel komfortabler und angenehmer.
In Tlalocan leben die Toten in einer immer fruchtbaren Umgebung ohne jede Sorge um Naturereignisse und Mangel. Das Totenreich ist ein blühender Garten. Jeder Tote behält die gesellschaftliche Position, die er im Leben innehatte. Und nur in dieser Hinsicht sind Menschenopfer respektive Selbstopferung wichtig: sie können den Status erhöhen.

Weit wichtiger aber ist, daß die Toten nicht von den Menschen getrennt sind: Als Ahnen haben sie ebensoviel Anrecht auf das Land wie ihre Nachfahren und damit auch auf die Erträge; sie besuchen die Lebenden auf Totenfesten und werden hier von ihnen bewirtet.

Für die Azteken war Tlalocan nur ein spezielles Totenreich, das nur denen offenstand, die

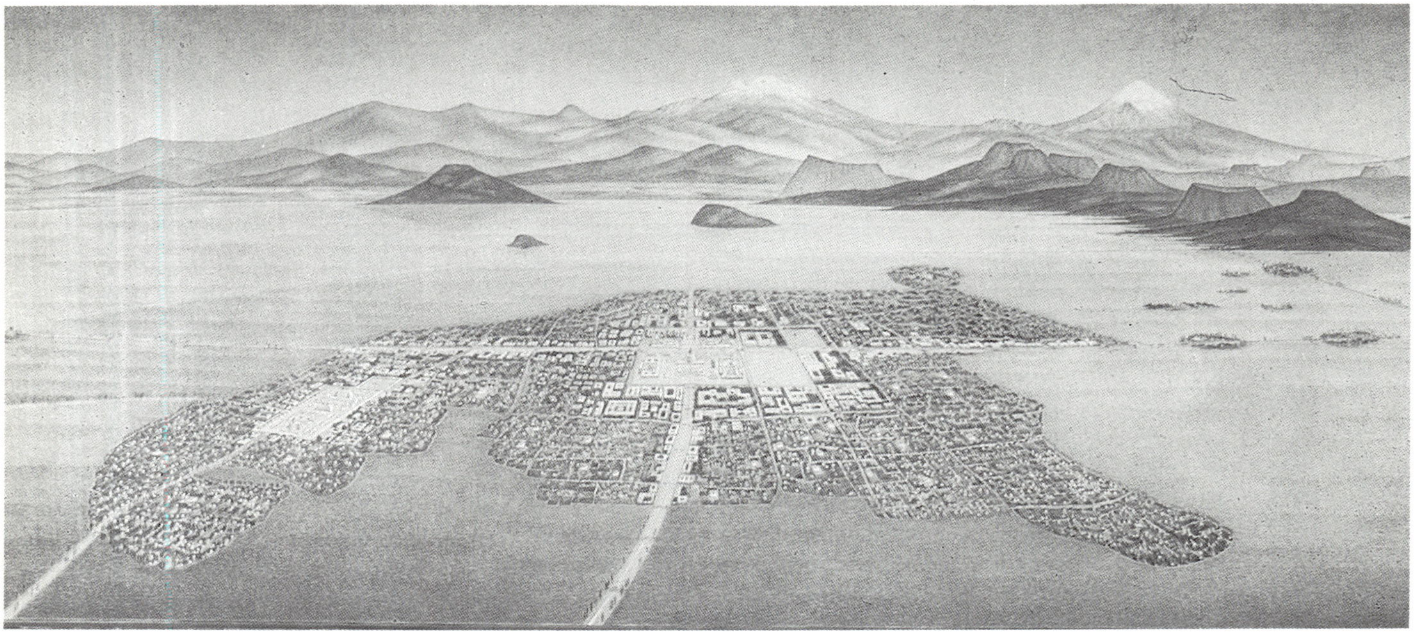

Tenochtitlan, nach alten Darstellungen rekonstruiertes Bild im Anthropologischen Museum, Mexiko-City.

an Naturkatastrophen oder Seuchen starben. Anscheinend war es für die nicht-aztekischen Indianer im Hochland aber wichtiger, spielten die aztekischen, aus der Erobererradition dieses Volkes geborenen Feste eine geringe Rolle. Dies wird bei der Missionierung wichtig werden.

Totenfeste hatten auch die Azteken, ebenso wie die umliegenden Völkerschaften. Sie wurden Blumenfeste genannt. Wir wissen, daß sie große Bedeutung besaßen, auch wenn die spanischen Chronisten auf die Darstellung anderer religiöser Aspekte, vor allem der Menschenopfer, weit größeres Gewicht legten. Bei den Azteken fanden sie im August und September statt, bei anderen indianischen Völkern des Hochlandes Anfang November.

Die Toten waren in allen drei Vorstellungen für die Lebenden wichtig: entweder regenerierten sie durch ihren Tod die Weltkraft und konnten so Dank beanspruchen, oder sie waren die Eigner des Landes und konnten die Lebenden zum Guten wie zum Bösen beeinflussen. Darstellungen von Totenschädeln, wie wir sie vielfach aus dem vorspanischen Mexiko kennen, sind keine Symbole von Grausamkeit. Aus Formen zur Herstellung von Keramiktotenschädeln wissen wir, daß Totenkopfnachbildungen Objekte des täglichen Lebens waren; wir finden sie als Skulpturen und an Ketten. Darstellungen von Menschen halb als Skelett, halb als Lebende, gibt es nicht nur bei den Azteken, sondern auch schon bei ihren Vorgängern wie den Olmeken. All diese Formen drücken die Verbindung zu den Toten, nicht den Schrecken vor dem Tod aus; die Toten handeln für die Lebenden und bleiben geachtete Mitglieder der Gemeinschaft.

Memento Mori

Den Spaniern waren solche Darstellungen geläufig. Die europäische Kunst und der christliche Kult kannten Darstellungen des Skeletts in jeder Form: auf Grabsteinen als Schädel oder Leichnam; als Totenkopf an Rosenkränzen; als »Wendefiguren«, halb Schädel, halb Christus; als Paternosterketten; als Totentanz. Auch Abbildungen halb Lebender, halb Skelettierter gibt es. All diese Objekte kommen in der Form den Exponaten

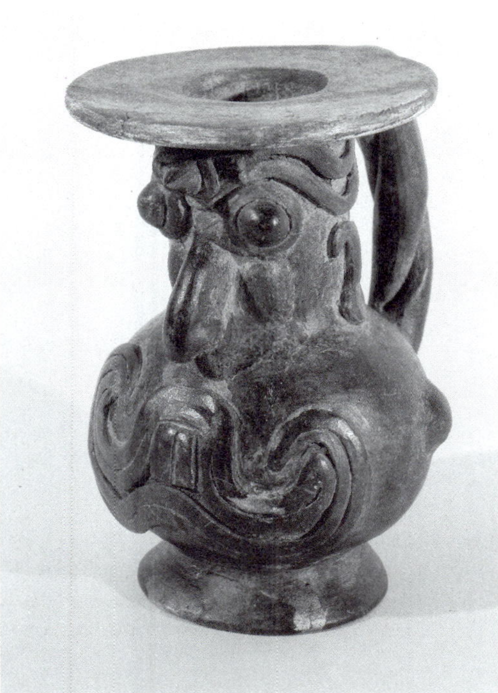

Vase mit Tlaloc-Gesicht, toltekisch.
Der Regengott Tlaloc war neben Huitzilopochtli, dem Kriegsgott, die wichtigste Göttergestalt; beide zusammen repräsentieren die höchste Dualität und wurden im zentralen Doppeltempel in Tenochtitlan verehrt. Tlaloc repräsentiert hierbei die Erde. Er ist zugleich der Herr des dritten Totenreichs.
Leihgabe des Musées Royaux d'Art et d'Histoire, Brüssel.

aus Mexiko sehr nahe; die Übereinstimmungen sind überraschend. So ist es kein Wunder, daß *beide* Kulturen von der anderen übernehmen konnten, angeregt wurden.
Der Inhalt jedoch ist geradezu gegensätzlich: Europa stellte nicht die *Toten*, sondern den *Tod* als eine abstrakte Macht, als ein Resultat der Erbsünde von Adam und Eva, dar. So ähnlich die Formen und Symbole sind: in Europa ist das Skelett Symbol des Todes, in Mexiko des Lebens über den Tod hinaus!

Seit dem Jahr 1000 und besonders seit den großen Seuchen predigte die Kirche: »Gedenkt des Todes, bedenkt, daß ihr sterblich seid, daß ihr euch vor Gottes Gericht verantworten müßt!« Der Mensch muß so leben, daß er jederzeit in Frieden sterben kann. Memento mori – gedenke Deines Todes!

Zu den Toten selber gab es nach christlicher Lehre keine Verbindung. Sie waren allein in Gottes Hand und Gnade; die Lebenden verpflichtet, für sie zu *Gott* zu beten, aber unfähig, mit ihnen zu kommunizieren. Nur in den Sagen und Märchen haben sich einige Ideen erhalten, die zeigen, daß vor dem Christentum auch bei uns ein Verkehr mit den Toten möglich war; in Beerdigungszeremonien findet es noch seinen Ausdruck, wenn Spiegel verhängt werden müssen, um die Seele des Verstorbenen daran zu hindern, Lebende »mit sich zu nehmen«.

Die europäische Kunst der Konquista-Zeit ist beherrscht von der Präsenz des Todes, der als Schädel, ausgehende Kerze, Stundenglas symbolisiert wird. Gleichzeitig erinnert sie den Menschen an seine Hoffnung: die Erlösung durch das Selbstopfer Christi. Der Tod kam durch die Sünde in die Welt, Christus hat den *ewigen* Tod aufgehoben. Die Kombination von Kruzifix und Totenkopf zeigt das Gesamtkonzept: die Verfallenheit dem Tode ebenso wie die Hoffnung auf ewiges Leben. Viele Kruzifixe wurden deshalb auf einen Schädel basiert, bei vielen Kreuzigungsdarstellungen tritt der Tod als Begleiter auf. In die gleiche Tradition gehören die Wendeköpfe: kleine Plastiken, die auf der einen Seite den Schädel, auf der anderen das Antlitz Christi zeigen. Schädel mit Schlangen drücken unmittelbar die Abstammung des Todes aus der Erbsünde aus.

Die »Memento mori«-Haltung kennzeichnete die europäische Einstellung bis zur Aufklärung im 18. Jahrhundert; erst danach wurden neue Formen gesucht. Die Erinnerung an die Toten auf schön gestalteten Friedhöfen entstand erst im 19. Jahrhundert. Gleichzeitig wurde das Skelett und der Schädel unheimlich, geradezu unanständig. Das mag daran liegen, daß durch die Wandlung des »Totenangers« zum Friedhof die häufige, direkte Begegnung mit Skeletteilen aufhörte. Oder man wollte die Toten nicht mehr so sehen. In jedem Fall verbannte das 19. Jahrhundert den Schädel; von vielen Kruzifixen wurde er abgesägt. Aus dem Symbol des »Memento mori« wurde das Warnsignal, die Drohung. Ganz bewußt trugen die »Totenkopfhusaren« der Preußischen Armee das Schädel-Symbol am Tschako: hier kommt der Tod! Und die schwarze SS, die diese Uniform modernisiert übernahm, drückte das gleiche aus und sorgte dafür, daß der Schädel endgültig zum Schreckenszeichen wurde.

Wir begegnen dem Totenschädel auf Giftflaschen und Transformatorenhäuschen als Warnung. Im Kasperle-Theater darf er noch auftreten – um von Kasperle ebenso verprügelt zu werden, wie Polizist, Bürgermeister oder das aus der Kolonialzeit stammende Krokodil: als Symbol einer Macht, die von der Lebensfreude überwunden wird. Auf dem Rummelplatz erscheint er als »Gruselsymbol«: als Gewinn beim Schießen oder in der Tombola; als Steigerung des Vergnügens durch Magenkitzel. In die gleiche Kategorie gehört wohl auch der Schädel, den jeder anständige Medizinstudent zu erobern und auf seinem Schreibtisch zu plazieren hat: *er* kann mit dem »Grusel« umgehen!

Die Konquista

Zwei entgegengesetzte Vorstellungen stießen aufeinander. Mexiko wurde, teilweise gewaltsam, christlich; eigentlich sollte man annehmen, daß damit auch seine Totenvorstellungen verschwanden.
Die Spanier hatten zwei Gründe, nach Mexiko zu kommen:
Zum einen benötigten sie dringend Gold und Schätze, um überleben zu können. In Spanien hatte sich während der Kriege gegen die Mauren eine »Kriegerklasse« gebildet, die von den Feldzügen und Eroberungen lebte. Mit der Einnahme der Alhambra 1492 waren diese Pfründe versiegt. Das eroberte Land hatte man in Schafweiden umgestaltet, die hohen Ertrag abwarfen – aber nur für wenige. Die Masse der Eroberer konnte nur durch immer neue Kriegszüge existieren.
Kriege hat Spanien nun wahrlich genug geführt. Nur richteten sich die meisten jetzt gegen christliche Völker, oft genug gegen den Papst. Und dabei waren die Chancen zum Plündern schlecht – schließlich war man zivilisiert und plünderte (meistens) nur Andersgläubige! Man mußte sich also nach neuen Möglichkeiten umsehen. Und die Schiffe des Columbus brachten vielversprechende Ladung mit sich!
Cortez selber ist für diese Gruppe typisch: er stammt aus einer jener Kriegerfamilien. Sein Vater, der die Situation richtig erkannte,

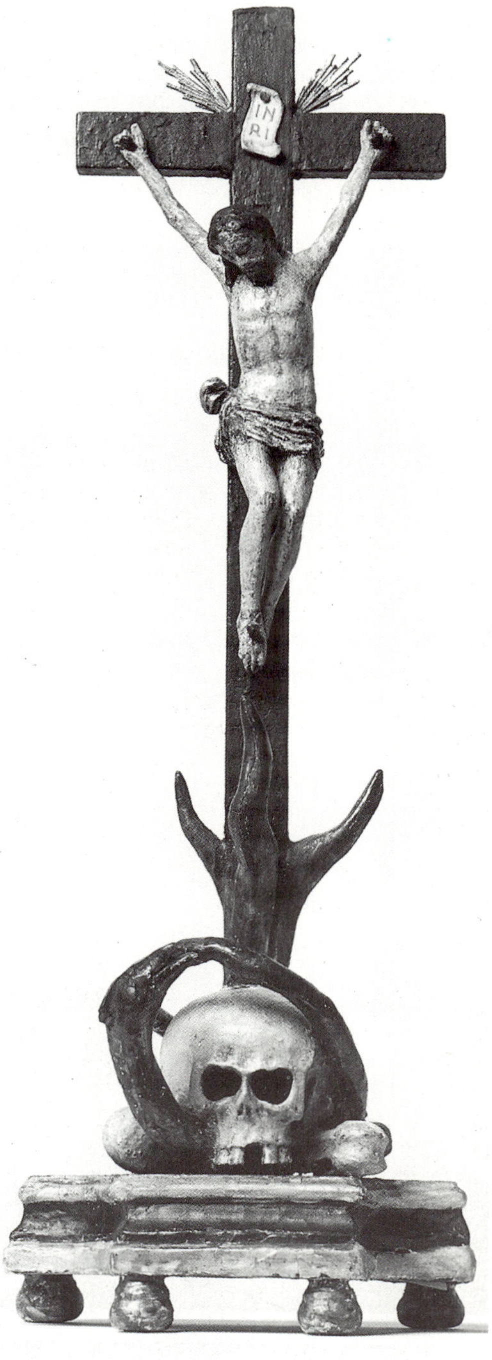

Bis zum 19. Jahrhundert wurden Kruzifixe oft auf einen Totenschädel gesetzt; die Überwindung des Todes durch das Selbstopfer Christi wird so symbolisiert. Das hier gezeigte süddeutsche Objekt fällt insofern aus dem Rahmen: es stammt aus dem 19. Jahrhundert, als diese Darstellungsform unüblich wurde.
Leihgabe des Diözesan-Museum Freising.

wollte ihn zum Jurastudium zwingen: ein Beamtenleben ist vielleicht nicht so spannend, aber immerhin bietet es gesicherte Einkünfte. Cortez selber aber mißfiel diese Aussicht und er wanderte in die neuen Kolonien aus. Aber auch die konnten ihm weder das gewünschte Abenteuer noch die erhofften Schätze bieten; also mußte er versuchen, eine »eigene Kolonie« zu erobern.
Die meisten der Eroberer waren solch kleine Adlige, die nach Ende der Kriege in Spanien kein Auskommen mehr hatten und ihr ganzes Restvermögen in die Ausrüstung steckten.

Cortez und andere Eroberer schickten beträchtliche Summen an Kaiser Karl V.; ihre Bedeutung für den Staatshaushalt wird bis heute weit überschätzt. Jede einzelne Sendung war natürlich eindrucksvoll. Als die erste des Cortez von den Franzosen gekapert war, soll der französische König erklärt haben, nun wisse er endlich, wieso Karl V. ständig Krieg mit ihm führen könne, ohne Bankrott zu machen. Die Sendungen haben viel zum Mythos des amerikanischen Reichtums beigetragen, Karl V. aber nie entscheidend geholfen, aus seinen Finanznöten herauszukommen.
Und die einzelnen Eroberer mußten schnell feststellen, daß die Erzählungen über den Reichtum Amerikas Gerüchte waren. Bei der Eroberung von Mexiko wurden die »Tributlisten« des Motecuzoma gefunden, leider aber nur wenig Gold. Man übersah, daß unter den Härten des Krieges der gesamte Reichtum der tributpflichtigen Städte nach Tenochtitlan gekommen war; das Produkt vieler Jahre. So entstand das Gerücht von den vergrabenen Schätzen der Azteken. Für die Eroberer aber hatte es noch viel schlimmere Folgen: ihnen wurden Besitzungen angewiesen und ihre Steuer an Kaiser und Vizekönig entsprechend den Tributlisten festgelegt – auf Jahresbasis! Natürlich konnten sie ihre Verbindlichkeiten nicht bezahlen und verarmten selber. Der einzige Ausweg war, die Indianer auszuplündern und auszubeuten; hier liegen in den Anfangsjahren *aller* spanischen Kolonien die Gründe für die katastrophale Lage der Indios. *Weitere* Zuwanderer aus Spanien waren völlig unerwünscht: man kam gerade selber zurecht.

Nur so ist es zu erklären, daß die Spanier bis 1540 bereits ganz Südamerika durchzogen und es unterwarfen: jede Gruppe von Neuankömmlingen mußte von neuem nach Glück suchen – und viele Alteinwanderer schlossen sich ihnen an, forschten nach »Eldorado«, dem sagenhaften Land, in dem die Dächer mit Gold gedeckt sind. Das meiste Gold, das damals gefunden wurde, wurde über Vera Cruz in Neu-Spanien (Mexiko) verschifft;

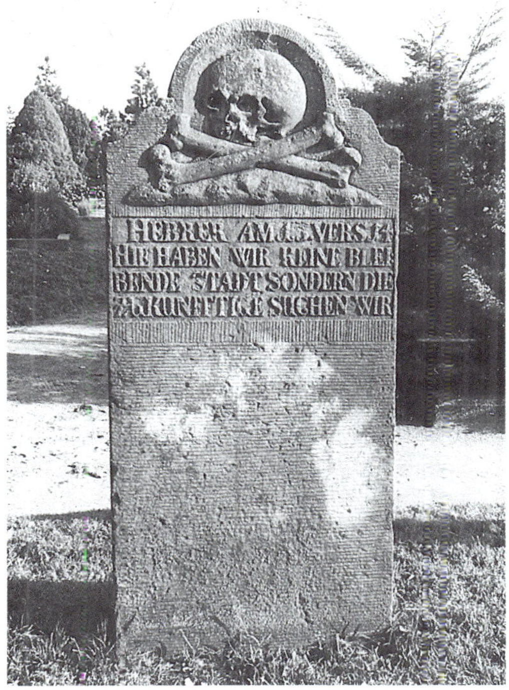
HEBRER AM 13. VERS 14
HIE HABEN WIR KEINE BLEI
BENDE STADT SONDERN DIE
SUCHEN WIR

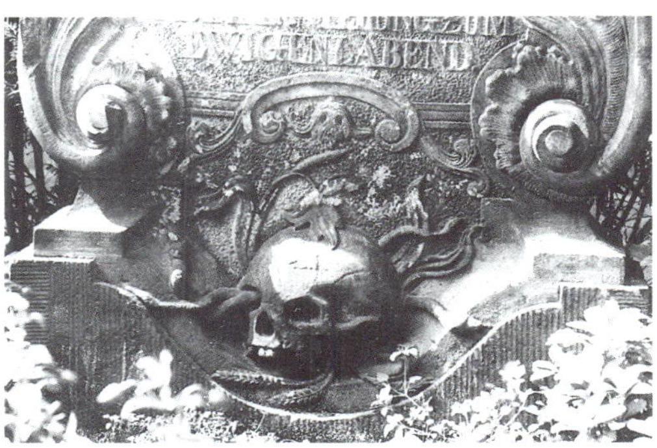

Grabsteine aus dem bremischen Umland, 17. Jahrhundert.
Foto: Ursula Kiebert

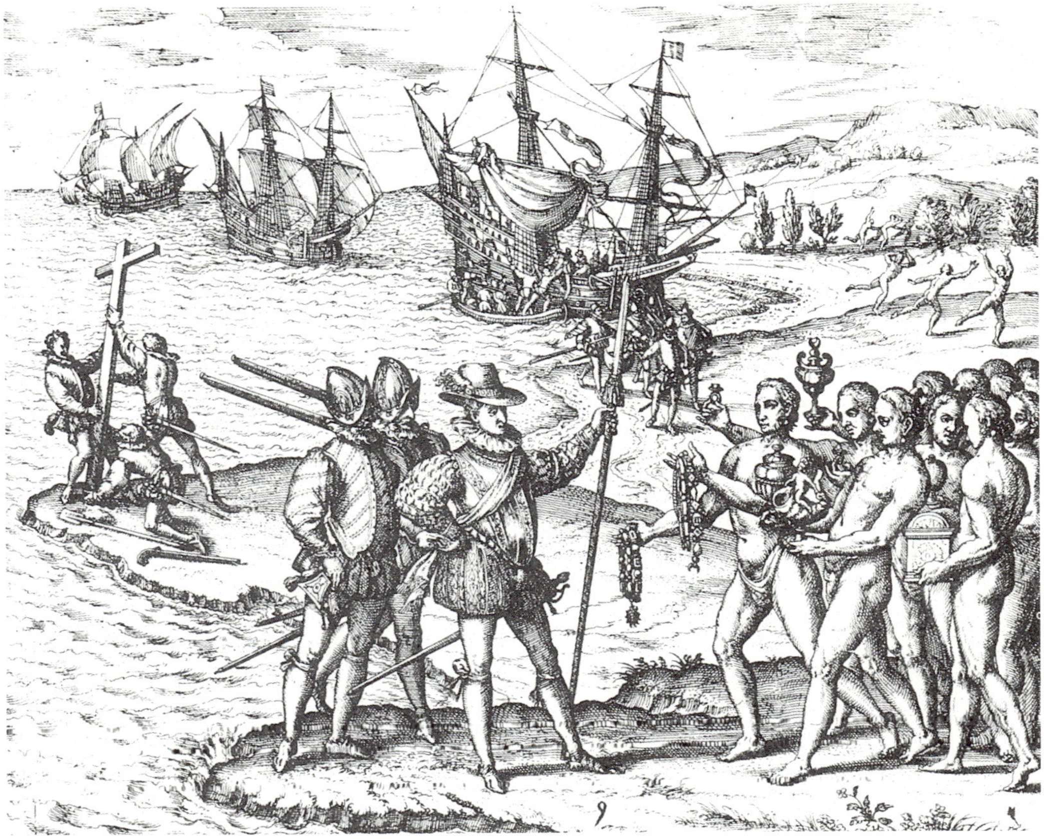

Columbus betritt erstmals amerikanischen Boden. Die Bildüberschrift sagt: »Columbus als er in India erstlich angekommen, wirdt von den Einwohnern mit großem Geschenk geehrte und begabet aufgenommen.« Kupferstich, Americanae 1590.

hieraus erklärt sich, daß es soviel »mexikanisches« Gold gibt.

Ebenso wie an Gold waren die Spanier aus ehrlichem Herzen an der Missionierung interessiert. Das Gold war für das Leben auf Erden; die Missionierung sicherte den Platz im Himmel. Wenn Priester zur Unterdrückung genutzt wurden, sich selber dazu hergaben, sollte das kein Grund sein, an der Ehrlichkeit ihres Anliegens zu zweifeln. Gewiß, das Christentum hatte seine sehr negative Funktion: es wurde zum entscheidenden Instrument der Versklavung der Indianer. Denn die sollten eigentlich nicht angerührt werden, sollten als »Bürger« unter der Verwaltung der Spanier frei leben. Nur bei kriminellen Taten oder Aufständen durften sie versklavt werden – oder als Ketzer. Und hier boten sich große Möglichkeiten: ein Ketzer ist, wer das Wort Gottes kennt und sich nicht danach richtet. In welcher Sprache dieses Wort ihm verkündet wird, ist nicht festgelegt. Natürlich bot sich hier Anlaß zum Mißbrauch, der häufig getrieben wurde und die Lage der Indianer verzweifelt machte.

Aber dies ist nur die eine Seite der Missionierung. Schon sehr früh (1524) schickte Karl V. eine Delegation hervorragender Theologen zur Diskussion mit aztekischen Adligen und Priestern nach Mexiko. Sie zogen zu Fuß von Vera Cruz nach Mexiko-City und müssen auf die Indianer großen Eindruck gemacht haben. Denn vor diesen einfach gekleideten Männern stiegen die Sieger, die gerüsteten Reiter ab und baten um Segen. Und diese Männer, die direkt vom Kaiser kamen, waren bereit, sich für die Indianer zu interessieren, ihre Sprache und Kultur zu erforschen.

Die Konferenz fand 1524 in Mexiko statt. Nur Teile sind uns überliefert worden. Die Protokolle (»Colloquios«) wurden in den 70er Jahren des 16. Jahrhunderts von Sahagun, dem Priester und Ethnographen, überarbeitet und zur Herausgabe vorbereitet; sie fand nie statt, da die Inquisition protestierte. Die 1929 im Vatikan aufgefundenen ersten 14 Kapitel zeigen das ehrliche Bemühen der Theologen, die Azteken von der Schändlichkeit ihrer Götter zu überzeugen, sie von ihnen zu befreien und durch die Missionierung zu »erlösen«. Wie bei den meisten Missionierungen werden die »eroberten Götter« nicht einfach geleugnet, dafür aber zu Teufeln umgestaltet: sie sind gefallene Engel, die die Menschen irregeführt, sich eigene Reiche geschaffen haben. Die christliche Missionierung ist die Befreiung von diesen Satanen...

»O, das betrachtet,
davon seid überzeugt,
o unsere Lieben!
Sie sind es, die mit euch ihren Spott treiben,
die euch beherrschen,
die über euch regieren,
die ihr anbetet,
die ihr als Götter verehrt, vor denen
ihr Erde eßt,
büßt,
Menschenopfer veranstaltet.
Ihr vermeinet,
daß ihr durch sie lebt,
daß sie euch geben
euren menschlichen Unterhalt
und insgesamt das übrige Irdische.
Aber das ist nicht wahr
es sind bloß eure Feinde
...
Betrüger, Schurken,
die mit Leuten Spott treiben,
üble Teufel.

Colloquios 1583–1605

Ebenso deutlich wird die Verweigerung der Priester: die alten Götter sind tot; anders ist die Eroberung Tenochtitlans nicht zu verstehen – dennoch können sie, die ihnen jahrelang dienten, jetzt nicht konvertieren...

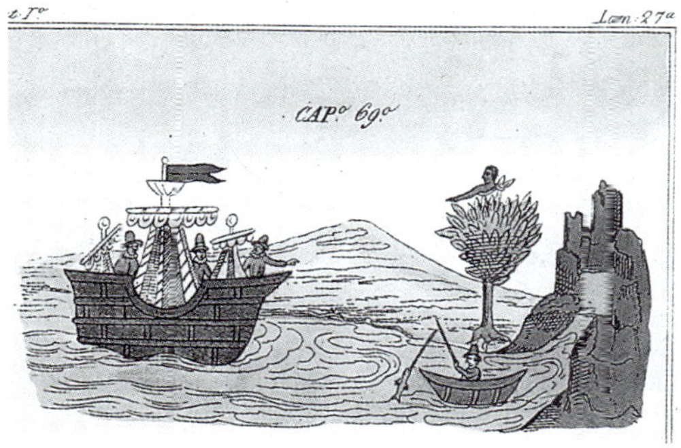

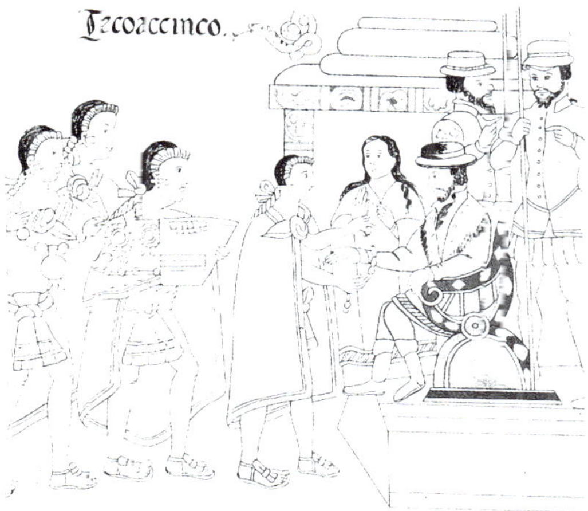

Cortez erreicht Mexiko.
Er wird von den Indianern mit Geschenken begrüßt.
Zwischen Cortez und den Indianern steht immer seine Dolmetscherin, Marina. Ohne sie hätte er nichts ausrichten können. Ihr Name wurde von den Indianern in »Malinche« verwandelt; die Spanier bezogen ihn auf Cortez selbst. Schon dies zeigt, daß die Indianer die Bedeutung Marinas richtig beurteilten.

Friar Diego Duran und Kodex Tlaxcala.

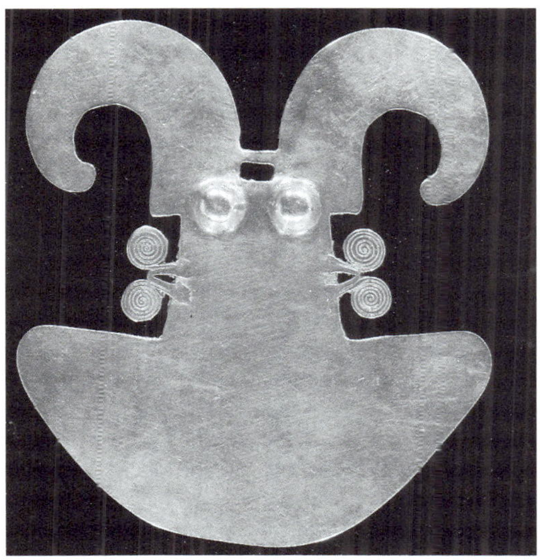

Es war vor allem Gold, das die Spanier nach Amerika lockte. Da die Erträge nie ihren Erwartungen entsprachen, durchzogen sie binnen weniger Jahrzehnte den ganzen Kontinent südlich von Virginia auf der Suche nach dem sagenhaften Eldorado.
Goldschatz des Übersee-Museums, vorspanisch, Kolumbien: Kettenanhänger in Form eines Vierbeiners.

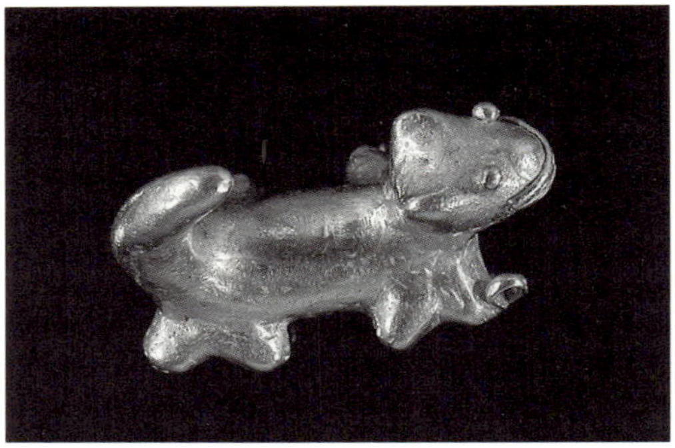

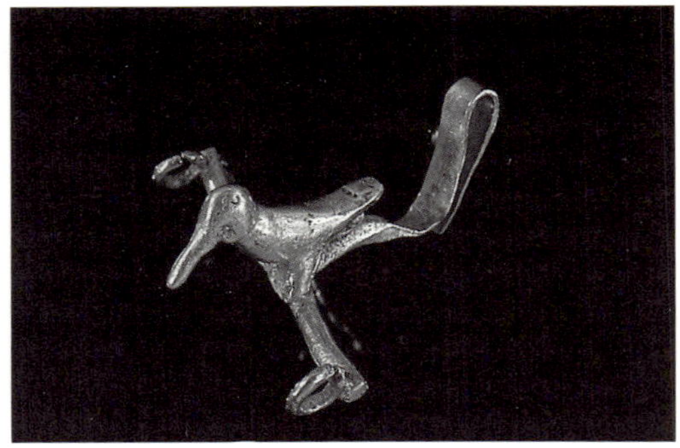

Goldschatz des Übersee-Museums, vorspanisch, Kolumbien: Anhänger in Gestalt eines Raubvogels

Wir sind Untertanen,
Wir sind vergänglich, sterblich,
Wohlan, laßt uns denn sterben,
Wohlan, laßt uns denn zugrunde gehen!
Sind doch die Götter gestorben.

Colloquios 923–927

Die Masse der Bevölkerung konnte leichter zum neuen Glauben übergehen. Die Götter der Azteken waren »fremde« Götter gewesen. Ihr Tod machte das Konvertieren leicht, solange die eigenen Vorstellungen, die mit dem Land verbundenen Kulte, besonders die Ahnenkulte nicht angegriffen wurden.
Und die Missionare? Sie wachten zwar über die Einhaltung des Glaubens, konzentrierten sich vor allem auf das Menschenopfer. Durch den völligen Zusammenbruch der Wirtschaft als Folge der Eroberung, durch die Versklavung von »Ketzern«, wurden zahllose Indios in den Selbstmord getrieben – die Missionare interpretierten dies als Menschenopfer. Um Menschenopfer zu verhindern, gingen die Missionare in anderen Punkten Kompromisse ein: beispielsweise verboten sie den Gebrauch des Kruzifixes, da die Indios dies als Opfer identifizierten. Oder sie schufen Kirchen ohne Dach, da die Indios die alten Tempel nicht hatten betreten dürfen und Angst vor geschlossenen »Tempeln« hatten.

Durch die Konzentration auf *bestimmte* Elemente des Glaubens wurde ihr Widerstand gegen andere gemildert. Der katholische und der indianische Totengedenktag fiel bei einigen Völkern beinahe auf den gleichen Tag; die Formen im Gedenken und in der künstlerischen Darstellung waren ähnlich – beinahe unmerklich konnten sich die Vorstellungen vermischen; konnten die vorspanischen Totenvorstellungen in den christlichen Glauben herübergerettet werden. Beinahe unmerklich bildete sich eine neue Kultur heraus, christlich in ihren Überzeugungen, aber geprägt von vorspanischem Gedankengut.

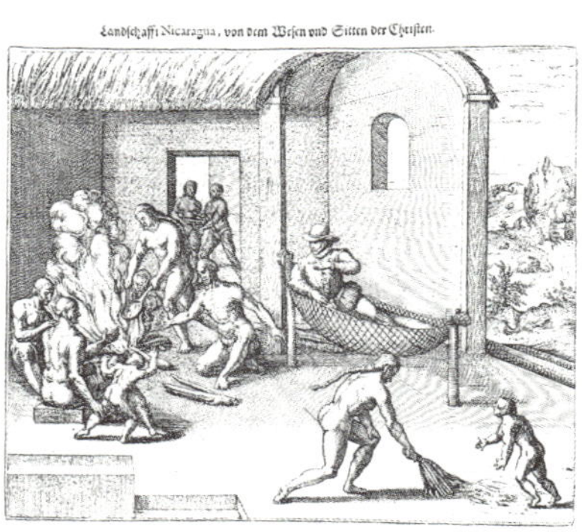

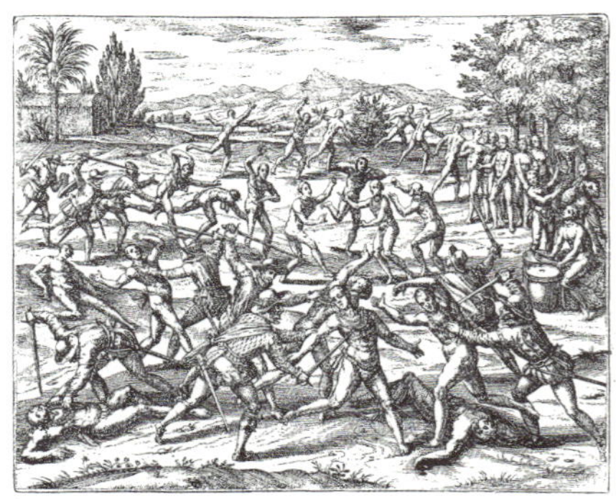

So stellte man sich in Europa gerne das Leben in den neuen Kolonien vor; und so sah oft genug die Realität aus: die Indianer als Diens boten und als Schlachtopfer.
Kupferstich, Americanae 1590

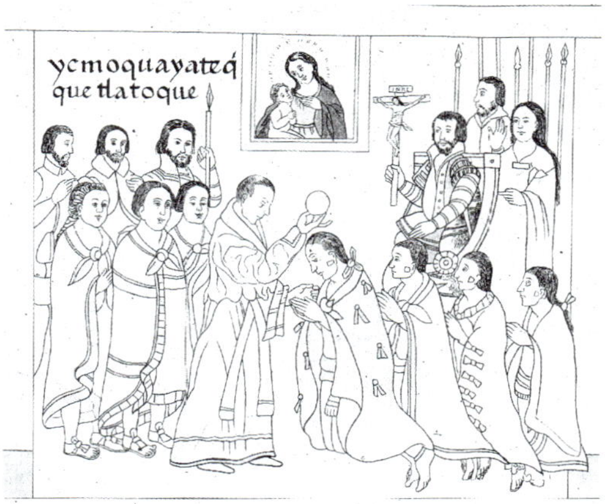

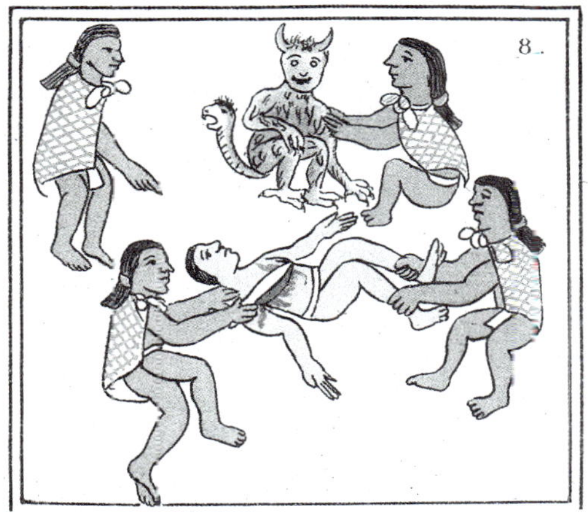

Für die Missionare waren die vorspanischen Götter Teufel, die mit den Indianern ein übles Spiel trieben und sie zum Bösen verleiteten.
Kodex Florentino.

Rückbesinnung

Die Volkskultur wurde von der Oberschicht Neu-Mexikos verachtet und nicht zur Kenntnis genommen. Daran änderte sich auch nach der Unabhängigkeit zunächst nichts. Erst zum Ende des 19. Jahrhunderts erwachte das Interesse an der eigenständigen mexikanischen Entwicklung. Hervorragendster Vertreter ist Posada, Künstler und Zeitungslithograph am Ende des 19. Jahrhunderts. Es ist wohl bezeichnend, daß er seine ersten wichtigen Schritte nicht in Mexiko-City, sondern in Leon, macht: losgelöst von der herrschenden Auslandsgläubigkeit der Hauptstadt und durch die Zeitungsarbeit eng mit dem »Tagesgeschehen« und den Wünschen der Leser verbunden. Ihm verdanken wir die Calaveras, humoristische Darstellungen seiner Zeit in Form von Gerippen. Er griff diese Form in bewußter Anlehnung an die vorspanische Kultur auf; das beste Beispiel hierfür ist seine »Catrina«, eine typische Mittelstandsdame der Jahrhundertwende, die als Halsschmuck die Federschlange der Azteken trägt.
Diese Rückbesinnung auf eine eigene, besonders von den USA abgehobene Kultur bestimmte die mexikanische Revolution und das nationale Selbstbewußtsein. Zahlreiche Künstler haben Posadas Werk aufgegriffen und fortgeführt; das Verhältnis zu den Toten wurde gleichsam zum Ausdruck nationaler Identität.

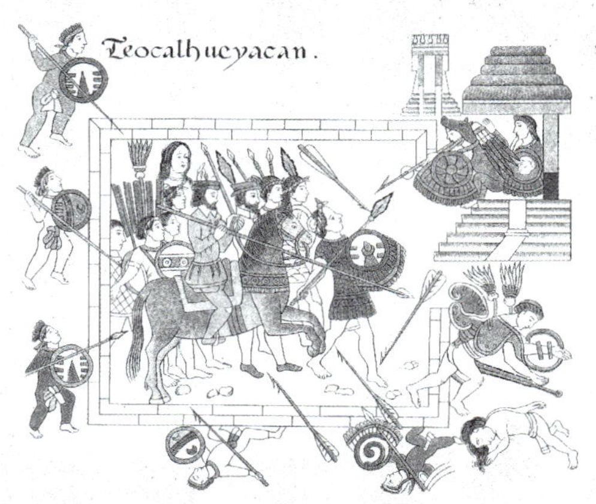

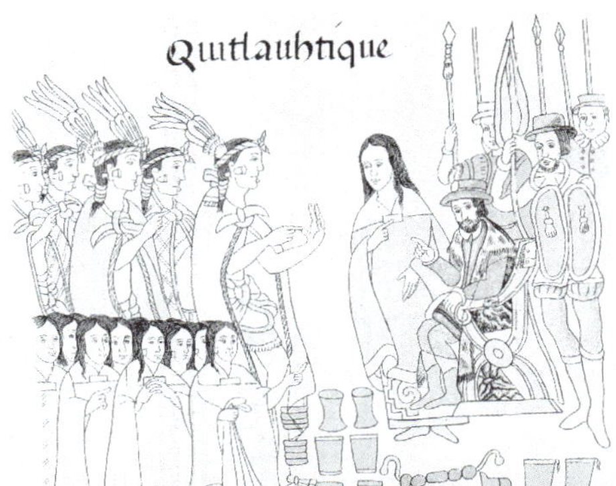

Eroberung und Beute waren für die Spanier gerechtfertigt: nur durch ihr Eindringen konnten die Indianer zum Heil des Christentums bekehrt werden. Die Missionierung begann sofort nach der Landung.
Kodex Tlaxcala.

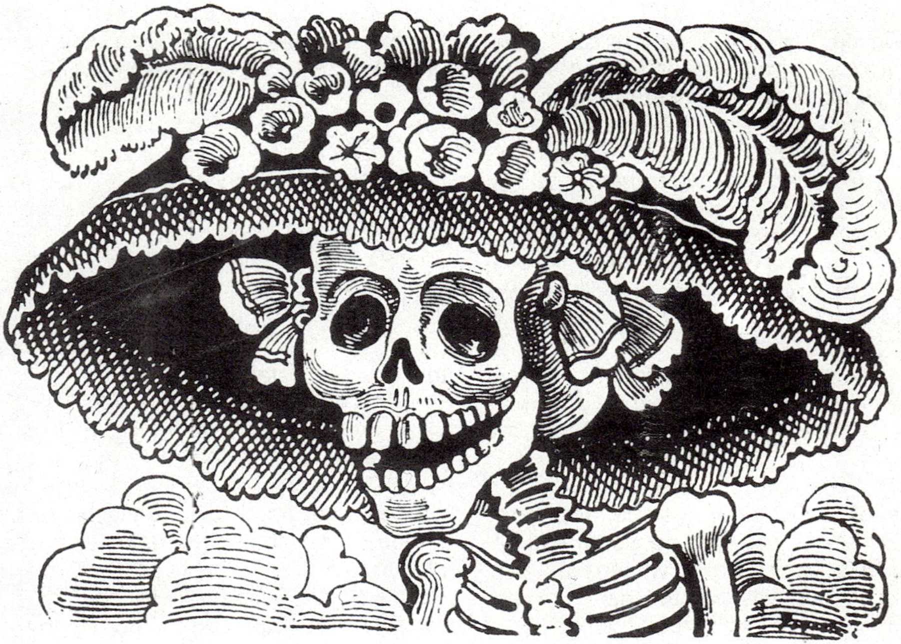

Die Catrina des Posada wurden zum Symbol des Totentages.

Der heutige Totenkult

Der heutige Totenkult in Mexiko ist ebenso bunt wie vielfältig. In jedem Dorf wird er etwas anders gefeiert. Es gibt also nicht »den« Totenkult Mexikos, sondern vielfache Variationen eines Themas: des Besuchs der Toten bei ihren Verwandten am 1. und 2. November.

Wir haben zwei Orte ausgesucht, um den Totenkult darzustellen: Mizquic und Ocotepec. Mizquic liegt am Rande der Hauptstadt; in den letzten 30 Jahren wurde das rein landwirtschaftliche Dorf teilweise zum Vorort. Viele Bewohner sind heute nicht mehr Bauern, sondern arbeiten in der Stadt, viele Jugendliche nutzen die Bildungschancen der Großstadt, um das Dorf einmal verlassen zu können.
Der Totenkult in Mizquic ist landesweit bekannt. Viele Bewohner der Hauptstadt besuchen das Dorf am 1. und 2. November. Dennoch hat er sich bei den Familien als eigenes Fest ohne touristische Kompromisse erhalten.

Ocotepec liegt 60 km von der Hauptstadt entfernt. Es gibt kaum andere Arbeitsmöglichkeiten als Landwirtschaft, Handwerk und kleine Dienstleistungen. Touristen kommen selten in diesen Ort. Der Totenkult ist von ihnen unbeeinflußt.
Aber auch Ocotepec ist kein »ganz normales« Dorf. Ihm entstammt ein politisch sehr aktiver Bischof, der jedes Jahr zum Totenfest heimkommt und die kirchlichen Zeremonien leitet. Er will auf die »Wurzeln«, auf die Herkunft aus dem Indianischen verweisen und führt ganz bewußt auch den Totenkult auf vorchristliche Riten zurück.

Die Einladung

Unser Gastgeber in Mizquic erzählt uns: »Mein Großvater hat unseren Hof aufgebaut und uns zu einer der wichtigsten Familien in Mizquic gemacht. Wir bearbeiten fruchtbares Land; die Leute sagen, es stammt noch von den Flößen, die die Azteken früher einmal im See gebaut haben, um Felder zu gewinnen. Natürlich, es ist harte Arbeit; bei den vielen Kanälen kann man keine Maschinen einsetzen. Und das Vieh muß auch im Hof bleiben. Aber es ernährt uns.

Mein Vater war ein Schürzenjäger und das ist dem Hof nicht gut bekommen. Ich mußte ganz nett schuften, um ihn wieder hochzubringen.
Natürlich laden wir auch meinen Vater zum Totenfest ein; er wird genauso behandelt wie der Großvater. Er hat nicht so viel für die Familie getan, aber das wollen wir ihn nicht spüren lassen. Wenn wir die Toten in unser Haus einladen, sollen sie sich wohlfühlen und mit uns feiern; nicht gestraft werden ...«

»Jeder Tote wird in *ein* Haus eingeladen. Die Toten bekommen nur für einen Tag Urlaub aus dem Jenseits, um sich hier mit den Lebenden zu vergnügen. Da können sie ja nicht überall herumlaufen! Sie haben einen weiten Weg und wollen sich ausruhen. Deshalb bauen wir die Ofrendas auf; als Einladung und Stärkung für die Toten. Sie brauchen Wasser und etwas zu essen; Kerzen und Weihrauch, um sich zu erfreuen. Und die gelben Blumen, um uns überhaupt zu finden. Die Toten können nur gelb sehen ... – deshalb hängen wir ihnen auch eine Laterne vor das Hoftor.
Essen können sie nicht; sie nehmen alles durch den Geruch auf. Man sagt, anschließend sind die Nahrungsmittel ganz kraftlos; früher hat man sie weggeworfen oder den Armen gegeben. Das tun wir nicht mehr ...«

Unsere Gastgeber begründen die Gaben auf der Ofrenda mit dem Hunger und Durst der Toten, die zu Besuch kommen. Die »wissenschaftliche« Interpretation sieht in ihnen gleichzeitig die vier Elemente Feuer, Wasser, Erde und Luft, die auf keiner Ofrenda fehlen dürfen. Die Luft wird durch den Weihrauch, Feuer durch die Kerzen, Erde durch Blumen und Wasser durch Wasser symbolisiert.

Das Wort »Ofrenda« ist schwer zu übersetzen. Oft wird es als »Altar« oder »Opfer« interpretiert. Uns scheint diese Übersetzung falsch: sie klingt zu stark nach religiöser Zeremonie. In Wirklichkeit ist es eine Mischung aus Religion und ganz weltlichem Fest: Die Toten kommen, man bittet für sie bei Gott. Gleichzeitig wird gefeiert, als wenn ein lebender Verwandter käme. Das Wort »Einladung« trifft den Sachstand am besten.
Gegen die Interpretation als »Opfer« spricht auch, daß die Ofrenda im Wohnbereich der Familie stattfindet, mitten im Leben des Alltags. Der Tote will sein Haus, seine Familie wiedersehen nicht eine kultische Handlung erleben. Und das Leben spielt sich rund um die Ofrenda weiterhin ab; es wird im gleichen Raum gegessen, geschlafen, gelebt.
Die Ofrenda ist teuer und belastet die Familie. Für Tote des letzten Jahres wird ein besonderer Aufwand getrieben. In Ocotepec findet während der Woche, die dem Fest vorausgeht, täglich ein Rosenkranzgebet im Haus statt, zu dem Freunde kommen, Kerzen bringen und bewirtet werden müssen. Diese Kerzen werden später auf der Ofrenda verwandt; allein schon deshalb haben »neue« Tote prachtvollere Einladungen.
Man besucht sich während des Festes; die Gäste müssen bewirtet werden. Der Tote muß neu eingekleidet werden. Die Ofrenda wird zum Anlaß für Haushaltseinkäufe. Auch wenn all die Teller, Tassen, Kleidungsstücke so gekauft werden, daß sie später weiterverwendet werden können, der Geldbeutel der Familie wird arg strapaziert! Dennoch werden auf dem Lande in beinahe jedem Haus die Toten eingeladen.

Neben Wasser, Kerzen, Weihrauch und Blumen sind auf jeder Ofrenda Nahrungsmittel; besonders Totenbrot und Mole (eine spezielle Chili-Sauce mit Schokolade) mit Geflügel. Wie stark sie ausgeschmückt wird, hängt dann vom Reichtum der Familie ab. Erste Ausschmückungselemente sind Totenschä-

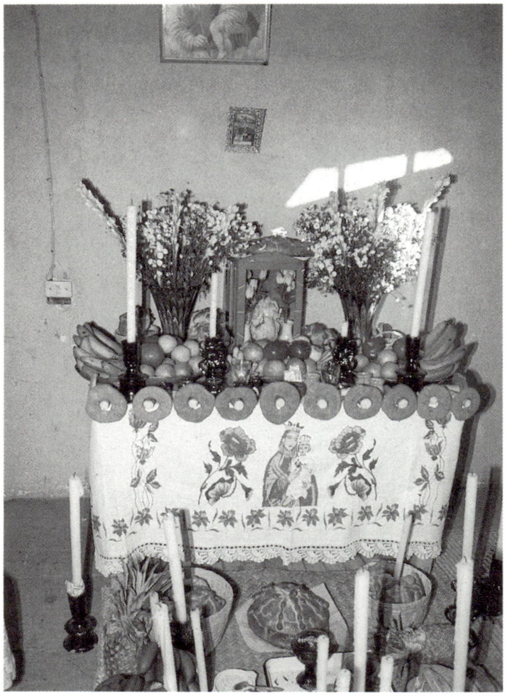

del aus Zuckerguß, die man beinahe überall findet. Oft werden Lieblingsgetränke und -zigaretten des eingeladenen Toten hingelegt; für Kinder ihr Lieblingsspielzeug.

In letzter Zeit gibt es richtige Wettbewerbe um die schönste Ofrenda. Nippes und andere eigentlich unübliche Elemente werden jetzt integriert. Auf solchen Ofrendas werden die Produkte des Kunsthandwerks eingesetzt; für die meisten anderen Familien sind sie zu teuer und zudem nicht weiterverwendbar. Die Wettbewerbe haben das Bild der Ofrendas bunter werden lassen. Aber auch in touristisch stark besuchten Gebieten bleibt dies die Ausnahme, finden die meisten Ofrendas nicht mit Blick auf Fremde, sondern auf die eigene Familie und ihre Freunde statt.

Man soll nicht glauben, daß die Ofrendas ein gesetztes »Totengedenken« sind. Der 1. und 2. November sind Festtage, zu denen geliebte und vermißte Verwandte kommen. Es gibt keinen Anlaß zur Trauer, sondern zur Freude.

Wie stark der Einzelne noch an den Besuch der Toten glaubt, läßt sich sehr schwer feststellen. Es gibt aus Mizquic Berichte, welch furchtbare Folgen es hat, wenn die Ofrenda nicht aufgebaut wird. Bis in die 50er Jahre konnten in Mizquic genaue Beschreibungen des Wegs ins und aus dem Jenseits notiert werden. Fragen nach der *Gegenwart* der Toten werden ausweichend beantwortet. Wahrscheinlich entspricht folgende Interpretation am ehesten der Wirklichkeit: Man glaubt an das Erscheinen der Toten, weiß zugleich, daß es eigentlich nicht möglich ist und kann es deshalb Fremden gegenüber schwer zugeben.

Da das Totenfest kein trauriges Gedenken ist, darf, ja soll es sogar Freude machen. Es ist ein Fest der Familien und gleichzeitig des Dorfes: man besucht sich (oder die Toten in den einzelnen Häusern?), die Kinder verkleiden sich, es gibt in Mizquic Umzüge durch den Ort. Bei den Kindern beginnen die Vorarbeiten schon Tage vor dem Fest: Kürbisse werden ausgehöhlt, um als Laternen verwendet zu werden, Verkleidungen entworfen. Gerade die Maskerade zeigt die Vielschichtigkeit des Festes: es ist Totenbesuch und Spiel; obwohl man sich eigentlich vor den Toten nicht graut, legen es Jugendliche doch sehr darauf an, Mädchen zu »erschrecken« – und diese spielen begeistert mit.

Das Fest überzieht das ganze Dorf. Für viele Berufszweige ist das Totenfest die wichtigste Saison: ganze Felder der Totenblumen, der hochständigen Tagetes (»Studentenblume«) werden angepflanzt; die Hersteller von Zuckerschädeln beginnen Monate im voraus mit

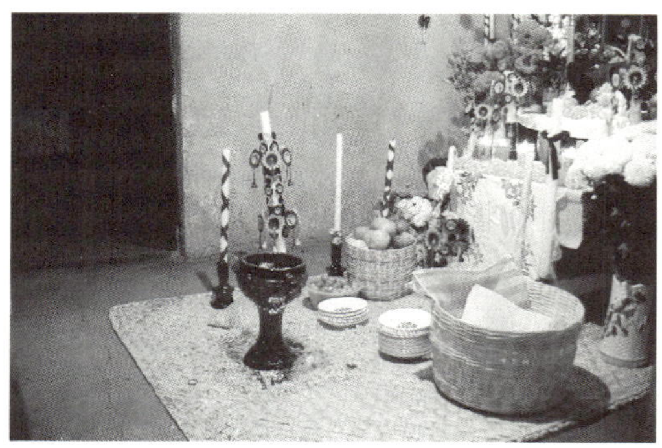

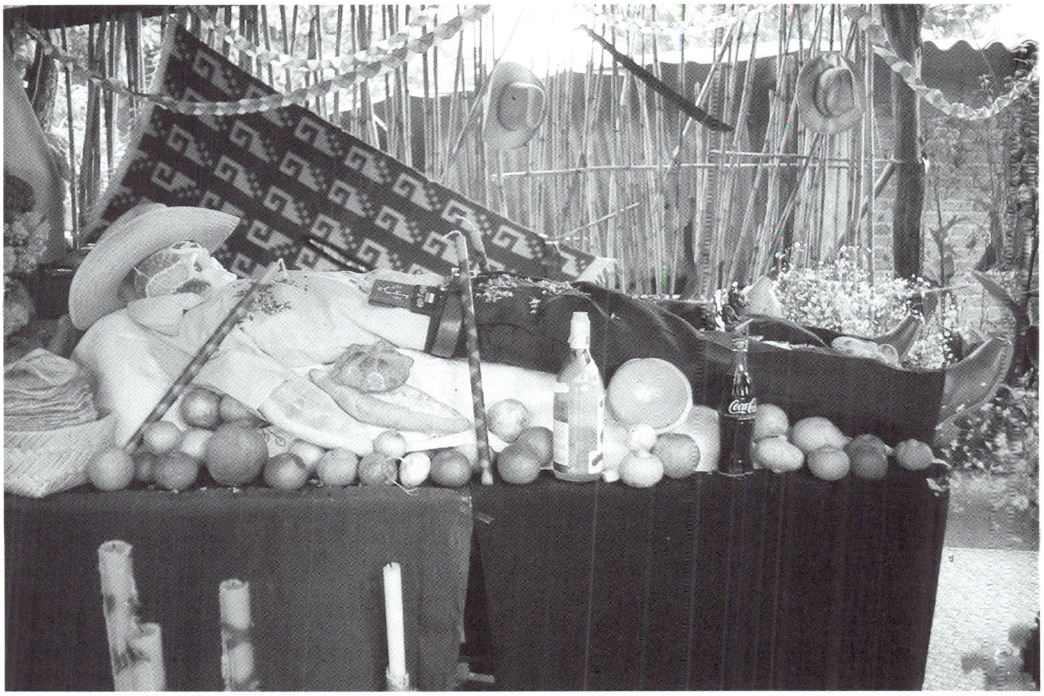

Der »liegende Tote« ist eine Besonderheit von Ocotepec.

der Produktion; ebenso die von Anstecknadeln, Scherenschnitten und Nippes. Diese Produkte werden nur während weniger Tage vor dem Fest verkauft, geben aber ganzen Handwerkszweigen Brot.

Während des Festes selber sind es vor allem die fliegenden Händler mit Kitsch, Kunst und Zuckerwaren sowie die Bäcker, die ihre Geschäfte machen. Kaum eine Bäckerei wird darauf verzichten, ihr Schaufenster »totentaggemäß« mit Calaveras zu schmücken. Die Märkte sind überlaufen von Blumen- und Süßwarenhändlern. Aber auch andere, »normale« Geschäfte und Marktstände haben erhöhten Umsatz: Zur Ausstattung der Ofrendas sind Stoffe, Geschirr, Decken, Weihrauch etc. nötig; das Totenfest entspricht wirtschaftlich beinahe unserem Weihnachten. Viele Händler benutzen es heute als Werbegag: mit Skeletten, die Sonderangebote ankündigen, mit Zuckergußtotenschädeln als Träger für Kopfhörer oder – mit den Namen der Schriftsteller – als Schaufensterdekoration in Buchhandlungen.

Die Schädel sind das auffälligste Merkmal des Festes. Sie sind nicht nur Dekoration, sie werden durchaus auch gegessen. Man kann den Namen eines Verstorbenen darauf schreiben; dann »verleibt« man ihn sich im wahrsten Sinne des Wortes ein. Oder man schenkt ihn an Freunde, mit dem eigenen Namen: dann soll die Freundschaft über den Tod anhalten.

Die Ofrenda verläßt das Haus

Eine Reihe von Elementen, beispielsweise die Schädellaternen oder Hexenmasken, sind aus den USA übernommen. Auch das »Gruselspiel« oder die Umzüge entstammen eher dem Halloween, der US-amerikanischen Geistervertreibung, als dem mexikanischen Totenfest. Auf der Straße zwischen Mizquic und Mexico City werden die Autofahrer heute in der Nacht vom 2. auf den 3. November von ganzen Scharen »Toter« belagert und müssen sich »freikaufen«.

Die »Wettbewerbe« haben die Ofrendas auf-

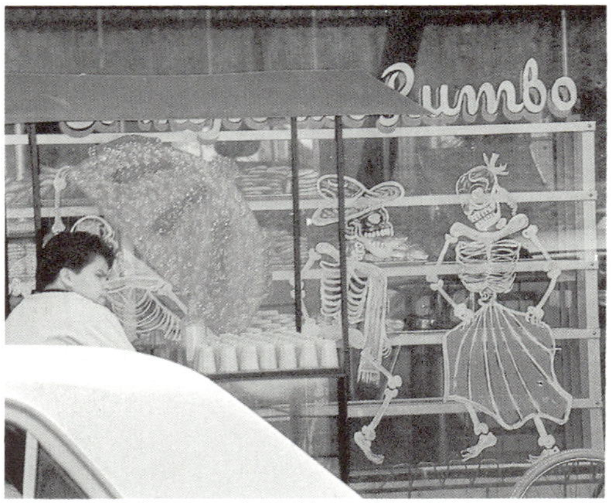

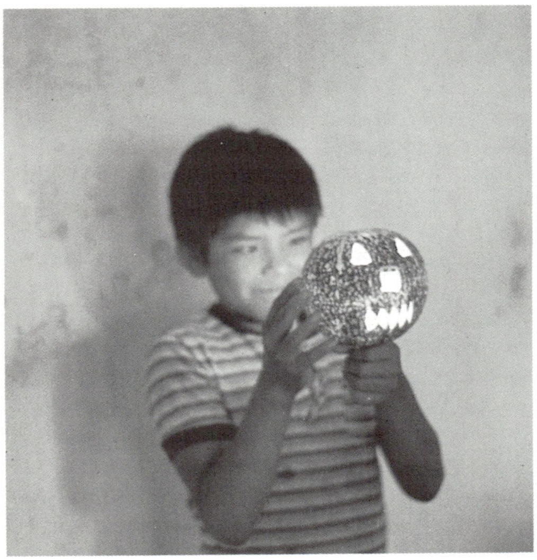

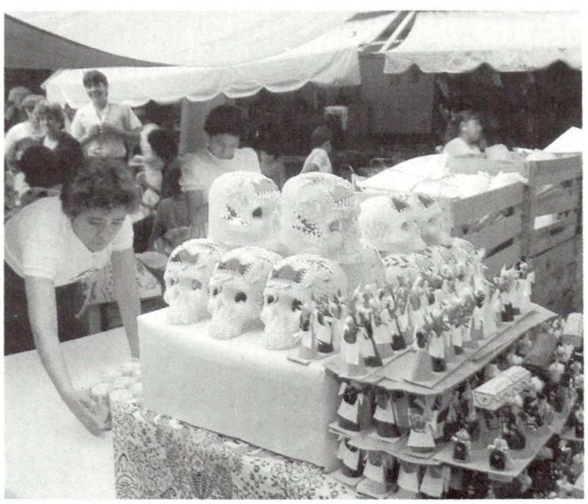

wendiger gemacht. Gleichzeitig hat sie sich neue Räume erobert: Plätze, öffentliche Gebäude, Galerien und Kirchen. Kaum ein Platz noch, an dem heute keine Ofrenda möglich wäre; vom Kindergarten bis zur Kathedrale, vom Park bis zum Ministerium.
Die Ofrendas im Publikumsraum, die für die Öffentlichkeit gedacht sind, sind oft prächtiger und aufwendiger; hier findet das Kunsthandwerk seinen wichtigsten Platz. Nur wenige Privathaushalte können sich diese Ausgaben leisten.

Wir sollten diese Formen nicht als Merkmale eines Untergangs des »Alten Totenkultes« interpretieren. Gerade hier zeigt sich, wie tief er in Mexiko verwurzelt ist.
Nehmen wir die Großstädte: getrennt von dem Land und ihren Großfamilien baut nur noch ein Teil ihrer Bewohner eine Ofrenda. Viele aber fahren in die umliegenden Dörfer, um dort das Fest mitzuerleben. In zahllosen Galerien und auf öffentlichen Plätzen werden Ofrendas bereitet, teils als spielerischer Wettbewerb, teils in Auseinandersetzung mit ernsten Themen. Die Toten werden einbezogen; entweder in das Fest der Lebenden oder als Zeugen für deren Forderungen.

Das Totenfest in Mexiko City 1985 war von dem großen Erdbeben im September geprägt. Durch das Beben, aber vor allem durch Baumängel waren viele zehntausend Menschen ums Leben gekommen.
Für sie wurden viele dieser, sagen wir einmal politischen, Ofrendas aufgebaut; als Zeichen der Trauer, aber zugleich auch als Mittel der Solidarisierung zwischen den Lebenden und den Toten. Diese Ofrendas waren nicht »privat«, sondern fanden auf den großen Plätzen statt. Vor dem Zentralkrankenhaus, das weitgehend zerstört war, wurde der Totentag von großen Menschenmengen unter Mitwirkung von Kirche, Verwaltung und Politik begangen – als ein Gedenken für die Toten, mehr noch als Abrechnung mit den Schuldigen. Auf einem anderen Platz wurde ein Blumen- und Kerzenkreuz ausgelegt, zu dem jeder Passant eine Blüte oder Kerze beisteuerte; langsam entstand so eine Ofrenda, die Zeichen der Trauer und Solidarität war.

Andere öffentliche Ofrendas greifen politische Forderungen auf. Die Notwendigkeit des Schulunterrichts in den Lokalsprachen; die Sorgen der Bauern; die Identität der Indianer – sie alle sind Themen, für die die Toten als Helfer aufgerufen werden. Die Toten sind nicht nur Opfer; sondern zugleich Zeugen der Forderungen der Lebenden und Verbündete im Kampf um gerechte Lösungen.

Noch deutlicher wird die Bedeutung des Totenkults bei den Chicanos, den im Ausland lebenden Mexikanern.
Viele Auslandsmexikaner bereiten auch in den USA häusliche Ofrendas für ihre Toten. Sie wollen ihre kulturelle Identität betonen, ihren Kindern die Beziehung zu Mexiko vor Augen führen. Die Toten sind die Wächter der Tradition und Repräsentanten der kulturellen Kontinuität.

Abschied

Für einen Tag werden die Toten bewirtet; nur einmal im Jahr dürfen sie zu den Lebenden kommen. Sie sollen sich freuen, all das erleben, was »der Himmel ihnen nicht bieten« kann. Deshalb die Feste, die Umzüge, die Musik.
Um Mitternacht müssen die Toten zurückkehren. Man sagt, Tote, die beim Schlag der Glocke die Pforte des Jenseits nicht passiert haben, müssen ein Jahr als Geister auf der Erde bleiben.
Natürlich fällt der Abschied schwer. Ihnen und den Lebenden.

Friedhöfe sind während des Jahres keine gepflegten Erinnerungsstätten; diese Funktion nehmen viel eher die Bilder der Verstorbenen in den Wohnungen ein. Nur an wenigen Tagen erwachen sie zu Leben und Schönheit; besonders beim Totenfest. Die Reinigung und der Schmuck der Gräber ist eine Aufgabe für die ganze Familie. Der Friedhof wird gesäubert, altes Laub, Unkraut und Unrat entfernt und verbrannt; schließlich die Gräber geschmückt. Auch hierbei gibt es in Mizquic einen Wettbewerb; aber nur wenige Familien nehmen daran teil. Und der Schmuck in Oco-

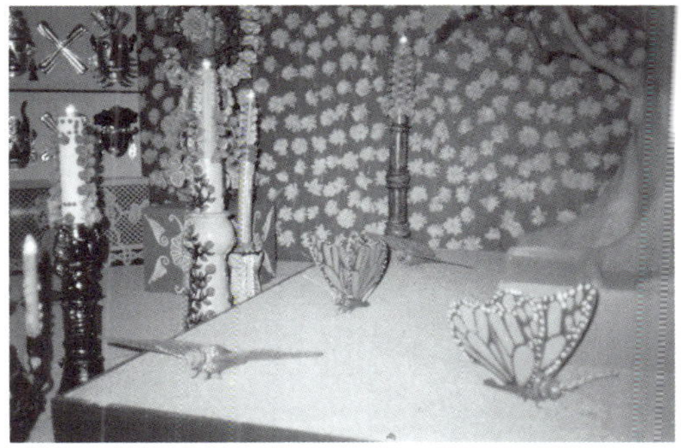

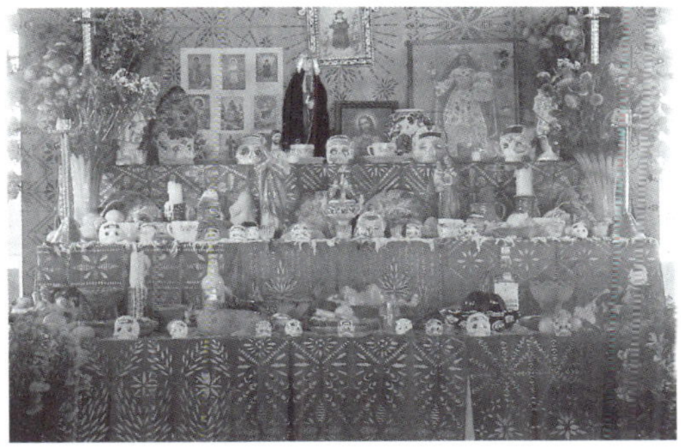

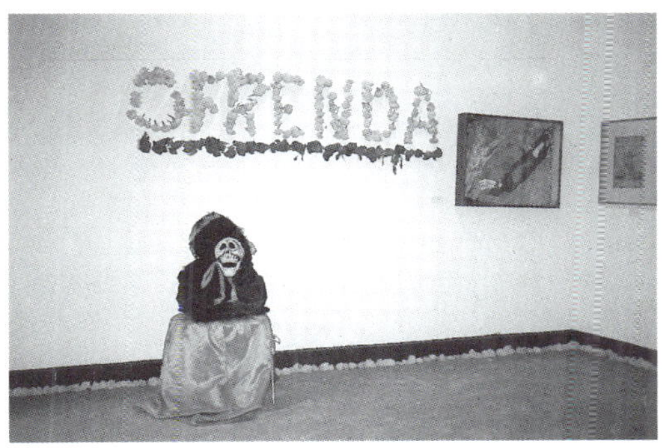

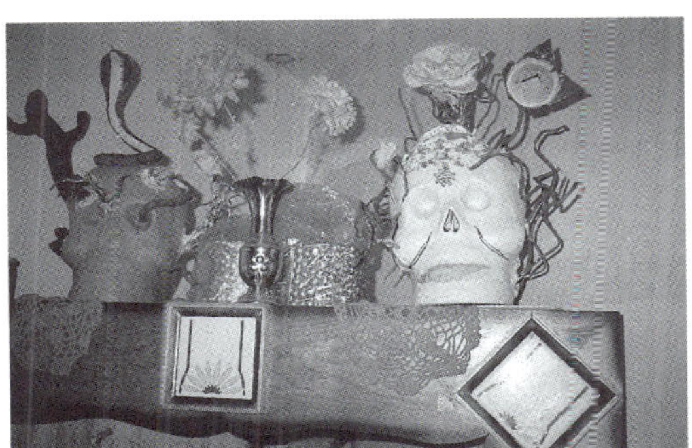

Die Ofrenda als Kunstgegenstand. Jeder mexikanische Künstler arbeitet mindestens einmal über den Tod oder die Beziehung zu den Toten, eine Tradition, die von Posada eingeleitet wurde.

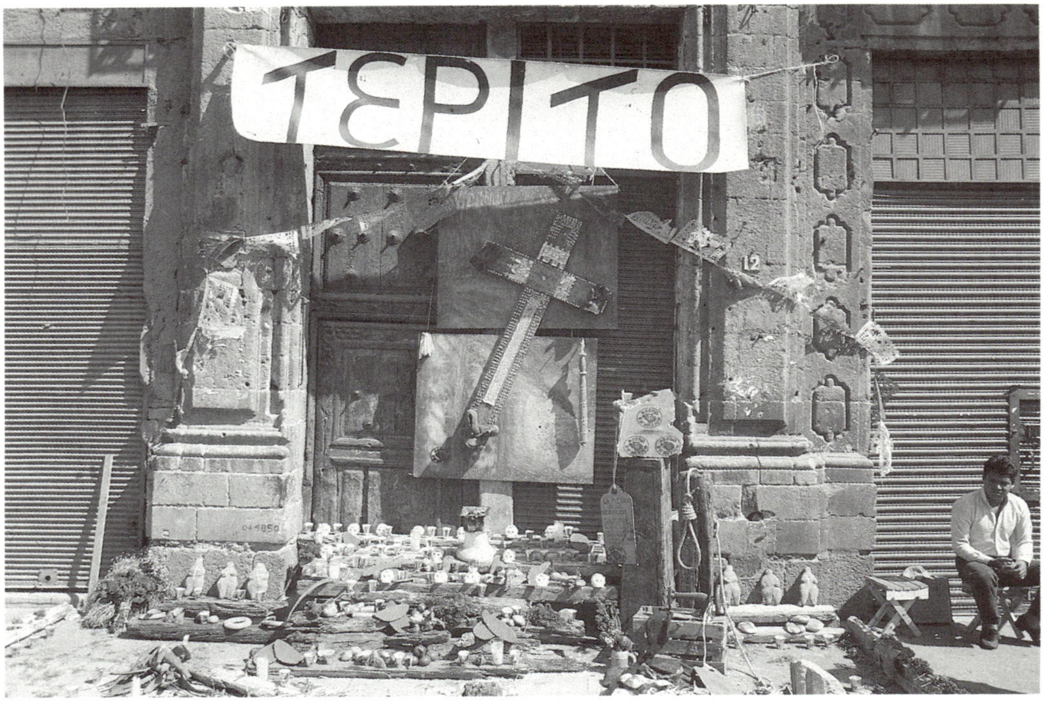

Die Ofrenda als Mahnung und Anklage:
Mexiko-City, Tepito, 1985 – nach dem Erdbeben. Das Schild sagt: Die Näherin X mußte erst vom Erdbeben erschlagen werden, um bekannt zu werden.

tepec, das von solchen touristischen Neuerungen verschont geblieben ist, zeigt die Vielfalt auch ohne besondere Anreize.

Die meisten Gräber sind einfach; oft nur von Steinen gehaltene Sandhügel. Natürlich versuchen sich die Reichen abzusetzen, städtische und vor allem amerikanische Grabsitten nachzuahmen. Manche der reichen Gräber gleichen ganzen Kathedralen. Beim Totenfest fällt auf, daß gerade die einfachen Gräber reich geschmückt werden.

Die Feier am Grab ist Abschied; eine traurige Zeremonie. Der Besuch ist vorüber, das Fest vergangen. Die Familien wollen alleine sein in diesen Stunden.
Die Ofrendas waren »offen«; man freute sich über jeden Besucher. »Die Toten wollen viele Menschen sehen, sich vergnügen.« *Jeder* ist willkommen im Haus, stamme er nun aus einem Dorf oder sei er Tourist. Eine kleine Gabe für die Ofrenda ist üblich, wird aber nicht verlangt. Jetzt, auf dem Friedhof, sind Fremde nicht mehr wohlgelitten. Trotz des Tourismus in Mizquic: die Bewohner würden es schärfstens ablehnen, wie im Nachbarort durch Lautsprecher die Frauen aufzufordern, »jetzt an den Gräbern zu opfern« – damit die Touristen ihre Fotos machen können. Auf dem Friedhof herrscht zwar ein entsetzliches Gedränge, aber jede Familie bleibt für sich. Dies ist keine Attraktion für die Fremden, kein Fototermin; dies ist ein Abschied.

Welche Rolle die Kirche spielt, hängt ganz von der Anerkennung des Priesters durch die Gemeinde ab.
In Mizquic ist er nicht beliebt. Man geht zwar zum Allerseelengottesdienst; sonst aber findet der Totenkult ganz ohne ihn statt. Dabei bekämpft er ihn nicht etwa: sogar in der Kirche gibt es eine Ofrenda. Aber die Gemeinde sieht nicht ein, wieso sie den Geistlichen zum Fest der Toten und vor allem zu ihrer Verabschiedung einladen soll.
In Ocotepec dagegen steht der Bischof mitten in der Gemeinde, wird von allen anerkannt und bemüht sich selber, die Volksfeste zu integrieren.

Kein Aspekt des Totenkults findet ohne ihn statt. Und auch die Verabschiedung der Toten ist eng mit der Kirche verknüpft: in Ocotepec findet die Verabschiedung der Toten bei Tage am 2. November statt; sie wird mit einem Gottesdienst auf dem Friedhof und der Segnung der Gräber eingeleitet. Der Bischof legte 1985 in seiner Predigt den Schwerpunkt auf die Verantwortlichkeit des Menschen: die Erdbebentoten sind nicht gestorben, weil Gott es so wollte, sondern weil die Menschen korrupt und nachlässig waren.

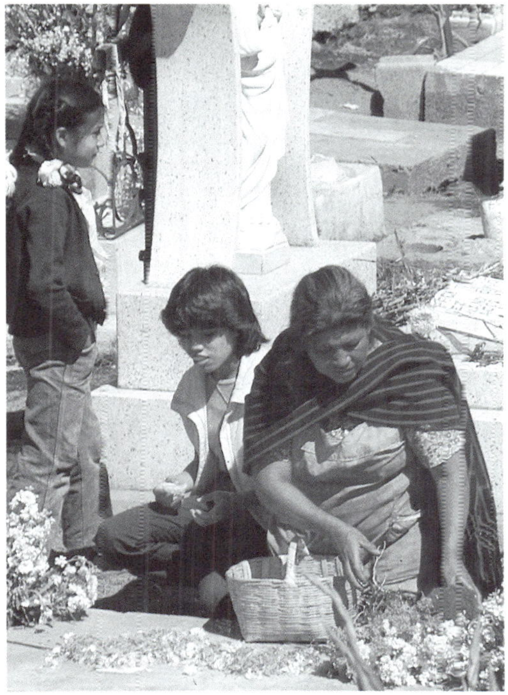

Der Friedhof verwandelt sich zum Totenfest. Aus den oft einfachen, selten gepflegten Gräbern werden kunstvoll gestaltete Blumenmeere.

Wie bei den Ofrendas gibt es zahlreiche lokale Unterschiede. In den meisten Regionen findet die Verabschiedung der Toten nachts statt. Bei indianischen Gruppen ist sie oft mit Maskentänzen verknüpft. In einigen Gebieten werden Ofrenda und Zeremonie am Grab gemischt: die Einladung an die Toten findet auf dem Grab statt. Aber niemand glaubt, die Toten kämen aus den Gräbern und kehrten dorthin zurück.
Die Vorstellungen vom Jenseits sind, wie bei den meisten Völkern, nicht scharf definiert und wechseln von Ort zu Ort. Noch 1950 wurden in Mizquic Schilderungen des Jenseits und des Wegs dorthin aufgenommen, die sehr stark an die der Azteken erinnern; auch hier mußten vom Toten viele Gefahren überwunden werden; auch hier war am Ende ein Hund nötig, um über den trennenden Strom zu kommen.
Heute können solche Ideen in Mizquic nicht mehr dokumentiert werden, wohl aber in Ocotepec.

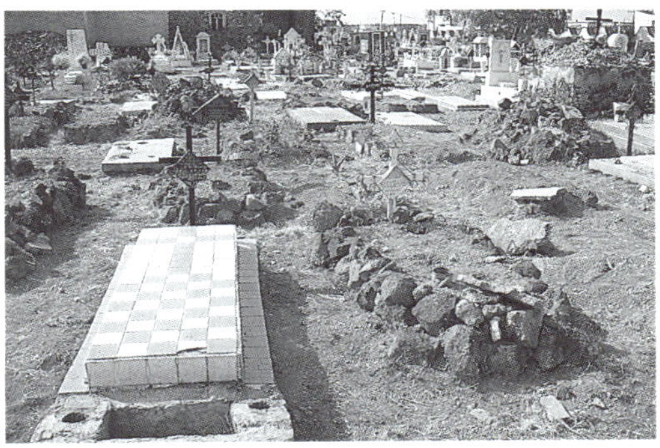

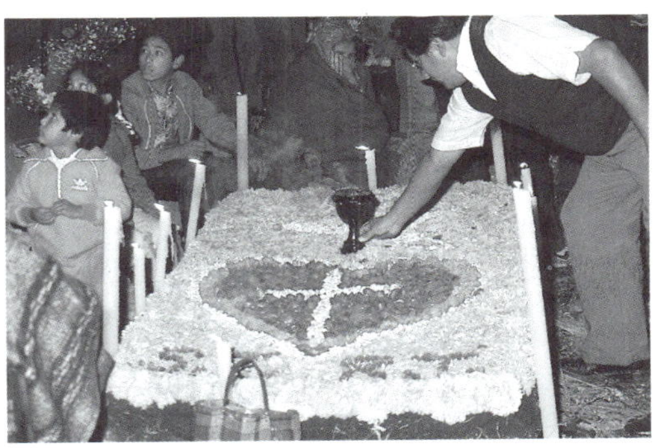

Deutlich wird aus allen Gesprächen, daß die Toten *nicht* im Grab leben. Die Abschiedszeremonie auf dem Friedhof bezeichnet *nicht* den Ort, wohin sie zurückkehren. Viel eher kann sie als Wiederholung der Bestattung aufgefaßt werden; mit allem Schmerz, den eine Bestattung mit sich bringt.
Wirklich mit allem? Es ist kein endgültiger Abschied, wie bei uns. In einem Jahr werden die Toten wiederkehren, von neuem mit den Lebenden feiern.
Der Glaube an ihre Rückkunft und die Sicherheit des nächsten Totenfestes mindern auch

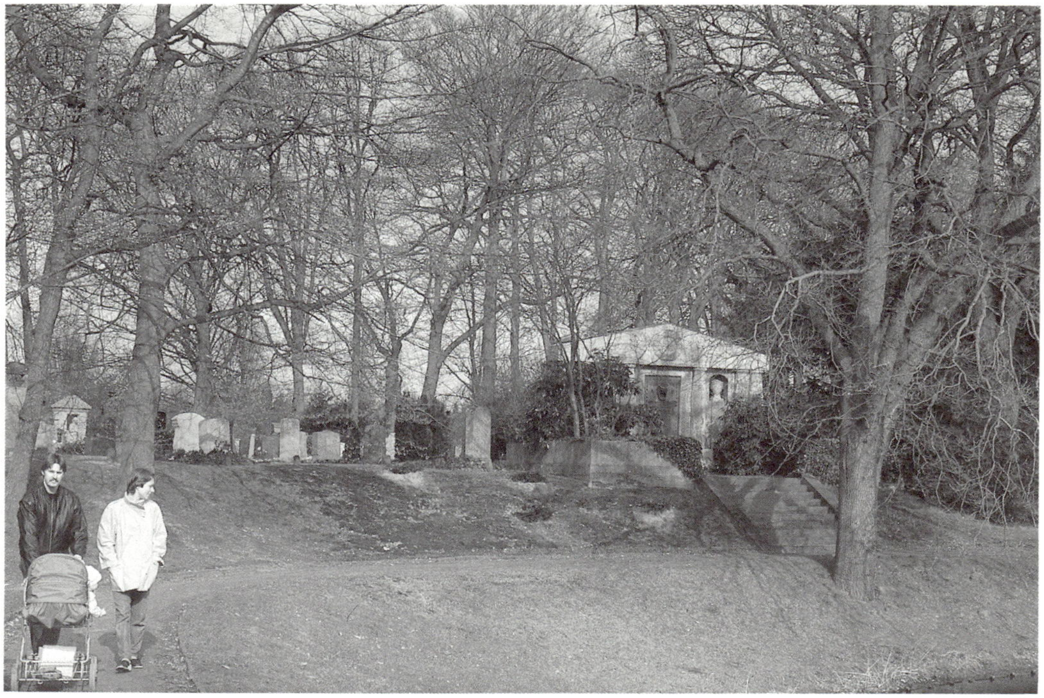

den Schmerz der ersten Trennung. Sie ist nicht ewig; der Kontakt zu den Verstorbenen bleibt bestehen. Der Totenkult ist unmittelbare »Trauerarbeit«.
Die Mexikaner haben ebensoviel Angst vor dem Tod wie wohl alle Menschen. Doch sie haben ein Mittel gefunden, mit dieser Angst zu leben: indem sie nicht zulassen, daß der Tod zur endgültigen, für immer trennenden Schranke wird.

Aus der Tradition der vorspanischen Religionen ebenso wie aus dem Christentum haben die Mexikaner *eine* Lösung für den Umgang mit dem Tod gefunden: nicht er, als trennende Instanz steht im Vordergrund, sondern der Tote, mit dem weiterhin Kontakt möglich ist.

Ganz fremd sind diese Ideen uns nicht. Unsere Sagen und Legenden zeigen nur zu deutlich, daß einst auch bei uns ähnliche Konzepte erdacht und geglaubt wurden.
Erst das Christentum führte den Tod als trennende Instanz ein, legte das Schicksal der Toten ganz in Gottes Hand. Erst die Aufklärung machte den Friedhof zur Gedenkstätte; der moderne Friedhof ist gerade 150 Jahre alt.

Und erst unser Jahrhundert mit überwältigenden Leistungen der Medizin einerseits, Hektakomben von Toten aus Kriegen und Unfällen andererseits gebar die Hoffnung, den Tod besiegen zu können. Aber können wir das, werden wir es je können?
Oder verdrängen wir ihn nur – und mit ihm unsere Toten?

»Von anderen Völkern lernen« kann man nie direkt. Sie haben andere Traditionen.
Aber zum Nachdenken über die eigene Position können sie anregen; vielleicht zu einem Gang über einen Friedhof in Deutschland am Ende des 20. Jahrhunderts. Die Kulturgeschichte des Todesbrauchtums ist noch wenig erforscht, letztlich aber ist sie immer die Geschichte derer, die darüber nachdenken.

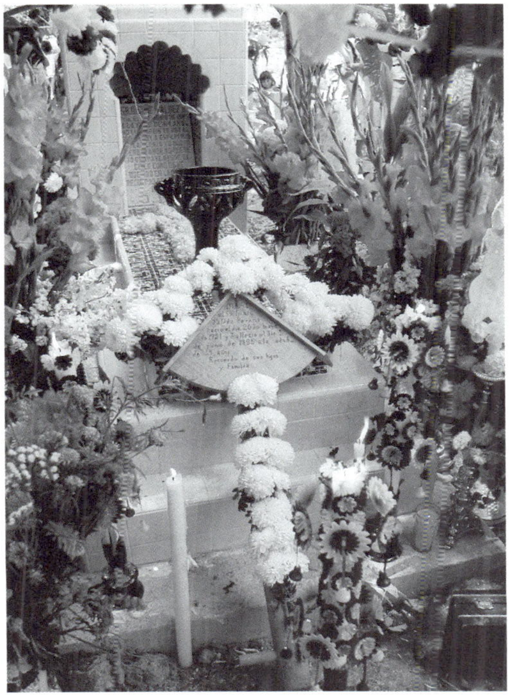

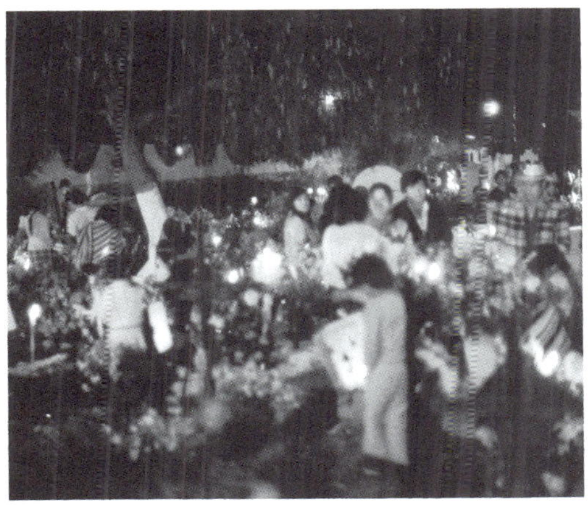

Die Toten zu Gast

19. September 1985
Die Vorbereitungen zur Ausstellung »Lebende Tote« am Übersee Museum laufen auf vollen Touren.
Am Anfang stand die Begeisterung über ein Fest, das wir hatten miterleben dürfen; der Wunsch, diese ganz andere Form des Umgangs mit den Toten unseren Besuchern im Museum zu zeigen.
Es folgten Monate der wissenschaftlichen Suche nach den Wurzeln:
Sind sie vorspanisch? Wie konnten sie sich mit dem Katholizismus der Mexikaner verbinden? Haben die Mexikaner eine Art »Todessehnsucht«, wie viele Schriftsteller, auch Mexikaner wie Octavio Paz, berichten?
Vieles läßt sich nur vor Ort klären, in der Dokumentation des Festes. Am 19. September finden die letzten Besprechungen vor der Ausreise des Teams statt. Die Aufgabenteilung wird festgelegt; das Vorgehen besprochen; technische Details geklärt.
Wir haben kaum Sorgen, auf Schwierigkeiten zu stoßen. Aus eigenem Erleben und der

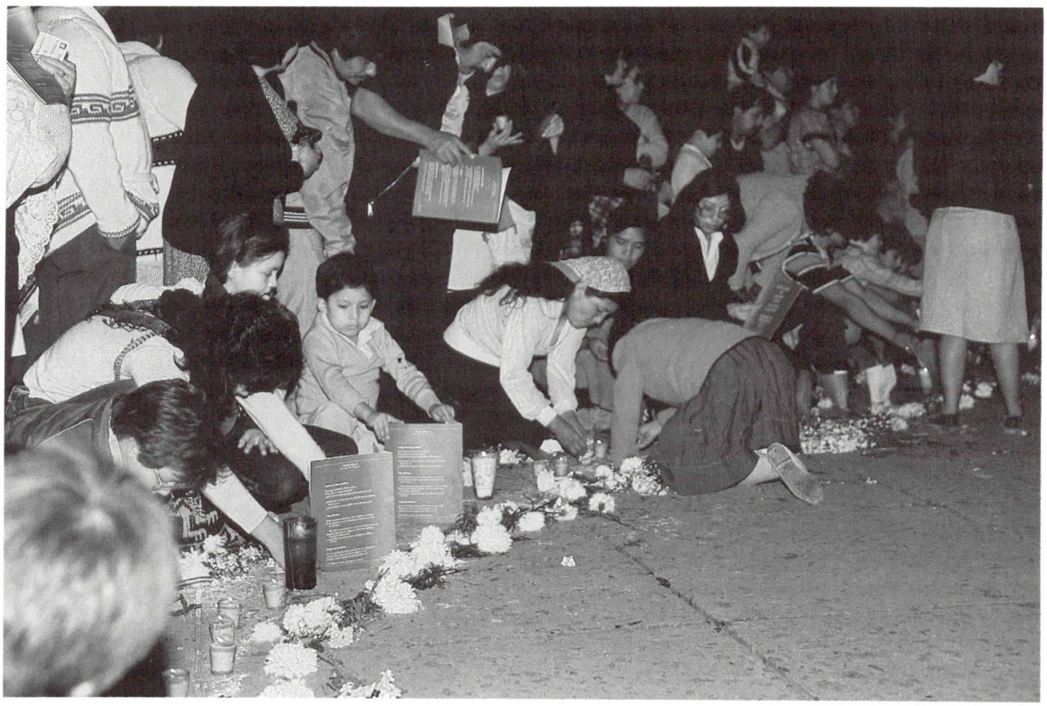

Mexiko-City, November 1985, 6 Wochen nach dem Erdbeben. Am Totentag entsteht vor dem Centro Medico ein Kreuz aus Blumen und Kerzen zum Gedenken an die Toten und als Zeichen der Solidarität mit den Opfern.

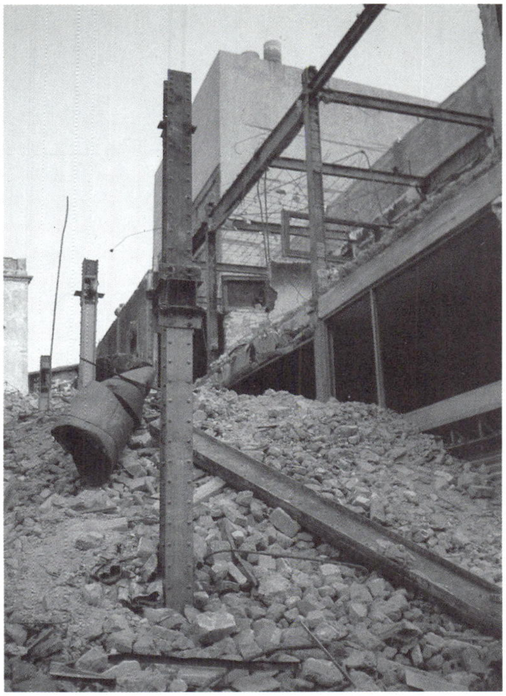

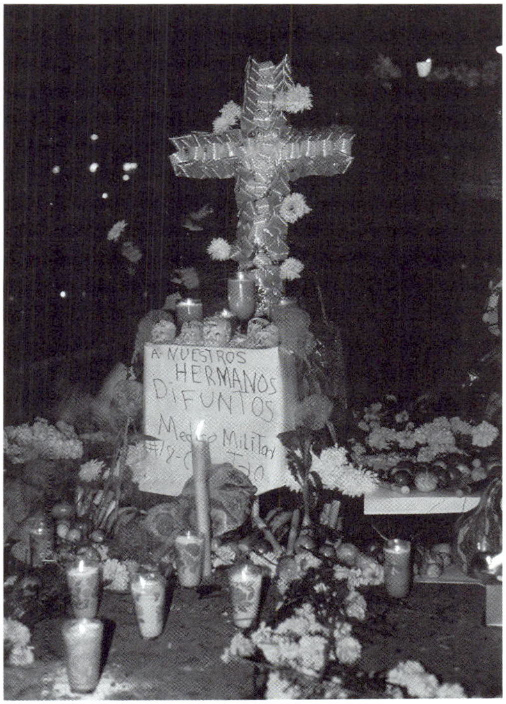

Literatur wissen wir, daß Gäste beim Fest willkommen sind, daß auch der »Fremde« einbezogen wird.

20. September 1985
Die Zeitungen berichten vom Erdbeben in Mexiko. Nur langsam wird der ganze Umfang deutlich: Zehntausende Toter; bis heute gibt es keine genauen Angaben. Mexiko City in einigen Stadtteilen stark zerstört. Zehntausende obdachlos. Ist es jetzt noch zu vertreten, nach Mexiko zu fahren, angesichts dieser Situation ausgerechnet das Totenfest zu dokumentieren? Oder ist das eine spezifische Form der Sensationslust? Sollen wir das ganze Projekt um ein Jahr verschieben?
Die Fragen waren berechtigt. Aber inwieweit entspringen sie mitteleuropäischem Denken? Unsere Vorarbeiten hatten deutlich werden lassen, daß die Mexikaner »anders« mit dem Tod umgehen als wir; daß unsere eigenen heutigen Formen gerade erst 150 Jahre alt sind.
Trotzdem konnten wir alle verstehen, die unsere Entscheidung nicht verstanden: das Programm fortzusetzen, die Reise und die Ausstellung durchzuführen.

2. November 1985
Der Platz vor dem Centro Medico – eines der größten Krankenhäuser Mexiko Citys und bis zum 19. September der Stolz des Gesundheitswesens.
Hier starben am 19. September etwa 3000 Menschen, als das Gebäude einstürzte. Viele waren Ärzte oder Pfleger. Das Beben setzte kurz vor Schichtwechsel ein; wer hier starb, verpaßte das Leben um 7 Minuten, wer überlebte, den Tod um die gleiche Zeitspanne.
Auf dem Platz vor den Ruinen versammelt sich eine Menschenmenge. Riesige Kreuze aus der leuchtend orangenen Tagetes und aus Kerzen entstehen auf dem Boden. Hinterbliebene bauen kleine Ofrendas, »Gabentische«, für die Verstorbenen auf:
Pappkartons mit einigen Nahrungsmitteln, Früchten, Getränken, Blumen – was immer der Tote besonders gerne hatte.
Redner aller Gruppierungen und Fraktionen treten auf. Die Nacht wird zur politischen Abrechnung mit den Schuldigen: Korruption

Spontan und ohne weitreichende vorherige Organisation – aber schlagkräftig: Ofrendas als Demonstration gegen behördliche Nachlässigkeit und Korruption, die zum Einsturz der Gebäude beim Erdbeben führten.

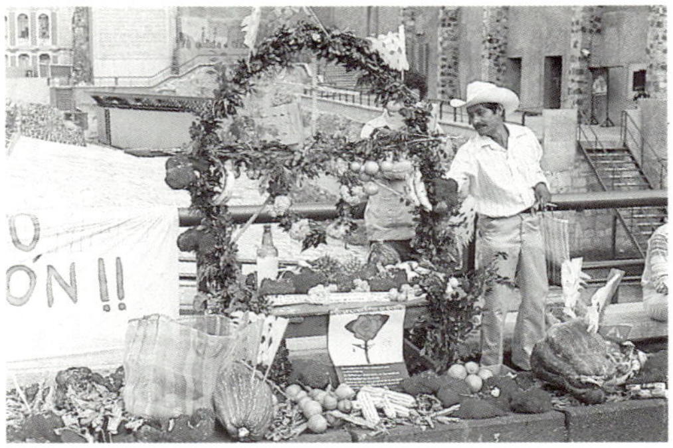

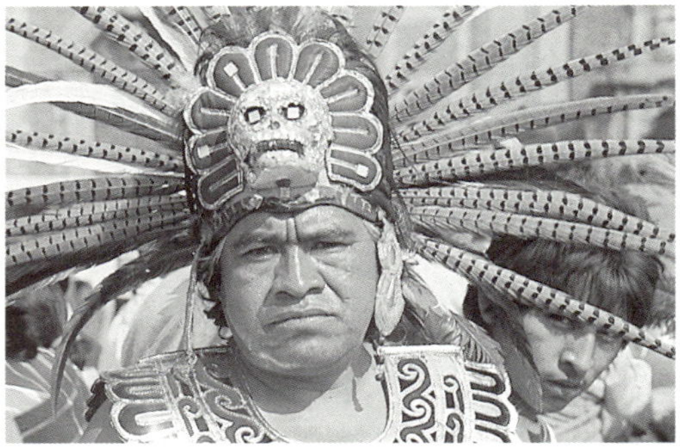

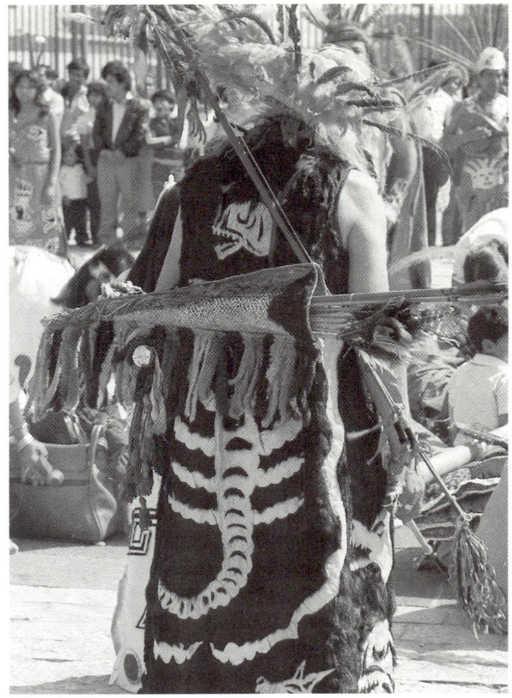

Öffentliche Ofrendas gegen Mißstände haben Tradition; teilweise werden sie sogar von den Behörden gefördert.
Pächter demonstrieren gegen überhöhte Pacht und zu niedrige Erzeugerpreise, Indianer für eine bessere Anerkennung in der Gesellschaft.

und Nachlässigkeit der Verantwortlichen haben entscheidend zum Unglück beigetragen. Jetzt, 6 Wochen nach dem Beben, ist klar, daß das Unheil hätte vermieden werden können: zu deutlich sind die Baumängel an den eingestürzten Bauten; zu sichtbar, daß neben zerstörten Häusern vollkommen unbeschädigte erhalten blieben. Die Toten des Bebens sind nicht in erster Linie Opfer einer Naturkatastrophe, sondern menschlich-administrativer Fehlleistung.

Paßt denn das zusammen? Die trauernden Hinterbliebenen, viele selber auch Betroffene, obdachlos durch das Unglück, mit ihren kleinen Gaben des Erinnerns – und die harten Auseinandersetzungen über die Ursachen, die Anklage, die politischen Forderungen? Kann Totengedenken in einer Menschenmenge stattfinden, in der auch wir, die Fremden, integriert sind?

An diesem 2. November 1985 besteht kein Widerspruch. Wer Passant ist, wer mitdemonstriert – er trägt auch zum Totengedenken bei: durch eine Blume, durch eine Kerze, die er den wachsenden Kreuzen hinzufügt; durch seine Anwesenheit. Die Toten sind nicht nur Opfer, die betrauert werden. Sie werden herbeigerufen, zu Zeugen gemacht. Sie helfen, die Solidarität der Lebenden zu stärken; in ihrem Namen wird ausgesprochen, was sonst kaum aussprechbar wäre: in wildem Hohn und Satire die Verantwortlichen angeklagt.
Es ist keine lau-verlogene Gedenkfeier mit dem »...wir sind es unseren Toten schuldig«. Die Toten sind dabei, geben den Lebenden die Kraft zur Auseinandersetzung.
Die Toten sind dabei, an diesem 2. November 1985, dem zweiten Tag des Totenfestes 1985. Sie sind dabei am Centro Medico, in Tepito, wo es die größten Schäden gab, am Templo Major. Und in vielen Stadtteilen, die betroffen wurden; auf Plätzen und in engen Straßen. Ebenso wie in den Häusern der Bauern und Landarbeiter in ganz Mexiko.
Der Totentag 1985 findet statt. Trotz des Bebens. Trotz des Bebens? Gerade wegen des Bebens!
Erstmals ist er in großem Umfang politisch

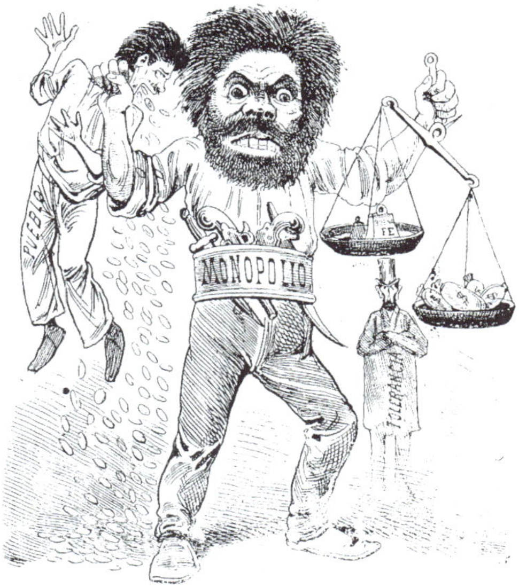

La risa del pueblo mexicano.

geworden, hat ganze betroffene Stadtteile in seinen Bann gezogen. Der Totentag 1985 in Mexiko-City schafft eine neue Qualität.

Neu ist die Härte der Auseinandersetzung und die Solidarisierung zwischen Betroffenen und Unbetroffenen. In dieser Form hat es das noch nicht gegeben. »Politische Ofrendas« gab es auch schon vorher; sie finden auch 1985 statt, teilweise unmittelbar neben denen für die Erdbebenopfer:

Arrangements im Rahmen des Totentages, teilweise sogar ganz offiziell gefördert, in denen Einzelgruppen auf ihre spezifischen Probleme hinweisen: Bauern auf die zu geringen Erzeugerpreise; Landpächter auf die überhöhten Pachten; Landarbeiter auf ungenügende Löhne; Indianer auf die Notwendigkeit des Schulunterrichts in der Lokalsprache – um nur einige Beispiele zu nennen. Jeder kann am Totentag seine Toten zur Hilfe rufen, mit ihnen auf seine Schwierigkeiten öffentlich

42

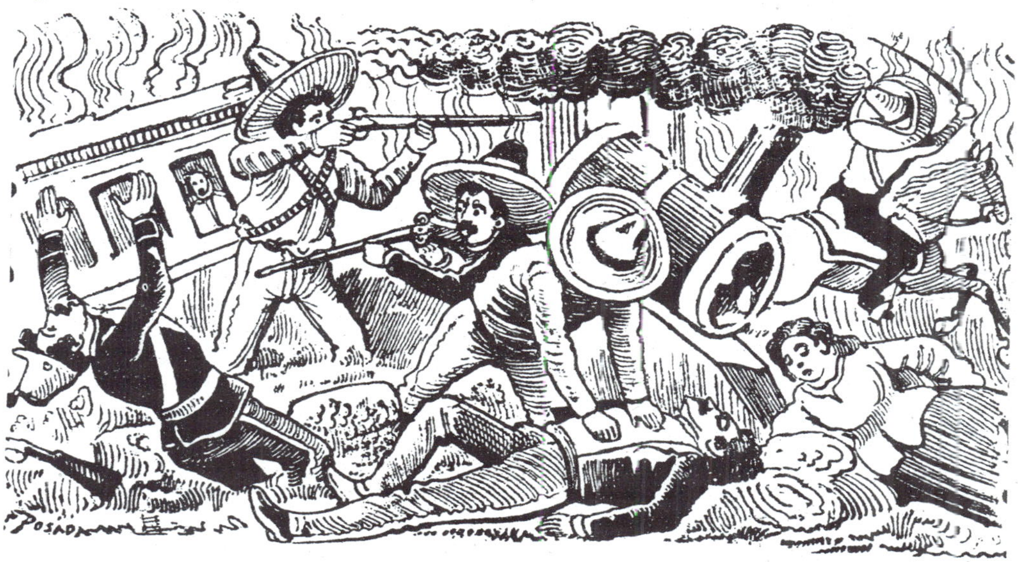

34

Posada als Zeitungslithograph.
Die Unterschrift zum oberen Bild heißt: »Das Lachen des mexikanischen Volkes«.
Der Versuch der Industrialisierung Ende des 19. Jahrhunderts war fehlgeschlagen und in eine totale Abhängigkeit von den USA eingemündet – das Schicksal vieler Entwicklungsländer noch heute.

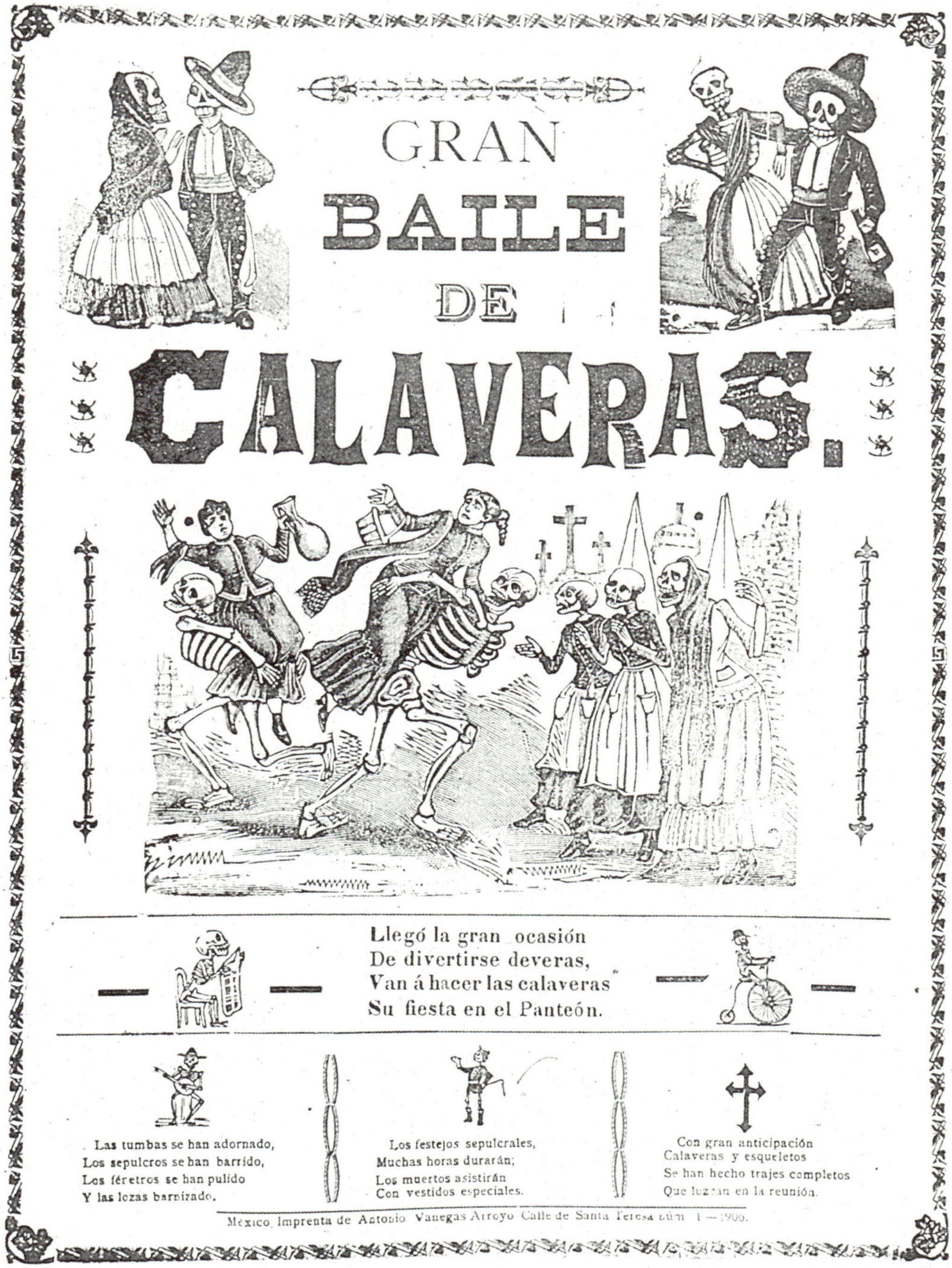
GRAN
BAILE
DE
CALAVERAS.
Llegó la gran ocasión
De divertirse deveras,
Van á hacer las calaveras
Su fiesta en el Panteón.
Las tumbas se han adornado,
Los sepulcros se han barrido,
Los féretros se han pulido
Y las lozas barnizado.
Los festejos sepulcrales,
Muchas horas durarán;
Los muertos asistirán
Con vestidos especiales.
Con gran anticipación
Calaveras y esqueletos
Se han hecho trajes completos
Que luz an en la reunión.
México, Imprenta de Antonio Vanegas Arroyo Calle de Santa Teresa núm 1—1906.

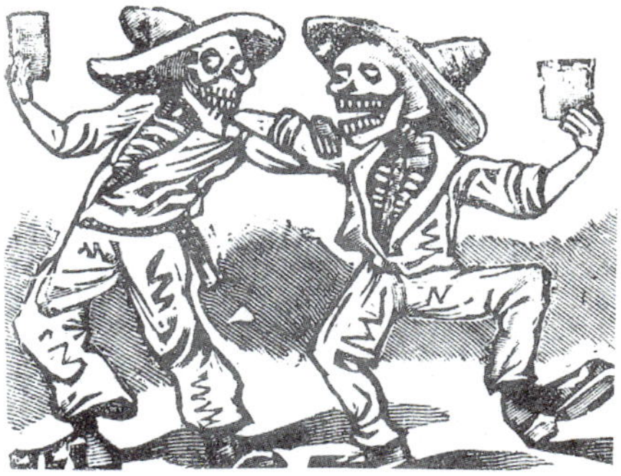

hinweisen. Aber bislang gab es kaum eine Solidarisierung von Nichtbetroffenen.

Ebenso hat es Tradition, den Toten Bemerkungen in den Mund zu legen, die bei einem Lebenden sehr hart klingen würden. Den Toten kann man nichts übelnehmen; sie dürfen den Finger in die Wunde legen. Der Tod trennt nicht, der Verstorbene bleibt Teil der sozialen Gemeinschaft, gewinnt aber einige »Rechte« hinzu.

Künstlerisch wurde die Tradition von J. Posada (1851–1913) begründet. Er, der in der damaligen Provinzstadt Leon als Zeitungslithograph anfing, entzog sich dem in Mexiko-City herrschenden Zeitgeschmack der Oberschicht: nur was aus dem Ausland kam, galt am Ende des 19. Jahrhunderts als wertvoll. Als Illustrator für Tageszeitungen wußte er darüber hinaus, was sein Publikum sehen wollte: phantasiebeflügelnde Illustrationen der erschröcklichen Ereignisse, wie die damalige mexikanische Tagespresse in großer Zahl vermeldete: Hexereien, Gattenmord, Massaker und immer mehr auch die Unterdrückungsmaßnahmen der Regierung und die Grausamkeiten eines revolutionären Kampfes, dessen ersten Jahre Posada noch miterlebte. Posadas Lithographien lassen an Deutlichkeit nichts vermissen, sie sind oft grausam, beinahe Übelkeit erregend.
Daneben schuf er die »Calaveras«, die »kleinen Toten«. Auch sie waren Zeitungsillustrationen, aber weit weniger illustrierend als humoristisch. Für einen Mitteleuropäer ist es erstaunlich zu sehen, daß ausgerechnet die Darstellung von Skeletten weit fröhlicher, annehmbarer ist als die Darstellung der Lebenden. Nur wenige Calaveras von Posada (und auch hier handelt es sich um jene, deren Herkunft umstritten ist) sind an Direktheit mit seinen Illustrationen vergleichbar. Die Mehrheit ist geradezu zärtlich-liebenswürdig, mehr ein humoristisches »auf-den-Arm-nehmen« als eine Karikatur. Wie die Toten in humoristischen Versen den Lebenden den Spiegel vorhalten, so ist die Form des Skeletts hier nicht Darstellung eines erschreckenden Knochenmannes, sondern eines freundlichen Kumpanen.

Posada in seiner liebenswürdigen Form. Seine Calaveras, »kleine Tote«, sind humorvolle Gesellen, keine Schauergestalten.

Neben seinem künstlerischen Können liegt Posadas Leistung im Schaffen eines nationalen Kennzeichens der Mexikaner. Ein solches Symbol tat um die Jahrhundertwende not:
Waren das spanische Kolonialsystem zunächst auf eine relativ unabhängige Verwaltung Neuspaniens ausgerichtet gewesen, so hatte das Aufkommen zentraler Verwaltungen in Europa den Spielraum der Kolonie immer stärker beschnitten. Schließlich besaß die einheimische Oberschicht kaum noch

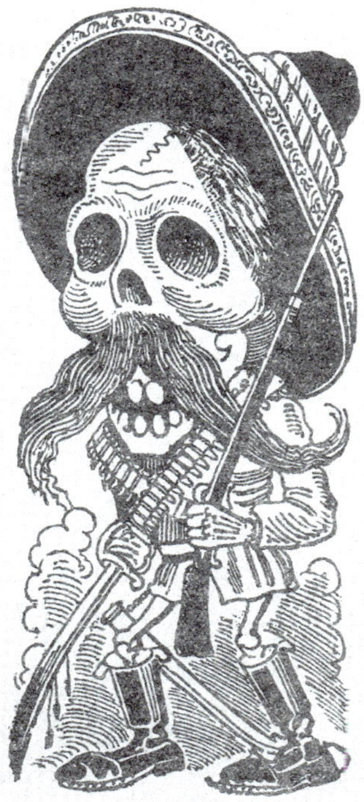

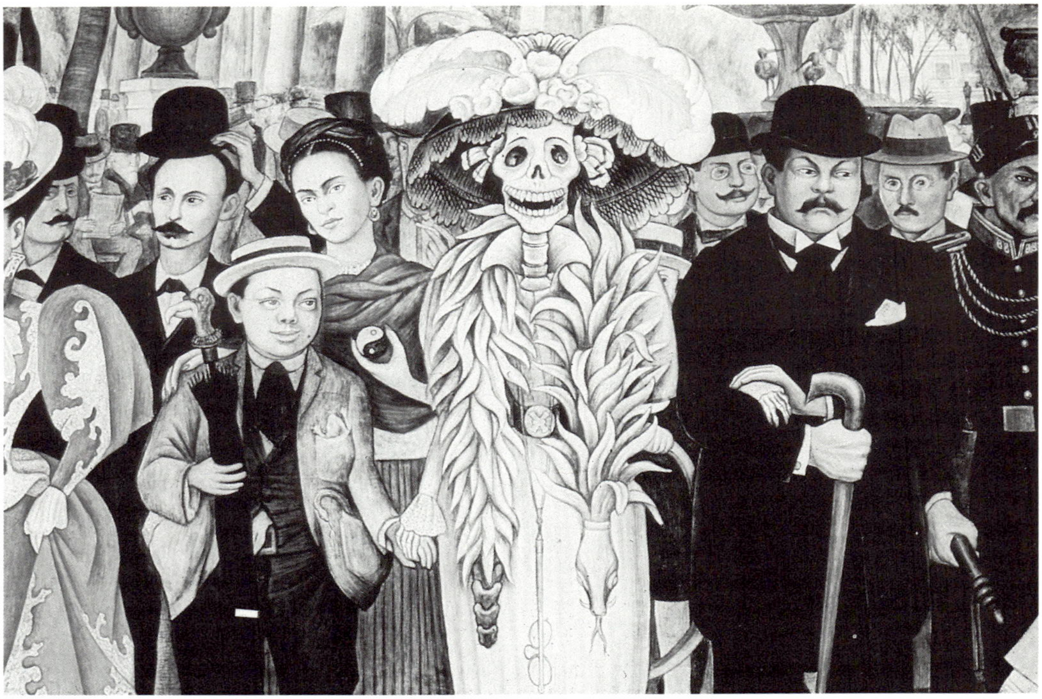

Die Arbeiten von Posada wurden von der folgenden Künstlergeneration aufgegriffen. Rivera stellt sich als Sohn dar: als kleinen Jungen an der Hand der Catrina.

Einfluß, fielen alle Entscheidungen in Spanien. Hiergegen hatte sich die kreolische Elite zu Beginn des 19. Jahrhunderts gewandt, schließlich die Unabhängigkeit des Staates erfochten. Eine wirtschaftliche und kulturelle Unabhängigkeit aber war es nicht; noch immer wurde alles ausprobiert und kopiert, was aus Europa kam. Die Volkskulturen Mexikos dagegen galten der Oberschicht nichts.

Trotz aller Kopierversuche oder vielleicht gerade deswegen: eine nationale Entwicklung fand im 19. Jahrhundert auf keinem Gebiet statt. Die Versuche zur schnellen Industrialisierung am Ende des Jahrhunderts hatten in eine Sackgasse geführt: man war vollständig von den USA abhängig geworden, ausgerechnet jenem Staat, der durch die Okkupation von Neumexiko und Texas ein erhebliches Stück des Landes geraubt hatte. Nur einer ganz kleinen Oberschicht gelang es in diesem System in Luxus zu leben; die Masse der Bevölkerung verarmte in unvorstellbarem Ausmaß. Die Revolution bereitete sich vor.

In diese Zeit fällt die Entstehung der Calaveras als typisch mexikanischer Kunst. Selbst wenn sie sich an europäische Totentänze angelehnt haben sollten, ihr Humor war eigenständig. Posada selber sah im Aufgreifen des Schädels eine Anknüpfung an die vorspanischen Kulturen; es ist wohl kein Wunder, daß seine Nachfolger diese Beziehung noch weiter unterstrichen: Posada hatte die Catrina geschaffen, eine Mittelstandsknochendame, die zum Symbol des Totenkults wurde. Seine Nachfolger bildeten sie weiter aus, hingen ihr vor allem als Halsschmuck die aztekische Federschlange um – sie wurde zum Symbol der Tradition.

Die Darstellungen Posadas wurden in und über die Revolution hinaus begeistert aufgegriffen. Rivera, der große Wandmaler, stellte sich selber als Kind an der Hand der Catrina dar, Posada dahinter als den »Vater«. Die Auseinandersetzung mit dem Tod wurde zum »Muß« für jeden mexikanischen Künstler; kaum ein Maler, kaum ein Literat, der nicht wenigstens ein Stück zu diesem Thema geschaffen hätte.

Heute wird dies auch von der Regierung und

den kommunalen Behörden gefördert: zum 1. und 2. November gibt es Ausstellungen, Wettbewerbe, Konzerte und Theatervorführungen, die ausschließlich modernen Formen der künstlerischen Bearbeitung des Totenfestes gewidmet sind. Wichtiger aber ist, daß durch die Revolution die eigene Kultur in Mexiko wieder ernst genommen wurde. Das Totenfest gab es in zahlreichen lokalen Varianten schon vor Posada. Nur: gesehen wurde es nicht. Der Kopismus des 19. Jahrhunderts übernahm die Ablehnung von Schädel und Skelett aus Europa; der Totentag war, wie alle Volkskunst und -tradition, kein Thema für die Oberschicht. Mit der Revolution aber wird er angenommen, wird er zum nationalen Symbol. Er bleibt nicht ein Spielplatz von Künstlern, sondern zwingt diese immer wieder, sich mit der Volkstradition auseinanderzusetzen: all ihre Werke weisen die gleichen Grundelemente auf, die auch die einfachste Ofrenda besitzt.
Und neben den Wettbewerben und Aufführungen der Künstler stehen gleichberechtigt diejenigen der Bevölkerung: die Wettbewerbe um die schönste Ofrenda, um das einfallsreichste Ensemble, Theater- und Musikdarbietungen von Laien und halbprofessionellen Gruppen.

Es ist viel darüber gerätselt und geschrieben worden, in wieweit die Mexikaner ein »anderes Verhältnis zum Tod« haben, ob er für sie ein »Kumpel ohne Schrecken« ist.
Richtig daran ist, daß der Tod in Mexiko nicht verschwiegen wird, daß man offen mit ihm umgeht. Phrasen wie »er hat den Telephonhörer weggelegt«, »ist seine letzte Kurve gefahren« für »er ist gestorben« sind bei uns unerwünschter Slang – in Mexiko sind sie geradezu gefordert. Man zeigt es zumindest nicht, daß der Tod Angst einjagt, sondern geht in burschikoser Unverfrorenheit mit ihm um.
Vermutlich ist es keine Überinterpretation zu sagen, daß auch dies eine Art von Verdrängung ist. Der Mexikaner trauert ebenso bitter wie wir um seine Toten, fürchtet den Tod vermutlich ebenso wie wir. Aber er hat sich Formen geschaffen, die es ihm erlauben, mit ihm umzugehen.

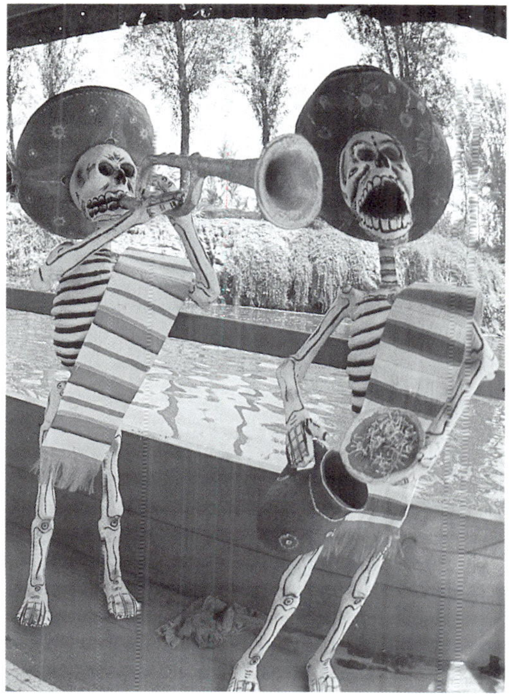

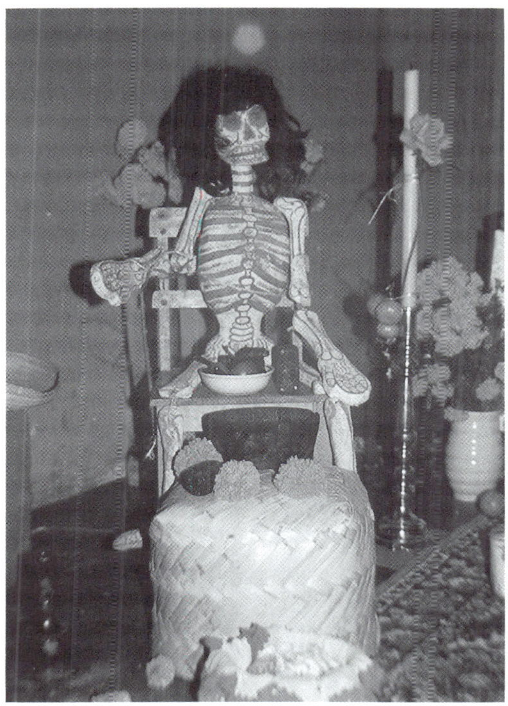

Moderne Beispiele. Auch hier steht der künstlerische Ausdruck und die Form in der Tradition Posadas.

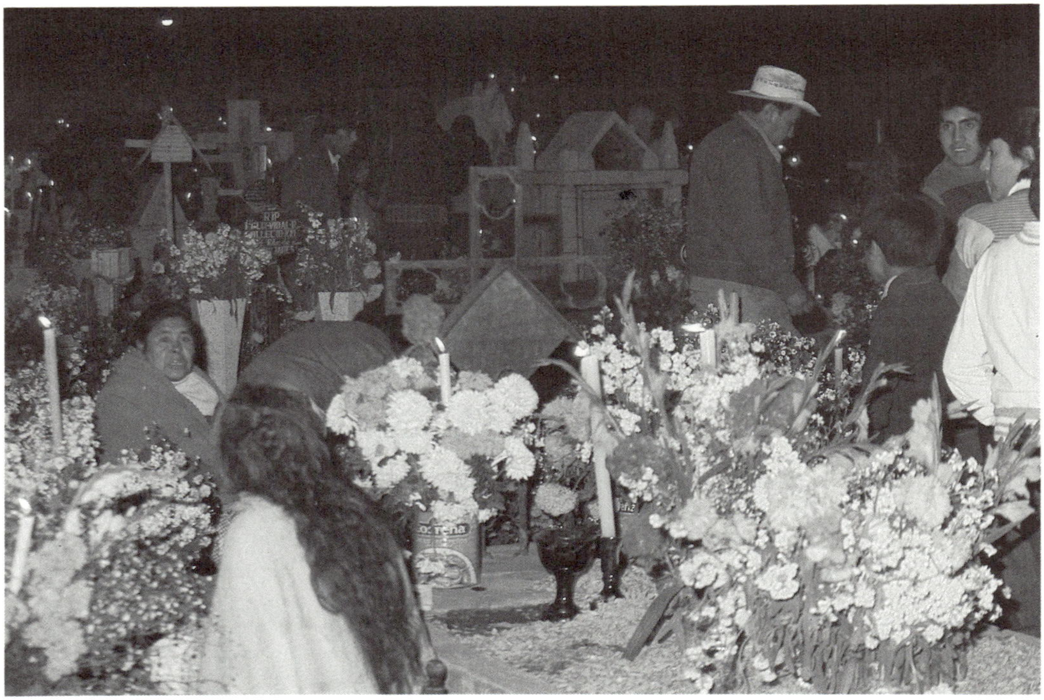

Verabschiedung der Toten am Abend des 2. Novembers auf dem Friedhof in Mizquic.

Vermutlich weiß er besser als wir, daß es viele Tode im Leben gibt: den der Kindheit, der Jugend, der Liebe, des Hasses, des Ehrgeizes etc. Aus jedem dieser Tode kehrt das Individuum als gewachsenes Wesen zurück – wieso soll das eigentlich beim letzten, körperlichen Tod anders sein?
Und woher soll man wissen, ob die Toten nicht wirklich zurückkehren. Wahrnehmungen dieser Art hat jeder, es kommt nur darauf an, wie sie interpretiert werden. Die Aufklärung hat uns gelehrt, sie als Spiegelungen unserer Illusionen zu begreifen; diese Tradition fehlt in Mexiko weitgehend. Diese Begegnungen einer »anderen Art« sind durchaus real für ihn. Und so erscheint es verständlich, daß die Toten eingeladen werden: am Totentag, dem 1. und 2. November jeden Jahres, wenn das Jenseits ihnen für einen Tag Urlaub gibt.
Die Einladung an die Toten hebt die Endgültigkeit des Todes auf: wer einmal im Jahr zu Besuch kommt, ist nicht auf immer fort. Die Verabschiedung nach dem Fest auf dem Friedhof ist eine kleine Beerdigung – aber eben nur für ein Jahr. Man kann darüber spekulieren, ob der Totentag im psychologischen Sinn eine Wiederholung der Bestattung ist, ihr die Härte nimmt. Aber das führt vielleicht schon zu weit.

Die Mexikaner haben eine Form gefunden mit dem Tod umzugehen, die Toten in den Vordergrund zu stellen. Deshalb konnten Trauer und politischer Kampf am 2. November 1985 zusammengehen; deshalb konnten wir Fremden integriert werden.
Vielleicht deshalb wurde der Tod und der Umgang mit ihm auch zum nationalen Symbol, gerade um sich von den USA, den Gringos, und ihrer so ganz anderen Form der Todesverarbeitung abzusetzen. Der Tod wird zum Wächter über die mexikanische Tradition:
»Wir bauen jedes Jahr eine Ofrenda, damit unsere Kinder wissen, daß sie Mexikaner sind« sagt ein Chicano, ein Mexikaner der in Los Angeles lebt, um sein Festhalten an der heimischen Tradition zu begründen.

Hans Otto Krause

Ein Besuch des Totenfestes in Mizquic

In vielen Dörfern der mexikanischen Provinz wird der Besuch der Toten an den beiden ersten Novembertagen gefeiert. Doch in keinem mit einer solch massenhaften Beteiligung von Touristen wie in Mizquic. So gehören auch wir 1985 zu ihnen, um zu dokumentieren, wie sich Touristen und Tote vertragen.

Mizquic ist eines jener unauffälligen Mestizendörfer, von denen es in Mexiko Tausende gibt. Nur an zwei Tagen im Jahr strömen Besucher aus allen Teilen des Landes, einige auch aus dem Ausland, hier zusammen: am 1. und 2. November, dem Datum des Totenfestes.
Das Dorf liegt nur 40 Kilometer von der Hauptstadt Mexiko-City entfernt, genau dort, wo die Ausläufer der sagenumwobenen Vulkane Popocatépetl und Iztaccihuatl in die Hochebene des »Valle de Mexiko« übergehen. Doch während die Hochebene mehr und mehr von der Metropole in Besitz genommen wird, konnte Mizquic seine Eigenständigkeit wahren.

In vorspanischen Zeiten lag Mizquic am Rande jenes Sees, auf dessen größter Insel die Azteken ihre Hauptstadt Tenochtitlan erbauten. Zur Vorbereitung ihrer Eroberung soll Cortez auch in Mizquic gewesen sein, um die Bewohner als Verbündete gegen die Azteken zu gewinnen.
Die Ufergebiete des ehemaligen Sees (die Spanier ließen ihn nach der Eroberung austrocknen) gehören nach wie vor zu den fruchtbarsten Gebieten Mexikos. Die Bauern, Campesinos genannt, produzieren Gemüse, Mais und Blumen, v. a. für die großen Märkte in Mexiko-City.

Es gibt drei unterschiedliche Produktionsformen: Ejidos, Chinampas und Kleinbesitz. Die Ejidos sind Genossenschaften, die sich auf vorspanische Systeme stützen. Die mexikanische Revolution hat sie wiederbelebt. Das Land wird nicht von Privatbesitzern genutzt, sondern gehört der Dorfgemeinschaft und wird an Bauernfamilien zur Bearbeitung verteilt. Die sogenannten Chinampas – von Bewässerungskanälen begrenzte kleine Landparzellen – entwickelten sich aus den schwimmenden Gärten der Azteken. Da diese auf ihrer Insel zunächst kaum über Ackerland verfügten, bauten sie »floßartige« Gärten auf dem See. Diese wuchsen allmählich mit dem Grund zusammen. Die Chinampas sind weder für Traktoren noch für Zugtiere zugänglich. Als Transportfahrzeug dienen Kähne, die Feldarbeit müssen die Bauern allein mit ihrer Körperkraft leisten. Die Erträge sind jedoch überdurchschnittlich hoch.

Die Produktivität der höhergelegenen und damit trockneren Parzellen der Genossenschaftler und Kleinbauern kann da nicht mithalten. Vielfach beschränken sie sich deswegen auf den Anbau des weniger anspruchsvollen Mais.

Doch auch die privilegierten Chinampas-Bauern haben Grund zur Klage; der Wasserspiegel der Kanäle sinkt und der Schwefelgehalt des Wassers steigt. Der Grund: Die Verwaltung der unter Wassermangel leidenden Hauptstadt läßt das wertvolle Mizquicer Wasserreservoir anzapfen. Den Bauern wird als Ausgleich Wasser aus schwefelhaltigen Brunnen angeboten.

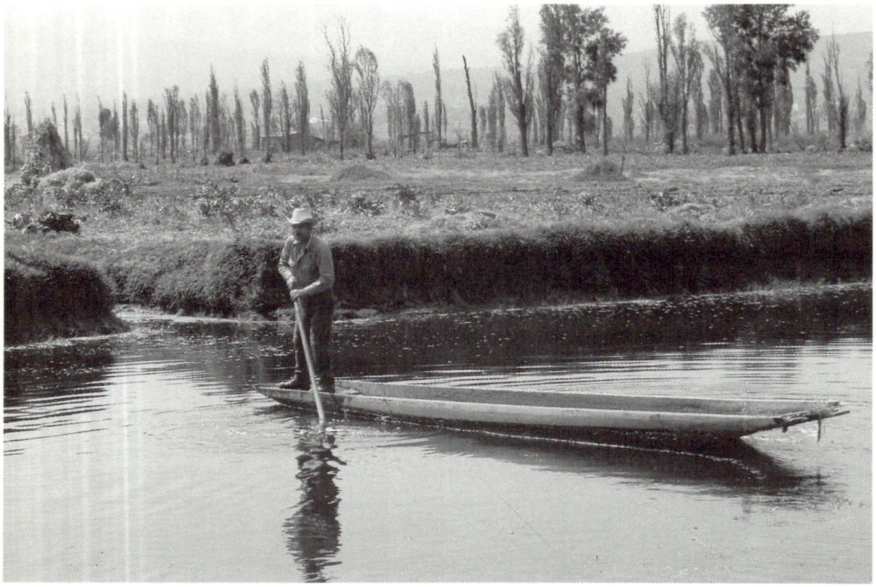

Die Chinampas sind aus den »schwimmenden Gärten« der Azteken entstanden. Sie sind noch immer die fruchtbarsten Landstücke, können aber nur mit dem Boot erreicht werden.

Da das Dorf einseitig von der Landwirtschaft abhängt, kann diese Entwicklung schnell zu existenziellen Krisen führen. So geschah es in den 40er Jahren: Eine mehrjährige Trokkenheit zwang nicht nur zu erheblichen materiellen Opfern, sondern mündete auch in heftige Streitfälle zwischen den Campesinos.
In einer Antwort aus dem Interview mit einem Bewohner Mizquics aus dem Jahre 1972 sieht der Interviewpartner folgende Beziehungen zwischen der Trockenheit und dem Fest:

»Während der Trockenheit gab es viel Ärger: jeder war gegen jeden. Das wenige Wasser in den Kanälen wollten wir für uns, ohne daß uns die Nachbarn kümmerten. Zwischen den Stadtteilen gab es viel Krach. Als das Totenfest kam, säten wir Mais, der dieses Jahr nicht gekommen war. Der Friedhof blieb leer. Die meisten errichteten weder ihre Ofrenda, noch beachteten sie die anderen Bräuche. Na ja, wir lagen im Streit. Das ganze folgende Jahr verlief voller Opfer und in Armut.
Die Kanäle waren fast trocken. Es gab viel Hunger und Feindschaft im Dorf.
Später besuchten uns die Toten und sagten uns, daß sie sich sehr über den Streit ärgerten, aber mehr noch darüber, daß man deswegen keine Fiesta machen würde.
Die Campesinos arrangierten sich und man begann gemeinsam die Probleme anzugehen. Wir machten ein großes Fest im November, luden Leute von außerhalb ein und bereiteten sehr schöne Ofrendas. Seit diesem Tag läuft alles sehr gut in Mizquic.«

In den 50er Jahren gelang es in Mizquic, das Bewässerungssystem entscheidend zu verbessern. Die Erträge stiegen in den folgenden Jahren um fast das doppelte. Der neue Reichtum lockte natürlich Zuwanderer aus den ärmeren Nachbargebieten an. Die Bevölkerungszahl stieg von 6000 Ende der 60er Jahre auf heute 17000 an. Nur einen Teil der zusätzlichen Arbeitskräfte konnte die Landwirtschaft und der wachsende Dienstleistungsbereich aufnehmen. Eine steigende Zahl von Pendlern fährt deswegen jeden Tag in die Hauptstadt, obwohl das vier Stunden Zeit kostet. Der Mizquicer Aufschwung hat die soziale und kulturelle Versorgung der Einwohner erheblich verbessert: Seit geraumer Zeit verfügt das Dorf über ein kleines Gesundheitszentrum, eine Bibliothek, eine Grundschule, einen Kindergarten, eine Zahnarztpraxis sowie einige Eckläden, in denen trotz Raummangel eine bunte Vielfalt herrscht.

Es gibt sogar zwei in Mexiko »Cantina« genannte Trinklokale: Identitätssuchende gehen eher ins »Me busco« (Ich suche mich); wenn man sich nach einigen Gläsern Pulque gefunden haben sollte, wechselt man ins »Me encuentro« (Ich finde mich) über.

Da wir nicht nur das öffentliche Fest erleben wollen, sondern auch das häuslich private in einer traditionellen Familie, bitten wir zunächst um ein Gespräch mit der Bürgermeisterin Maria de Socorro. Gleich nach der Begrüßung in ihrem Büro zeigt sie uns voller Stolz eine Skelett-Figur aus Pappmacheé, die sie für das Totenfest gebastelt hat. Es wundert uns nicht, daß die Figur Zapata, den großen Revolutionshelden, darstellt. Schließlich gehört die Bürgermeisterin der PRI (Partei der institutionalisierten Revolution) an, die seit Jahrzehnten die Regierung bildet und sich als Hüter der mexikanischen Revolution

versteht. Sie plaudert mit uns über das Totenfest und nennt uns einige in Frage kommende Familien. Dann müssen wir schon gehen: Im Vorzimmer wartet eine Gruppe von Leuten aus Nachbardörfern, die eine Stand-Lizenz fürs Totenfest kaufen wollen.
Nach einigem Überlegen entscheiden wir uns für Familie Nunez mit ihren sechs Kindern: Oliva (7), Guillermo (9), Tomas (14), Vicente (15), Marivel (17) und Enrique, dem Ältesten (22).
Die Familie Nunez gehört zu den alten traditionsbewußten Campesino-Familien; zwar nicht zu den reichsten, aber immerhin besitzt sie einige Hektar Chinampas-Land, einen einfachen Hof, ein paar Kühe, Schweine und Kaninchen.
Vater Nunez: »Den Grundstock unseres Hauses hat mein Großvater ganz allein gebaut. Jetzt, wo wir nicht genügend Platz mehr hatten, habe ich einfach ein Stockwerk daraufgesetzt. Mein Großvater war ein hart arbeitender Mann; der hat unsere Familie zu einer der reichsten im Dorf gemacht. Mein Vater, Gott habe ihn selig, hat den Hof runtergewirtschaftet. Wir behandeln sie aber beide gleich, wenn sie uns beim Totenfest besuchen kommen.«

Die ganze Familie muß hart und viel arbeiten: Um 6 Uhr stehen die Eltern auf. Die Mutter bereitet das Frühstück und weckt dann nach und nach die Kinder. Die beiden Ältesten müssen sich sehr beeilen, um den Bus in die Stadt zu erreichen. Marivel geht dort zur höheren Schule und Enrique studiert. Kurz vor 8 Uhr gehen die anderen Kinder aus dem Haus; ihre Schule ist nur 5 Minuten entfernt.

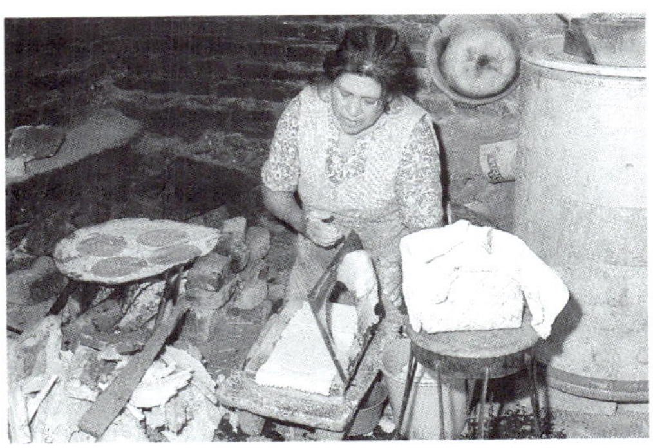

Nach einigen Vorbereitungsarbeiten geht der Vater aufs Feld. Vom Hof bis zum Kanal benutzt er seinen kleinen Laster. Den weiteren Teil des Weges legt er auf einem Kahn zurück. Jeden Tag wird auf diese umständliche Art auch das Futter für die Kühe zum Hof geschafft; wegen der geringen Größe des Landes und seiner Unwegsamkeit bleiben die Kühe immer auf dem Hof und werden dort gefüttert.
Frau Nunez versorgt die Schweine, erledigt Ein- und Verkäufe und bereitet für die Kinder das Essen. Alles mit der Hand. Es gibt im Haus nicht eine Maschine. Sogar die Tortillas, neben Bohnen und Chilis das Hauptnahrungsmittel der Mexikaner, macht sie selbst. Dazu stellt sie einen Teig aus Maismehl, Wasser und Kalk her, formt mit einer Presse flache runde Fladen und backt diese über einer offenen Feuerstelle in einer Ecke des Hofes. Nachmittags, wenn Tomas, Vicente und Guillermo aus der Schule gekommen sind und gegessen haben, helfen sie für ein paar Stunden auf dem Feld. Oliva hilft der Mutter beim Waschen und Saubermachen. Abends und am Wochenende müssen sich auch Enrique und Marivel an der Arbeit beteiligen. Enrique's Aufgabe ist es z. B., die Kühe zu melken. Wenn der Vater nachmittags mit dem Wagen das Viehfutter, Gras und Maisstroh, bringt, laden Vicente und Thomas es ab. Dann werden die Kühe gefüttert. Guillermo ist für die Kälber zuständig, Thomas für die Kaninchen. So hat jedes Familienmitglied seinen eigenen Aufgabenbereich.

Die Wochenenden unterscheiden sich kaum von den übrigen Tagen. Nach dem obligatorischen Kirchgang kommen ab und zu Verwandte zu Besuch oder es werden selbst Besuche gemacht. Urlaub kennen weder Eltern noch Kinder. Trotz allem fühlt sich die Familie Nunez wohl. Der Vater erzählt: »Das Leben auf dem Land ist hart und man verdient nicht viel. Dennoch, ich könnte mir nicht vorstellen, in der Stadt zu leben. Ich weiß, meine Kinder denken zum Teil anders darüber. Insgesamt leben wir gut hier in Mizquic.«

Viel Abwechslung, ja Aufregung, bringt alljährlich das Totenfest ins Alltagsleben der

In vielen Höfen Mizquics gibt es bis heute kaum Maschinen. Auch die Tortillas werden in traditioneller Weise gebacken.

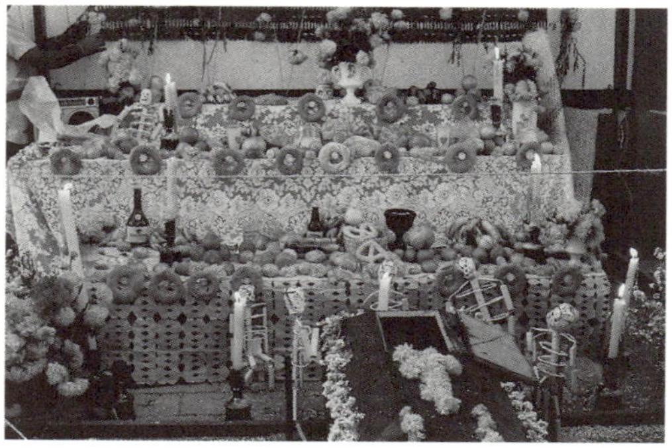

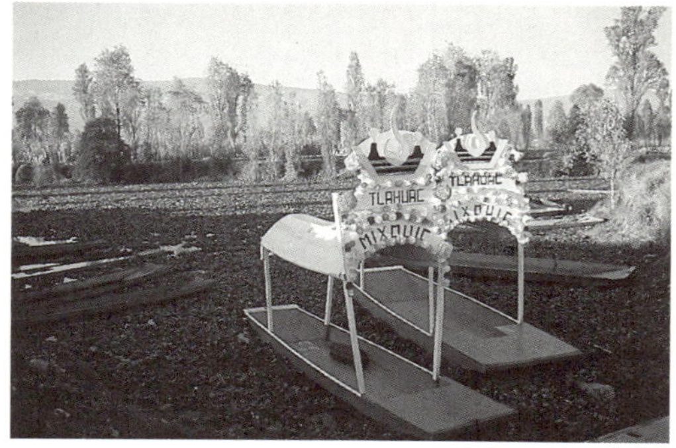

Wer keine lebenden Nachfahren mehr hat, wird auf eine Gemeinschafts-ofrenda des Dorfes eingeladen. Früher war sie besonders reich ausgestattet; Touristendiebstähle haben das Dorf gezwungen, sie heute einfach zu bauen.

Menschen in Mizquic. Schließlich kommen die Toten zu Besuch – und mit ihnen Tausende von Touristen. In Mexiko ist es eines der wichtigsten Feste, in Mizquic das wichtigste überhaupt. In der letzten Oktoberwoche laufen die Vorbereitungen nicht nur im Haus, sondern auch im ganzen Dorf auf Hochtouren. Überall wird geputzt und geschmückt: Die Straßen bekommen eine besondere Festbeleuchtung, der Friedhofszugang wird vom Unkraut befreit, die Gräber gereinigt und einige Kanal-Kähne für Touristenausfahrten hergerichtet.

Ein Festkomitee der Dorfverwaltung läßt die sogenannte Platzofrenda im Zentrum aufbauen; eine Art öffentlicher Altar für die Toten, die keine Angehörigen mehr haben, die sie in ihr Haus einladen. Früher wurde die Platzofrenda reichhaltig ausgestattet, u. a. mit teuren Keramik- und Pappmacheéfiguren. Als Touristen damit begannen, in der Nacht zum 2. November diese Figuren zu stehlen, beschloß die Dorfverwaltung, nur noch Standardausführungen zu bauen. Zur sorgfältigen Vorbereitung gehört auch die Verstärkung der Polizeimacht; denn mit den Touristen kommen auch die Taschendiebe.

Wenn der Hausputz bei der Familie Nunez erledigt ist, kauft die Mutter für das Fest ein: Zuckerrohr, Bananen, Organgen, Äpfel, die gelben Totenblumen, lange Altarkerzen, Weihrauchpulver und Zuckertotenschädel, dazu die fehlenden Zutaten für die zum Totenfest üblichen Speisen, u. a. Huhn in Mole, eine nach scharfem Chili und Schokolade schmeckende Soße. Zum Nachtisch wird es in Sirup eingelegte Kürbisstückchen geben. Die Speisen werden nicht für den Mittagstisch der Lebenden vorbereitet, sondern auch für den Besuch aus dem Jenseits. Bei der Menu-Auswahl haben sie sogar ein entscheidendes »Mitspracherecht«: es werden nur ihre ehemaligen Lieblingsspeisen und -getränke bereitet.

Drei Tage vor dem Fest backt Marivel im Haus des Onkels das Totenbrot; er verfügt über einen entsprechenden Ofen. 15 Kilogramm werden es in diesem Jahr. Beim Kaffeetrinken sollen wir probieren. Zögernd greifen wir zu, schnell lernen wir jedoch das wie Topfkuchen schmeckende Brot schätzen. Die letzten beiden Tage wird emsig gekocht. Die Mutter, Marivel und auch Oliva müssen große Mengen Tortillas, Tamales (mit Maisbrei und Fleisch gefüllte Maisblätter) und Mole herstellen; auch dieses Jahr haben Freunde und Verwandte ihren Besuch angekündigt.
Am 31. Oktober wird die Ofrenda aufgebaut. Sie stellt gewissermaßen den Gaben- und Mittagstisch für die zu Besuch kommenden toten Familienangehörigen dar. Die Eltern haben die Verantwortung für den Aufbau an die beiden Ältesten, Enrique und Marivel, abgegeben. So sorgen sie frühzeitig dafür, daß dieser Brauch in der Familie erhalten bleibt.

Enrique erzählt uns, daß es in Mizquic üblich ist, die Ofrenda unter dem Hausaltar im Wohnzimmer zu errichten. Fast jedes Haus im Dorf verfügt über einen kleinen Altar aus Heiligenbildern und -figuren, Kerzen und Blumen. Vor dem eigentlichen Aufbau wird die

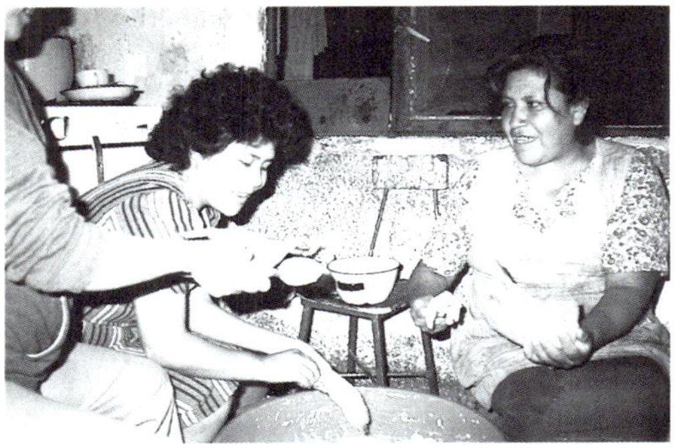

Einen Tag lang sollen die Toten alle mexikanischen Spezialitäten genießen können. Die Bauernfamilie bei der Vorbereitung von Tamales, mit Maisbrei und Fleisch gefüllter Maisblätter.

Stelle unter dem Altar nochmals mit Weihrauch »gereinigt«. Als Unterlage dient ein Tisch, der mit einer gestickten Decke verschönt und dann mit den gekauften Früchten, dem Totenbrot und den Totenschädeln aus Zuckerguß so vollgestellt wird, daß die Lieblingsspeisen vor dem Ofrendatisch »serviert« werden müssen, auf einer Bastmatte, die auf dem Fußboden liegt. Dort finden auch die beiden Altarkerzen ihren Platz. Jede Kerze repräsentiert einen Toten: im Falle der Familie Nunez, den Vater und die Mutter von Senor Nunez.
In anderen Familien werden auf diese Art auch Großeltern, Söhne, Brüder, Onkel, Tanten, Vettern, Enkel und Schwiegereltern geehrt, so daß sich die Zahl der Kerzen stark erhöhen kann. In der Familie Nunez gab es wenige Todesfälle und der Tod der Großeltern liegt weit zurück. Alle Toten werden gleichermaßen eingeladen; jedoch bekommt nur die Elterngeneration eine Kerze. Vor den Kerzen plaziert Marivel eine Vase mit gelben Totenblumen und erzählt uns:

»Die Toten können die Farbe Gelb besonders gut wahrnehmen, deshalb dienen ihnen diese Blumen auch zur Orientierung.«

Manche Familien streuen gelbe Blütenblätter-Wege, damit die Toten ohne Umwege schnell ihre Ofrenda finden. Zur »Groborientierung« dient ein anderer Brauch, der langsam in Vergessenheit gerät. Über das Hoftor wird eine bunte Papierlaterne gehängt, die nachts das richtige Haus anzeigt. Um jegliche Verwechslung auszuschließen, wird daneben ein Strauß gelber Blumen befestigt.

Dennoch ist es einmal zu heillosen Verwirrungen gekommen – so erzählt man sich in Mizquic. Nach der Einführung der elektrischen Straßenbeleuchtung sollen sich alle Toten verspätet haben.
Vervollständigt wird die Nunez-Ofrenda mit Weihrauchgefäßen, die mit Copal (Weihrauch-Harz) gefüllt sind und den seitlich neben der Ofrenda stehenden Stühlen. Nur die Toten dürfen sich darauf ausruhen, den Lebenden ist es nicht gestattet, sie während des Festes zu benutzen.
Am 1. November muß alles fertig sein, denn die Toten kommen um 12.00 Uhr mittags. Eine Ausnahme bilden die verstorbenen Kinder und Nicht-Getauften. Diese treffen schon am Mittag des 31. Oktobers ein, um genau 24 Stunden zu bleiben. Damit die »Muertitos« (Verkleinerungsform von »der Tote«) sich nicht langweilen, werden ihnen Spielzeug und Süßigkeiten auf einem Extra-Platz der Ofrenda angeboten.

Senor Nunez erzählt, jeder Besucher aus dem Jenseits wisse, was für ihn bestimmt

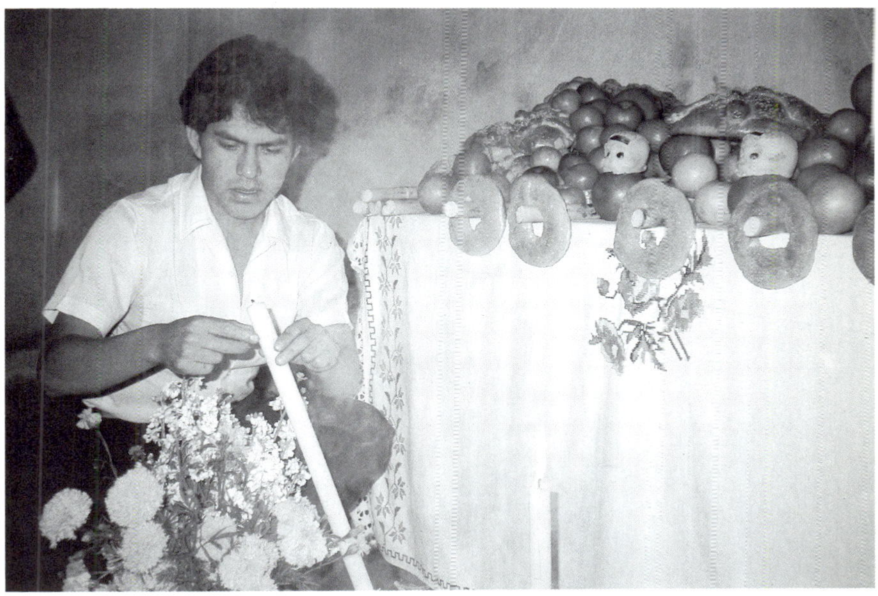

Jede Kerze auf der Ofrenda stellt einen speziellen Toten dar.
Heute wird sie bei unseren Gastgebern schon von den Kindern aufgebaut; die Tradition geht weiter.

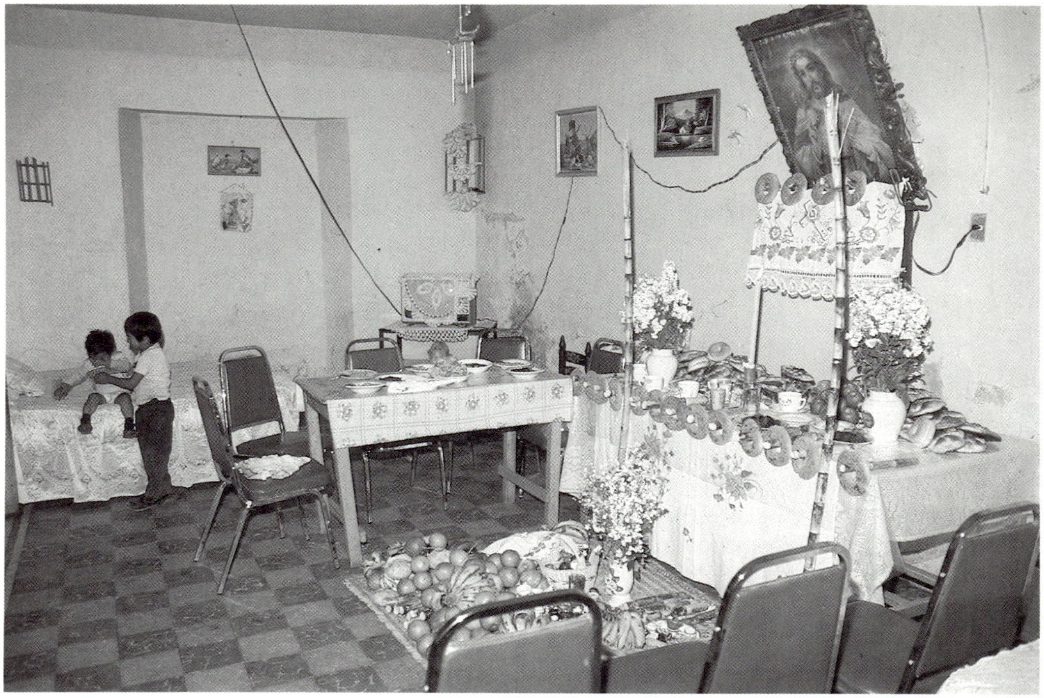

Die Toten müssen sich ausruhen. Für jeden wird ein Stuhl hingestellt, der von den Lebenden nicht benutzt werden darf.

sei und kenne auch die dahinter stehende Absicht. Wir fragen ihn, wie die Toten darauf reagierten, wenn ihnen plötzlich keine Ofrenda errichtet würde. Dazu fiel ihm eine Geschichte ein, die einem alten Freund seines Vaters mit dem Namen Gonzales, geschehen war.

»Gonzales war sehr gut mit seinen Toten. Er machte seine Ofrendas und behielt sie immer in Erinnerung. Aber er wechselte zu den Protestanten und schämte sich dessen, was er gemacht hatte. Er besuchte uns und versuchte uns davon zu überzeugen, wie wir uns irren würden. Er sagte, daß die Toten ausruhten und nicht kommen würden. Um das zu beweisen, legte er viele Steine dort, wo er vorher die Ofrenda hatte, nieder. Wir und seine Frau sagten ihm, daß das Mißbrauch der Toten wäre. Aber er achtete nicht auf uns. Nach einigen Tagen begann er sich zu krümmen und konnte nicht laufen. Er ging zum Arzt, aber der konnte ihm nicht helfen. Er sagte, daß ihm der Rücken weh täte, als ob er eine Menge Steine auf ihm schleppen müße. Wir sagten ihm, daß das eine Strafe der Toten sei. Später bereute er alles und verließ die Protestanten und kehrte zum Glauben zurück. Ein ganzes Jahr schleppte er die Steine, bis er bei der nächsten Ofrenda die Toten zufriedenstellen konnte: so wurde er wieder gesund.«

Kurz nach 12 Uhr zündet Enrique die Kerzen und den Copal an. Die Stimmung wird feierlich. Bald kommen die Besucher aus der Stadt, Verwandte aber auch Freunde von Enrique. Alle verweilen einige Minuten vor der Ofrenda, dann wird gegessen. Es werden Erfahrungen ausgetauscht und Witze erzählt. Ab und zu klopft einer der Touristen, die v. a. aus Mexiko-City nach Mizquic geströmt sind, ans Tor und möchte die Ofrenda besichtigen.

Das häusliche Fest ist eher öffentlich; Besucher sind gern gesehen. Ein älterer Einwohner erklärt uns dazu: »Den Toten gefällt es, in ihr Haus zu kommen und eine Fiesta vorzufinden; sie wollen keine traurigen Gesichter sehen; sie sind sehr zufrieden, wenn sie wissen, daß ihre Angehörigen viele Freunde und

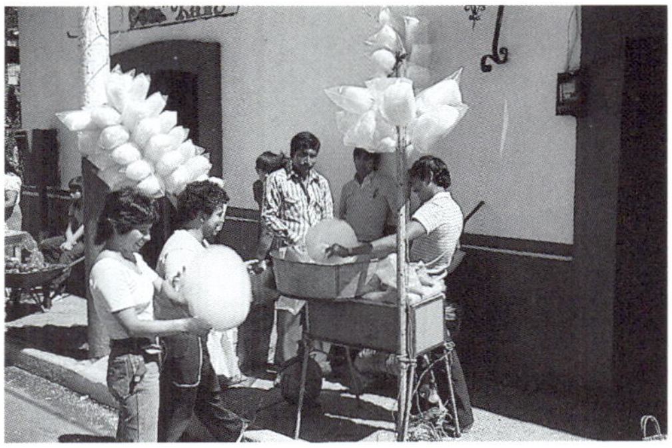

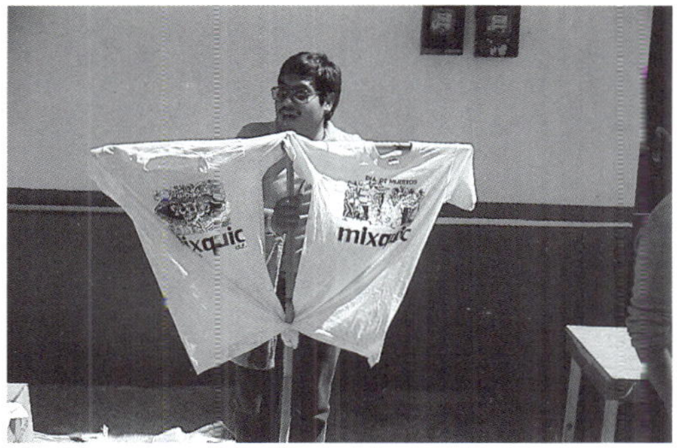

Besucher haben, die an der Fiesta teilnehmen.«
Inzwischen sind in den frühen Stunden des 1. Novembers Hunderte von Fest-Ständen aufgebaut worden: Imbißstände, die alle nur denkbaren mexikanischen Spezialitäten anbieten, Kunsthandwerkstände mit Skeletten und Totenköpfen aus diversen Materialien. Frauen verkaufen selbstgemachtes Totenbrot; ihr »Stand« besteht aus einem auf den Wegrand ausgespanntes Tuch. Ab und zu sieht man eine Los- und Schießbude, einen improvisierten Schallplattenladen, und fliegende Händler, die rosa Zuckerwatte oder T-Shirts verkaufen, die mit der »Catrina«, der Symbolfigur des mexikanischen Totenkults, bedruckt sind.

Am ersten Festtag kommt nur ein kleinerer Teil der Touristen, die Masse am zweiten. Das Festkomitee läßt schnell gedruckte Straßenpläne verteilen. Mit ihrer Hilfe können die Touristen die Häuser finden, die sich am Ofrenda-Wettbewerb beteiligt haben. Uns wurde von der Bürgermeisterin gesagt, daß wir dort besonders schöne Ofrendas sehen könnten.
Auf die ausgeklügelte Idee des Ofrendawettbewerbs sind in den 40er Jahren Kulturpolitiker aus der Hauptstadt gekommen. Sie wollten so das Fest touristisch interessanter machen. Die Idee: Eine Geldprämie für die Erbauer der drei »schönsten« Ofrendas. Die Besichtigung dieser Ofrendas zeigt, daß sich ihre Erbauer viel Mühe gegeben haben – zu viel. Um sich gegenseitig zu übertrumpfen, wird alljährlich etwas neues hinzugefügt, meistens jedoch Kitsch, der nichts mit der Ofrenda-Tradition zu tun hat. Den krassesten Stilbruch entdeckten wir auf der mit dem dritten Preis prämierten Ofrenda. Zwei echte Menschenschädel.
In den meisten Familien wird jedoch der Tradition entsprechend gefeiert. Manchmal nehmen alte Leute Kontakt mit dem Besuch aus dem Jenseits auf. Dazu erzählt uns ein alter Mizquicer:

»Meine Eltern bewahrten früher sehr die Tradition des Totenfestes. Meine Mutter und meine Großmutter kümmerten sich um die Seelen und sprachen mit ihnen am Nachmittag des ersten Tages. Wenn die Glocken läuteten, war das Haus sauber und das Essen

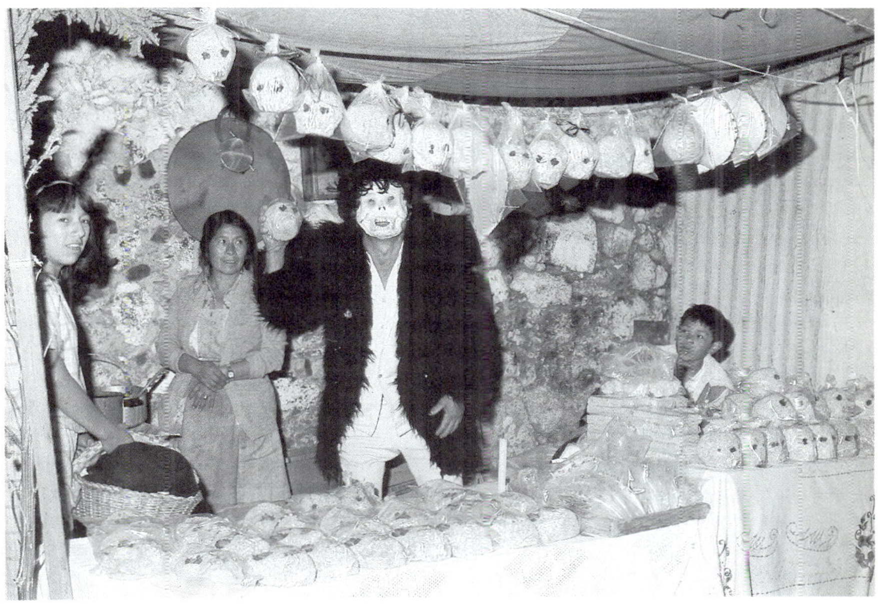

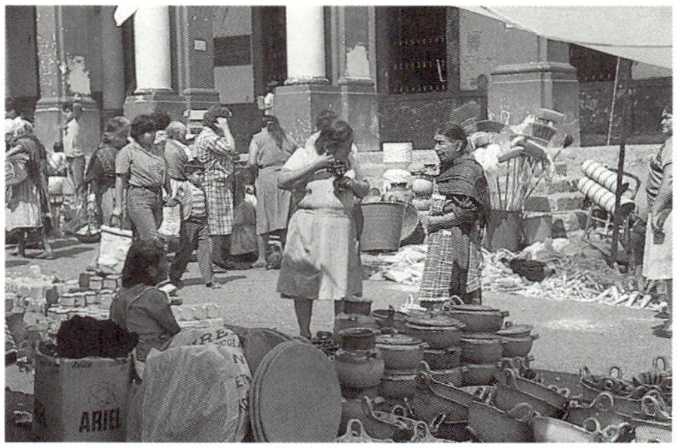

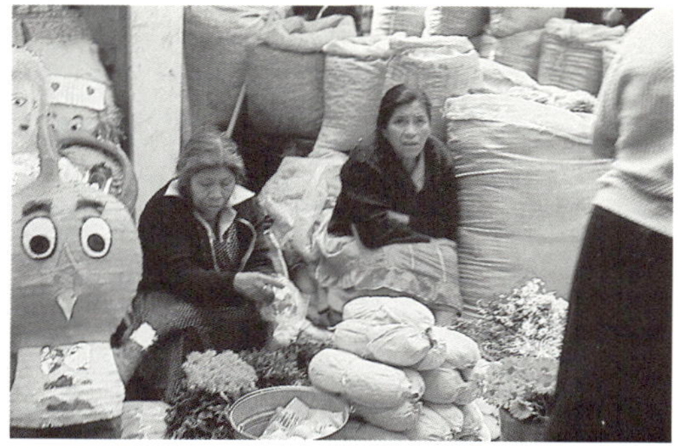

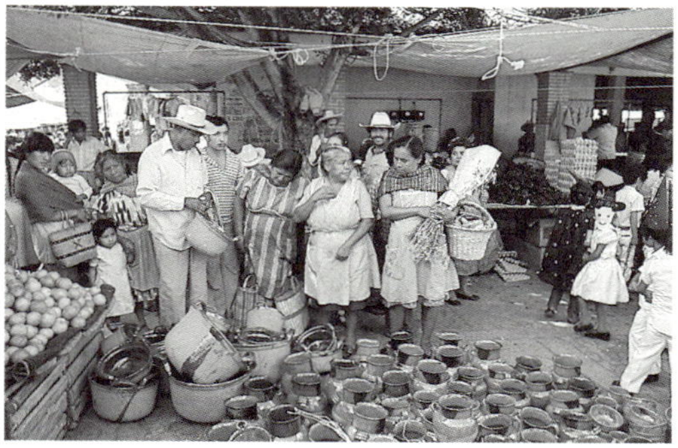

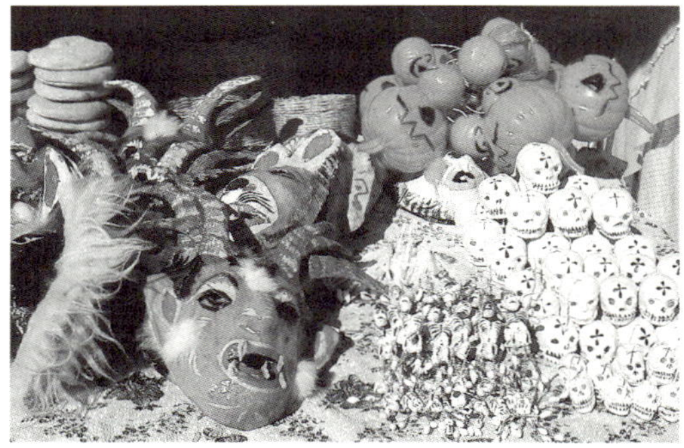

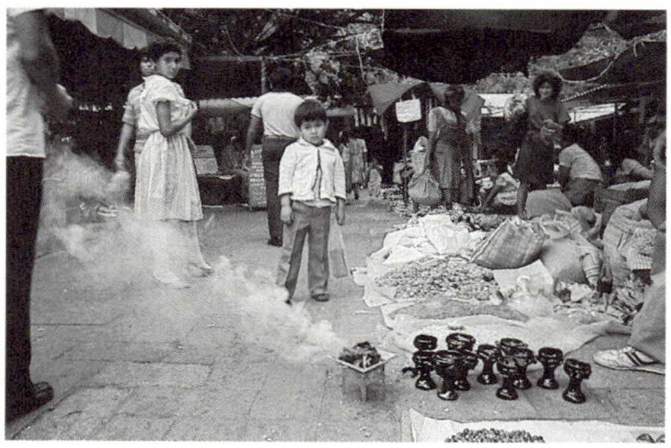

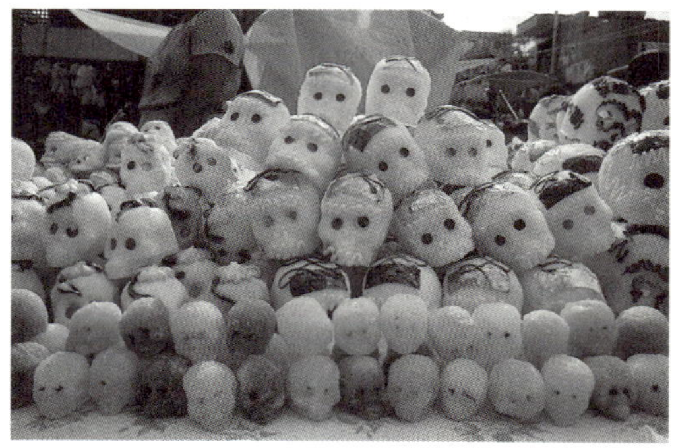

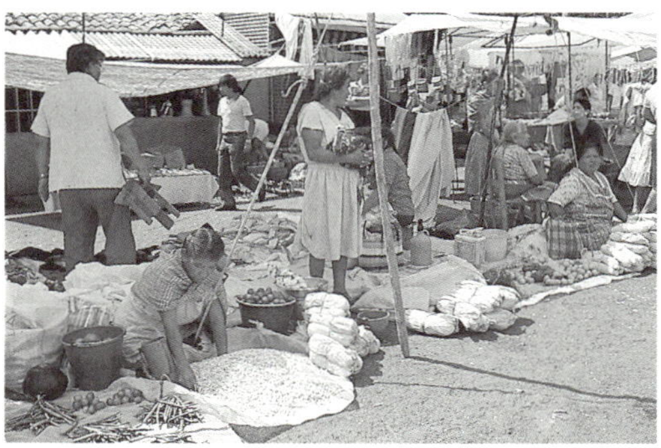

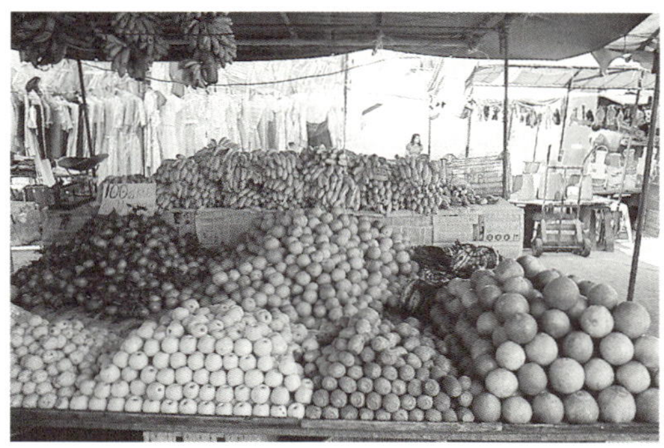

Das Totenfest am 1. und 2. November jeden Jahres hat für die mexikanischen Kleinhändler beinahe die gleiche Bedeutung wie für die Kaufhäuser in Deutschland Weihnachten: Beinahe alles, was auf der Ofrenda den Toten angeboten wird, muß neu gekauft werden; viele Anschaffungen an Haushaltswaren finden jetzt für das ganze Jahr statt: Geschirr, Gläser, Stoffe und Kleidung werden neben Kerzen, Weihrauch, Kerzenhaltern, Nippes, speziellen Nahrungsmitteln und Blumen besorgt.

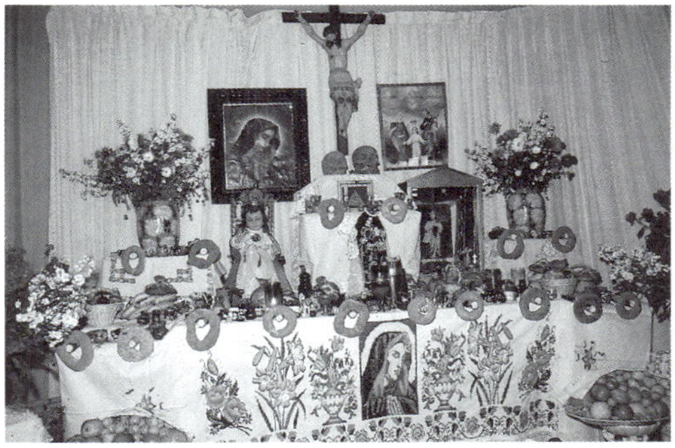

Touristisch ausgerichtete Wettbewerbe um die »schönste Ofrenda« haben an einigen Stellen zur Überfrachtung mit Kitsch und »artfremden« Elementen wie echten Totenschädeln geführt.

und die Ofrenda fertig. Dann verließ meine Großmutter das Haus und sagte, ›Tretet ein, gesegnete Seelen meines Vaters, meiner Mutter, meiner Geschwister und meiner Tochter. Fühlt euch wie zu Hause. Wie ist es euch ergangen dieses Jahr? Seid ihr mit euren Angehörigen zufrieden? Auf der Ofrenda gibt es Mole mit Huhn, Tamales, Früchte und Tequila. Seid ihr zufrieden mit dem was wir heute haben? Meine Söhne haben dieses Jahr hart gearbeitet und es ging uns gut, deswegen können wir wie immer dieses anbieten.‹ So redeten meine Eltern Stunden mit den Seelen und zeigten sich sehr zufrieden, sie im Haus zu haben. Deswegen machen wir mit dieser Tradition weiter, damit meine Mutter und mein Vater zufrieden sind.«

Am Nachmittag des zweiten Festtages fordert das Glockenläuten die Mizquicer auf, ihre Gräber auf dem Friedhof zur abendlichen Verabschiedung der Toten zu schmükken. Aus allen Teilen des Dorfes strömen die Leute auf den Friedhof. Ihre Körbe sind voll Blumen, Copal, Kerzen und Kerzenständer. Die Gräber werden gesäubert. Die einfachen Erdgräber werden angefeuchtet und wieder in ihre ursprüngliche Form gebracht. Die Altarkerzen bekommen einen Windschutz aus Papier und werden aufs Grab gestellt. Dann beginnt das Ausschmücken: das Repertoire reicht vom einfachen Blumenstrauß bis zu aufwendigen »Blüten-Gemälden«, je nach Geldbeutel und Phantasie.
Bis zur Dämmerung sind die Vorbereitungen beendet. Nach Sonnenuntergang werden die Kerzen und der Copal angezündet. Der Friedhof verwandelt sich in ein märchenhaftes Lichtermeer. An ihren Gräbern stehen oder sitzen die Familien und verabschieden ihre toten Angehörigen, die für einen Tag zu Besuch gekommen sind. Stundenlang verharren sie so. Die nächtliche Kälte zwingt viele, sich in dicke Decken zu hüllen.
Gegenüber der fröhlichen Stimmung zuvor im Haus und auf der Straße herrscht auf dem Friedhof Trauer. Besonders an Gräbern von erst kürzlich Verstorbenen stehen Menschen und weinen. Das Totenfest in Mizquic ist kein ausschließlich lebensfrohes Fest, wie vielfach behauptet wurde. Für die Zeit des Besuches trifft die Ansicht zu. Der Abschied fällt – wie so oft – schwer.
An den andächtigen Gesichtern lesen wir ab, daß wir stören. Besonders das Aufblitzen der Kameras stößt auf Unmut. Die »öffentliche« Verabschiedung der Toten gehört zum privaten Teil des Festes. Das hindert die Touristen jedoch nicht, sich scharenweise zwischen den engstehenden Gräbern hindurchzudrängeln. Eine Stunde vor Mitternacht ziehen sich die Mizquicer langsam zurück. Für sie ist das Fest damit beendet.

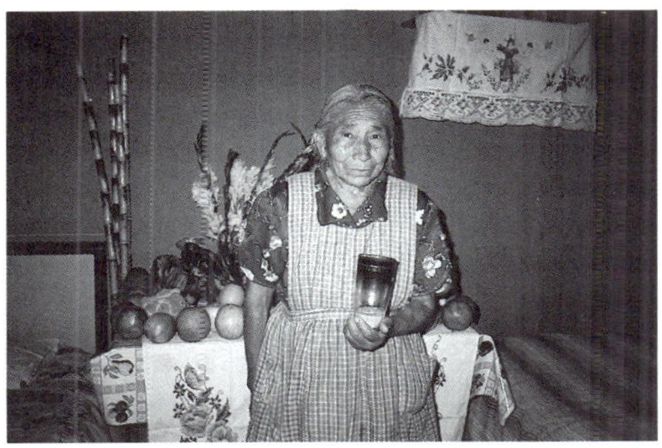

Alte Mizquicerin vor ihrer einfachen Ofrenda; sie erzählt uns alte Traditionen über das Totenfest.

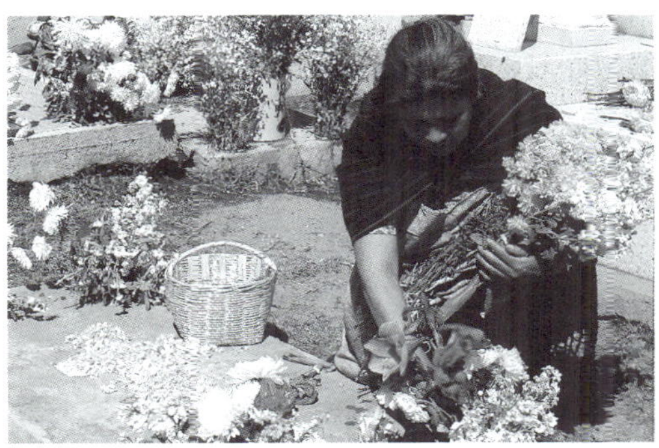

Mutter Nunez schmückt das Grab ihres Schwiegervaters als Vorbereitung der Verabschiedung der Toten.

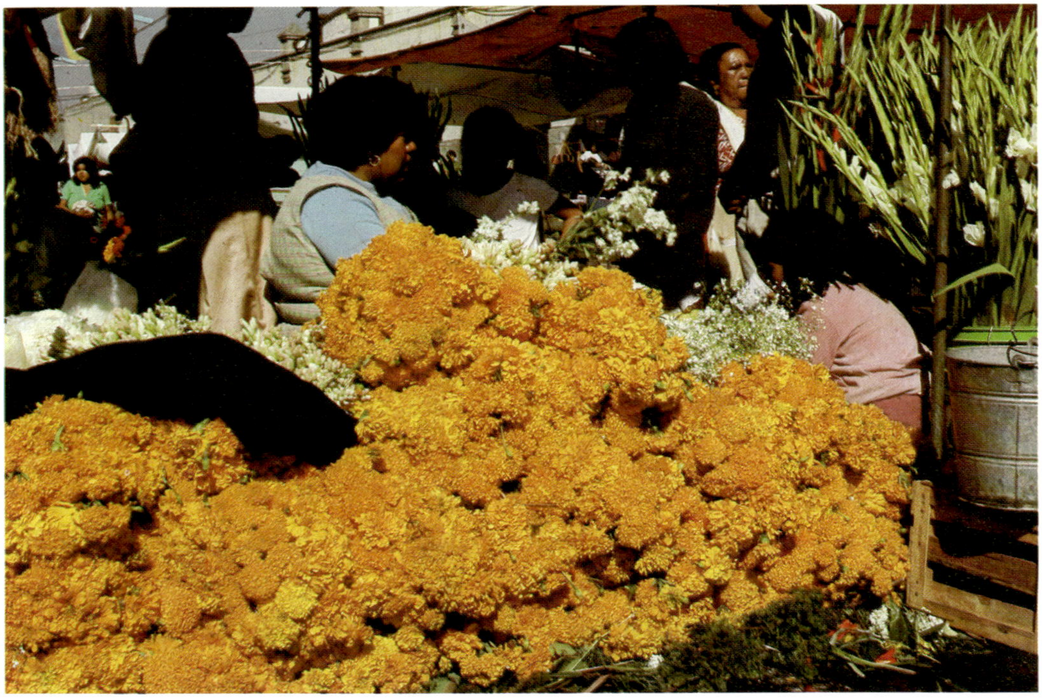

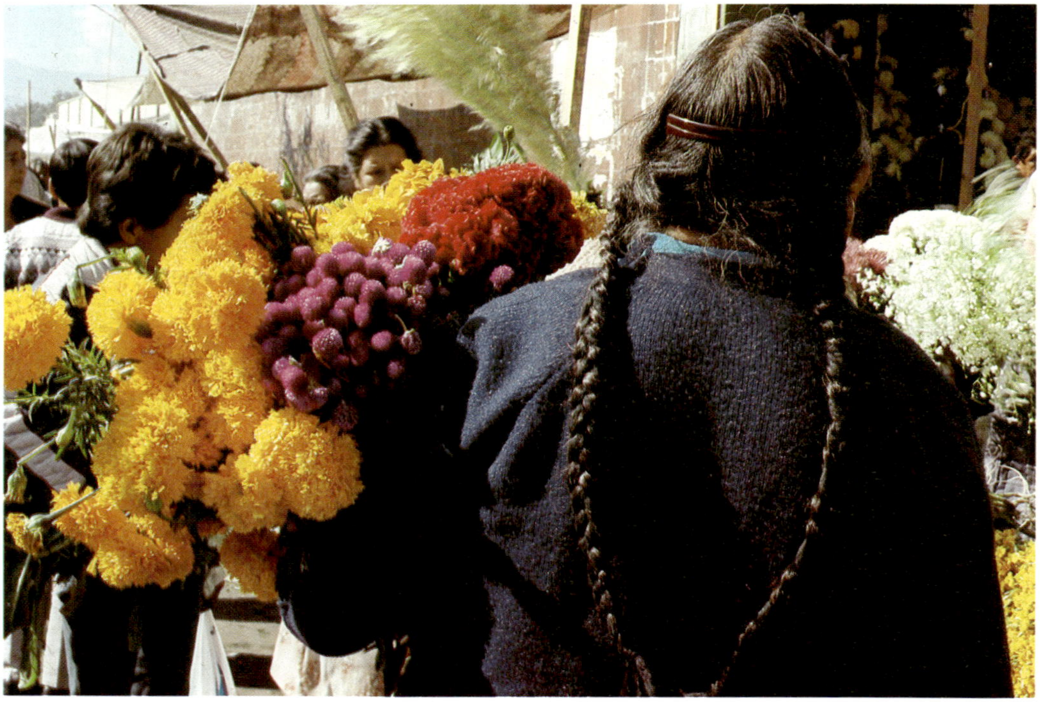

Auf Blumen kann nicht verzichtet werden. Die großblumige Tagetes ist wegen ihrer gelben Farbe besonders beliebt: Tote können vor allem Gelb gut sehen. Die Farbe ruft »die Toten herbei und leitet sie zu unserem Haus«.
Für das Totenfest werden eigens Blumenfelder mit Tagetes angelegt; die Blumenhändler machen das Geschäft des Jahres.

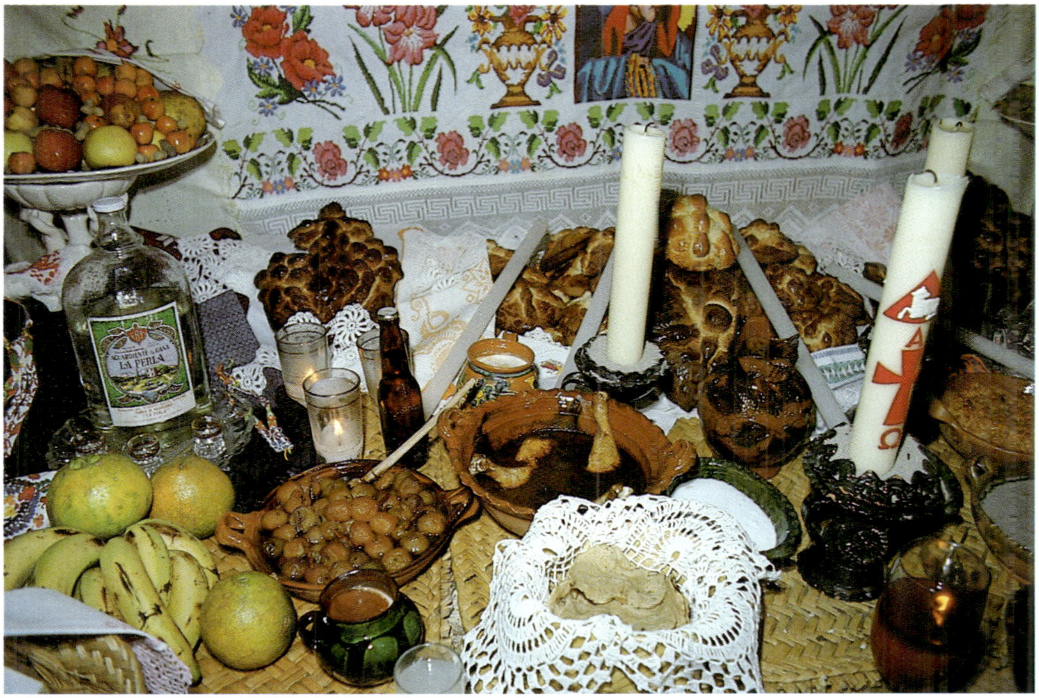

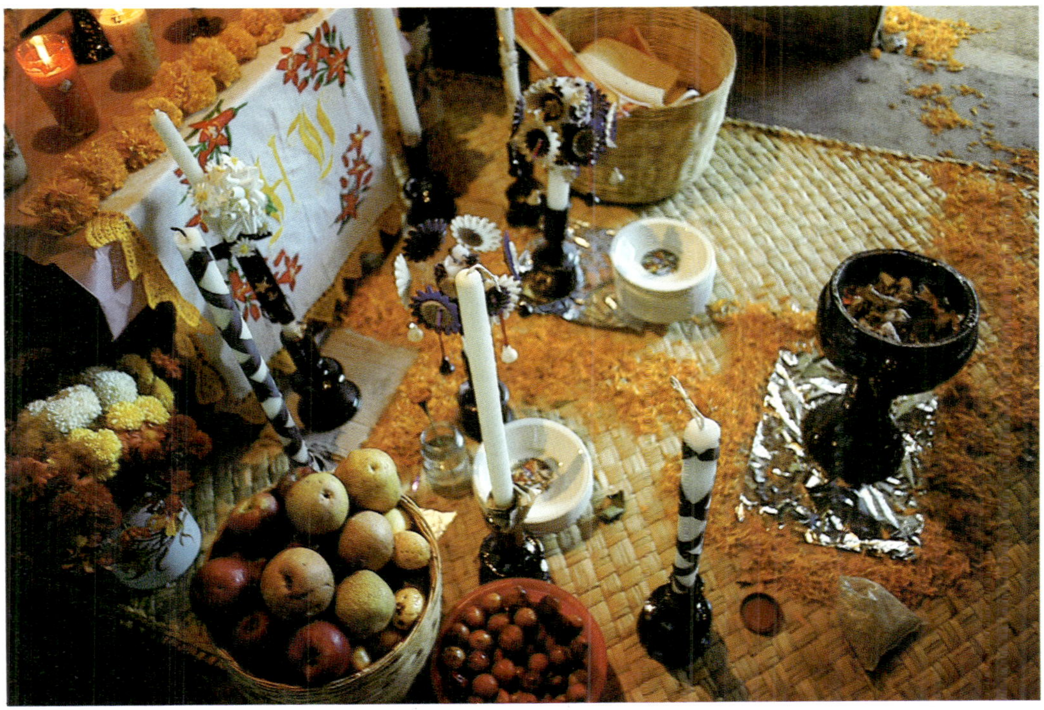

Die vier Grundelemente Wasser (= Wasser), Erde (= Blumen), Luft (= Weihrauch) und Feuer (= Kerzen) dürfen auf keiner Ofrenda fehlen; auch Nahrungsmittel sind unbedingt notwendig, denn: »Unsere Toten sind von dem langen Weg erschöpft.«

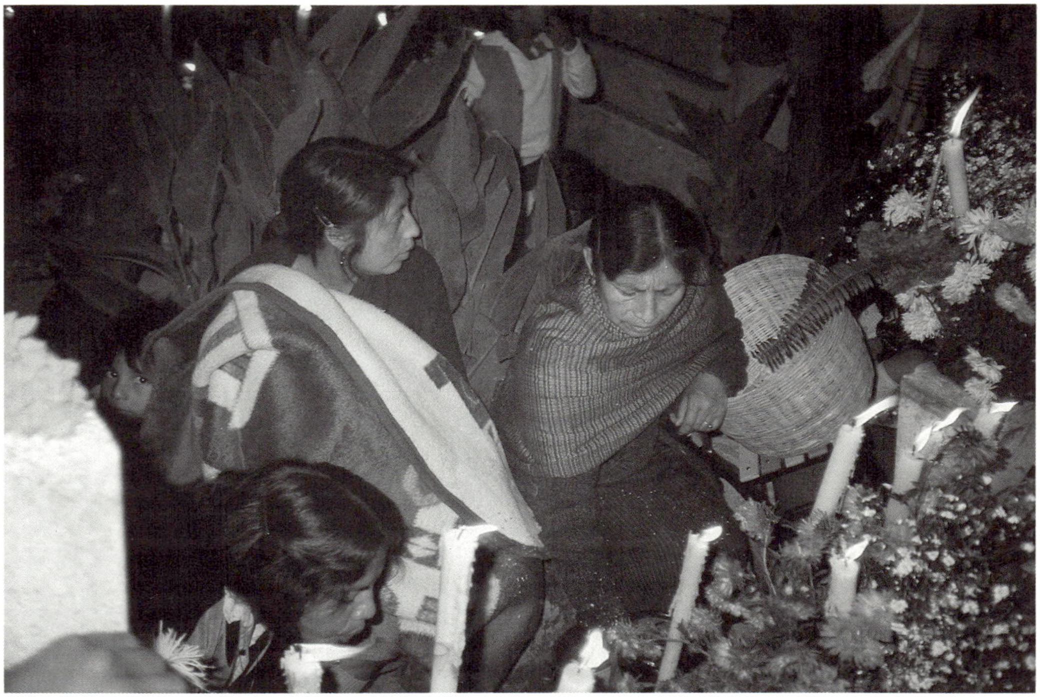

Bis tief in die Nacht hinein verharren diese Frauen an den Gräbern, um ihre Toten zu verabschieden.

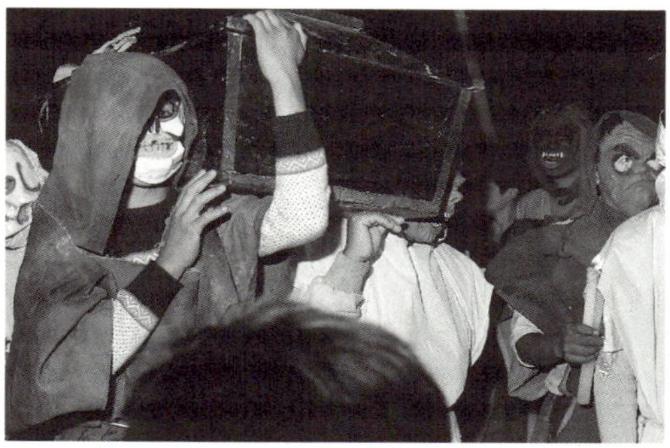

Auch die Prozession der Jugendlichen mit einem Sarg ist touristischen Ursprungs. Spaß macht es ihnen trotzdem.

Nicht so für die Touristen. Sie erfreuen sich weiterhin am Straßenfest und am »Begleitprogramm«. Gegen 21 Uhr findet das sogenannte Sargtragen statt. Eine Gruppe Jugendlicher, verkleidet mit grausigen Masken und Kitteln, trägt einen Holzsarg durch die Straßen. Drinnen liegt ein kleiner maskierter Junge, der den Passanten freundlich zuwinkt. Es scheint, daß es ihnen einen heiden Spaß macht, Touristen zu erschrecken. Ab und zu macht die Gruppe vor einer Haustür halt, singt oder sagt Spottverse auf. Dann bitten die Jugendlichen um eine Spende. So ziehen sie eine Stunde durch das Dorf, bis sie den Sarg an der Platzofrenda ablegen.

In der Zwischenzeit haben Volkskünstler aus dem Ort und aus der Umgebung am Bürgermeisterhaus ihre Skelettskulpturen ausgestellt. Mit diesen Pappmacheé-Modellen machen sie sich über auch Themen lustig, bei denen uns Europäern das Lachen vergeht, wie z.B. Aids. Nicht einmal das Erdbeben von 1985 fällt unter ein Tabu. Den Schöpfern der aufregendsten Kunstwerke winkt ein Preis. Wer mehr sehen will, schaut sich eine Theatervorstellung und einen Kindertanz an, beides natürlich mit Bezügen zum Totenfest. Die Kinder haben sich selber schwarze Kostüme genäht, auf die sie ein weißes Skelett gezeichnet haben.

Spät endet das touristische Programm. Doch die meisten Besucher denken nicht an die Rückfahrt. Erst kurz vor Morgengrauen verlassen die letzten, meist im Kollektiv-Taxi, Mizquic. Andere rollen sich unter die Plane eines Standes und schlafen ihren Rausch aus.

Ellen Häring

Tote Besucher bei Doña Roselda

Das Totenfest in Ocotepec

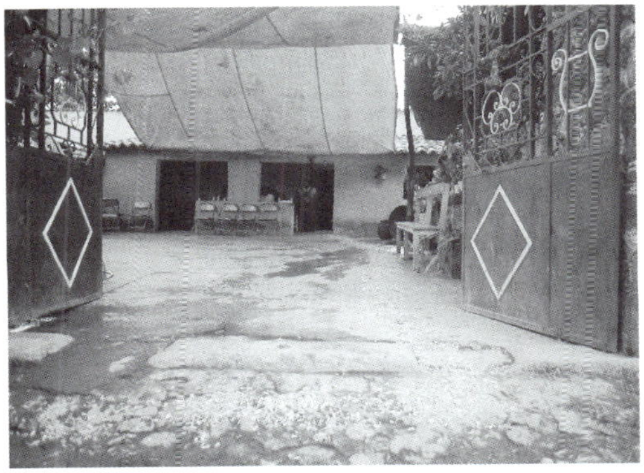

Die gelben Ringelblumen, die auf dem Pflaster ausgestreut liegen, weisen den Weg zum kleinen Steinhaus der Witwe Roselda. Es ist zwei Uhr morgens, und aus dem Hof dröhnt laute Blasmusik. Im Getümmel der Gäste verliert sich die Blumenspur: ausgelassen tanzen junge Leute quer durch den geschmückten Garten. Auf einer kleinen Mauer sitzen alte Frauen aus dem Dorf und kichern zahnlos in die Menge. Zufrieden tunken sie das rot gezuckerte »pan de muerto«, das Totenbrot, in ihre Kaffeeschalen. Die Männer debattieren am Rande der Versammlung mit großen Gesten scheinbar über Bedeutsames; der »ponche«, ein alkoholischer Fruchtwein, hat die sonst so wortkargen Bauern zum Reden gebracht. Aus einem Labyrinth von Beinen tauchen Kinder auf, die ihre Gesichter wie Totenschädel bemalt haben. Sie fassen sich an den Händen und bilden eine Kette, um die Erwachsenen zu umzingeln und sie mit wildem Geschrei zu erschrecken.
Doña Roselda sitzt stumm und zufrieden vor ihrer Haustür und beobachtet das bunte Treiben. Das Fest gibt sie zu Ehren ihres verstorbenen Mannes, Don Felipe.
Am 1. November, so der mexikanische Glaube, steigen die Toten aus ihren Gräbern und besuchen ihre Familien. Zuhause erwarten die Angehörigen ihre toten Besucher mit Geschenken. In Ocotepec wird denjenigen, die erst im vergangenen Jahr gestorben sind, ein besonders prächtiger Empfang bereitet.
Auch Don Felipe kommt zum ersten Mal zu Besuch, und so hat Doña Roselda das ganze Dort eingeladen.

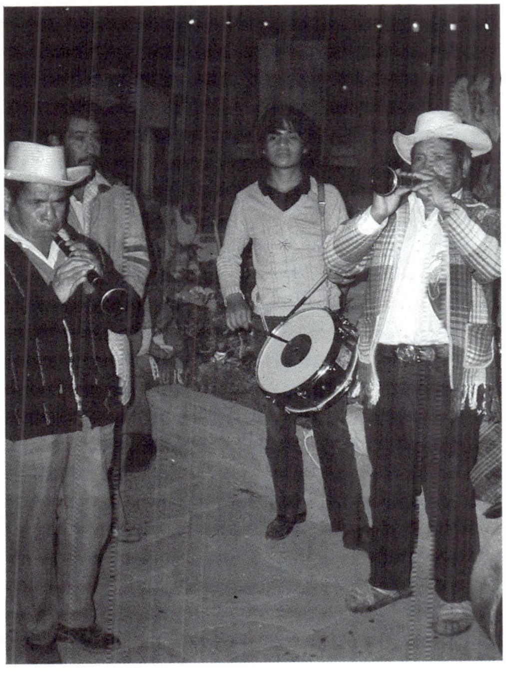

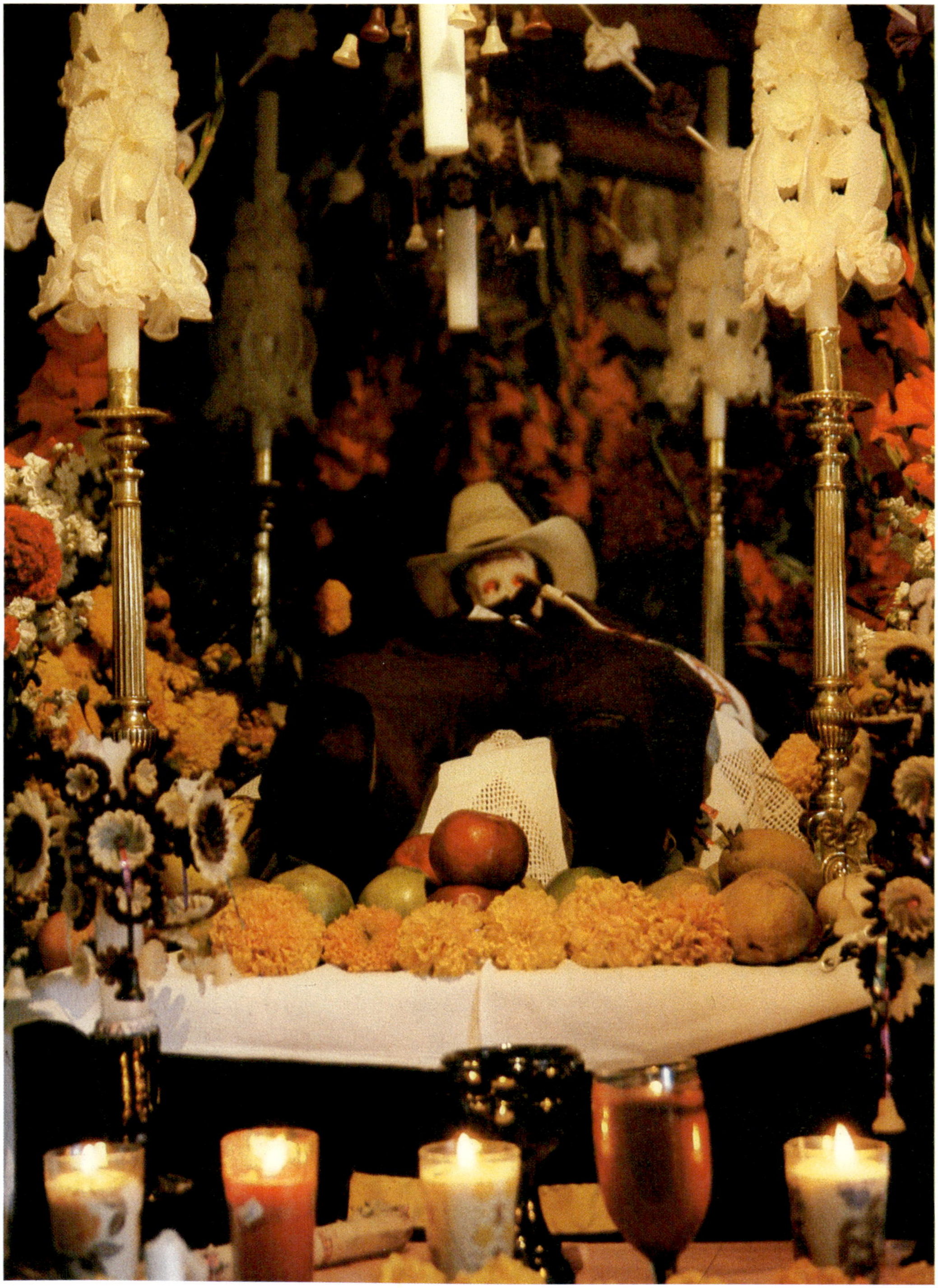

Auch wenn die Grundelemente immer die gleichen bleiben, sind die Variationen der Ofrendas unendlich und wechseln von Region zu Region. Ocotepec hat als Besonderheit den »liegenden Toten« aus Brot mit einem Zuckergußschädel, dem neue Kleidung angezogen werden muß.

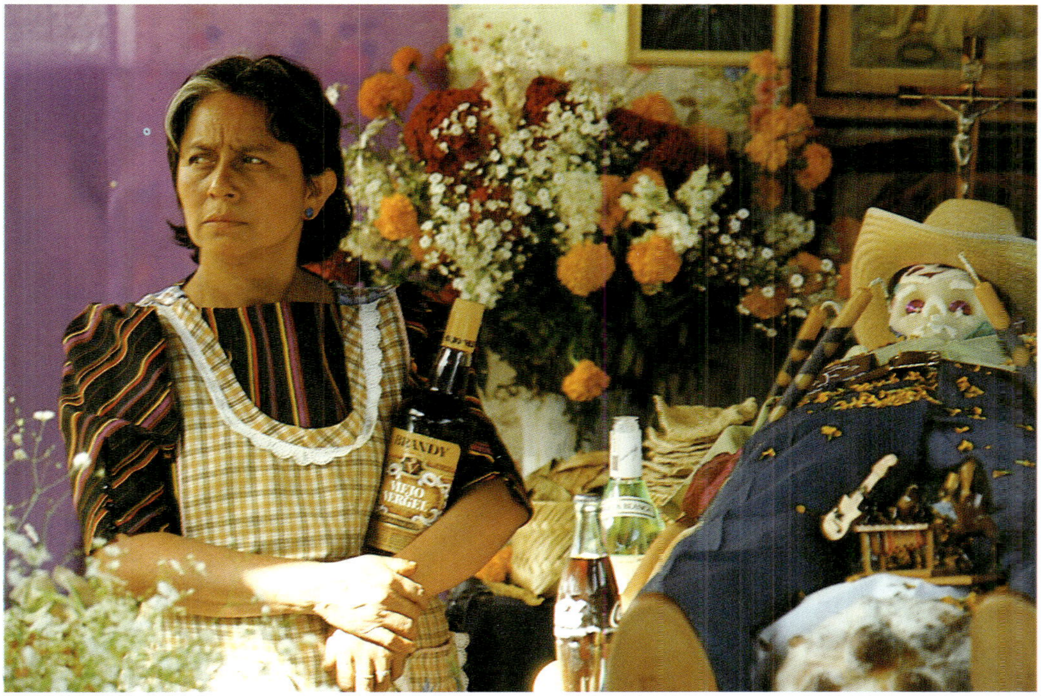

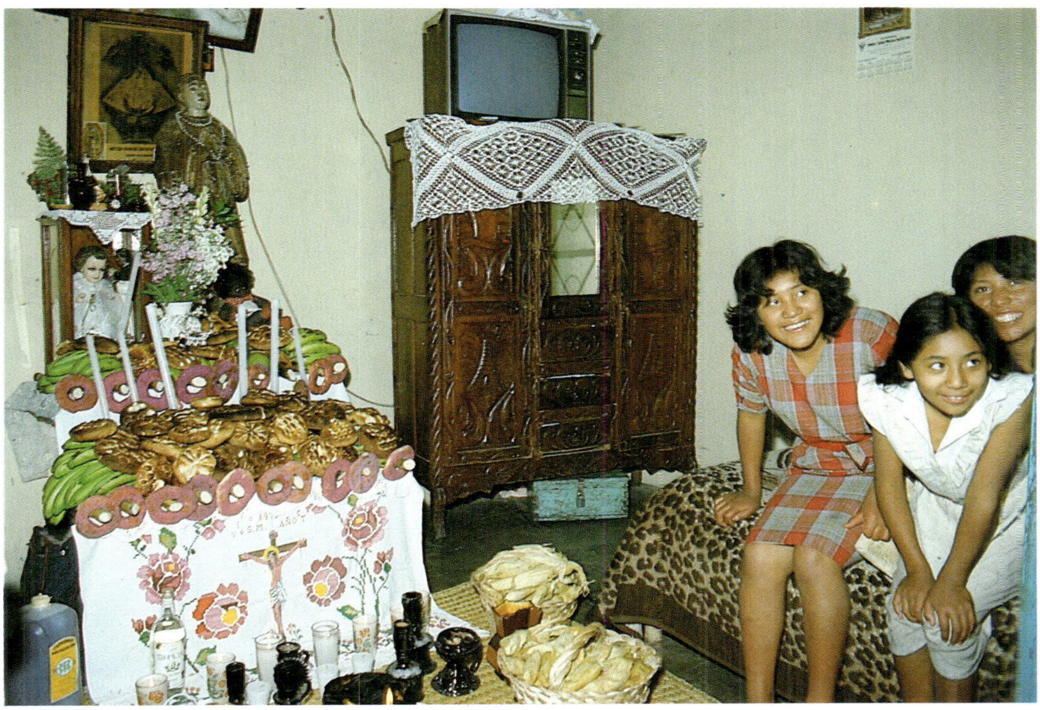

Die Ofrendas stehen im Wohnraum der Familien, mitten zwischen den Gegenständen des Alltags. Das Leben geht um sie herum weiter.
Sie sind also keine sakralen Altäre, sondern wirkliche »Gabentische« für die Toten, die ihre Verwandten besuchen kommen.

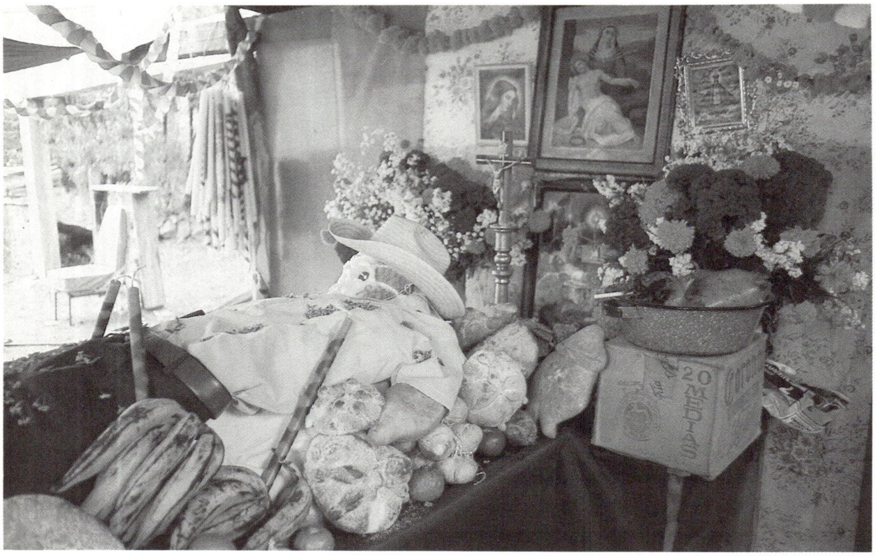

Jedes Teil des »liegenden Toten« wurde neu beschafft. Die Kleidung wird weiterverwendet – deshalb wurde nicht die Größe des Toten, sondern des noch lebenden Sohnes eingekauft.

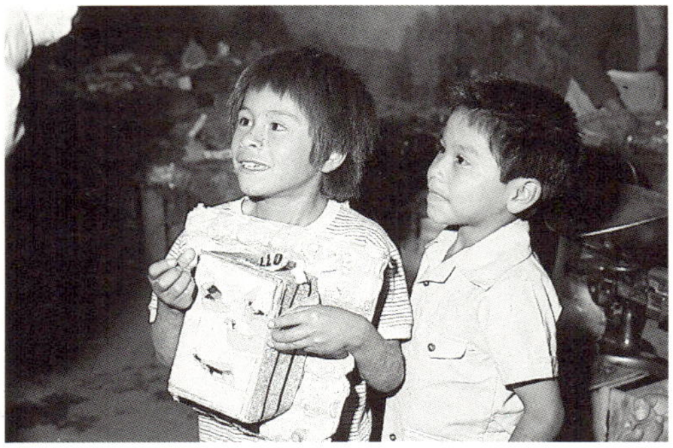

»Ich habe an alles gedacht«, versichert Roselda, als sie mich begrüßt. Vor ihrer Haustür finde ich den gelben Blumenweg wieder, der den Toten direkt zu seinem Gabentisch, der »ofrenda«, führen soll. Wir folgen der Spur bis in den Hauseingang. Im Dunkel des Raumes tanzen die Flammen von unzähligen Kerzen. Der Duft der Totenblumen »cempazúchitl« mischt sich mit dem Geruch von Weihrauch und Wachs. Inmitten der gelben Blumenpracht steht die »ofrenda« von Don Felipe: auf einem Berg von Früchten aufgebahrt liegt – täuschend echt – eine Leiche; Hose, Schuhe und Hemd bilden den Körper der unheimlichen Gestalt. Statt des Gesichtes von Don Felipe lacht ein Totenschädel aus Zucker unter dem »sombrero« hervor. Roselda hat die »ofrenda« liebevoll mit Don Felipes Leibgerichten garniert: aus einer riesengroßen Schüssel mit »mole«, einer braunen, dickflüssigen Soße, ragen nackte Hühnerbeine; daneben ein Korb mit buntem Totenbrot; auch Mandarinen, Nüsse, Rosinen und »tamales«, gefüllte Maisblätter, hat sie für den toten Gast bereitgestellt.

»Die ›tamales‹ hat er immer besonders gerne zum Frühstück gegessen«, erzählt Roselda über Felipes Gewohnheiten. Daß Don Felipe auch ein moderner Mensch gewesen sein muß, schließe ich aus der Literflasche Coca-Cola und dem dazugehörigen Bacardi-Rum.

»Felipe kommt nicht allein«, meint Doña Roselda, »deshalb habe ich Tassen und Teller für all die Freunde gekauft, die er mitbringt. In diesem Jahr sind 6 Männer aus dem Dorf gestorben und ich bin sicher, daß sie sich die Geschenke teilen werden, und daß sie in jedem Haus zusammen essen wollen.«
Ich überreiche Doña Roselda die Kerze, die ich nach Tradition des Dorfes für den Verstorbenen mitgebracht habe; 6 Kerzen habe ich dabei, für jeden der Verstorbenen eine. Bei den Familien in Ocotepec, die auf den ersten Besuch eines Toten warten, stehen die Türen die ganze Nacht über offen. Bis zum Morgengrauen kommen die Freunde aus dem Dorf und bringen ihre Kerzen.

Doña Roselda findet keinen Platz mehr für all die Geschenke und stapelt die Kerzen neben der »ofrenda«. Ob Don Felipe auch im Leben so viele Freunde gehabt hat?
»Nein, nur die Toten haben Freunde. Deshalb ist der Tod einfacher als das Leben. Im Leben quälen wir uns, weil wir so arm sind oder weil wir krank sind und keiner uns hilft. Aber den Toten, denen tut niemand was zuleide.«
Als draußen ein Harmoniumspieler das Blasorchester ablöst, drängt es Doña Roselda wieder zu den Lebenden. Die Tanzfläche hat sich gefüllt, und Doña Roselda lehnt verträumt gegen die Hauswand. Den Blick in den Himmel gerichtet, scheint sie ihren Gast zu fragen »Ist es nicht wunderbar heute?«

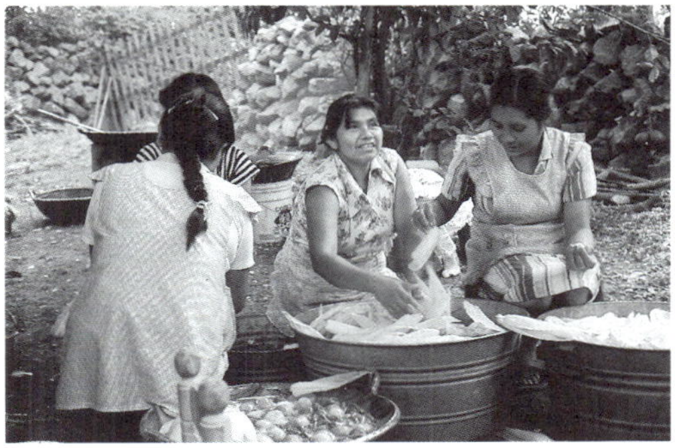
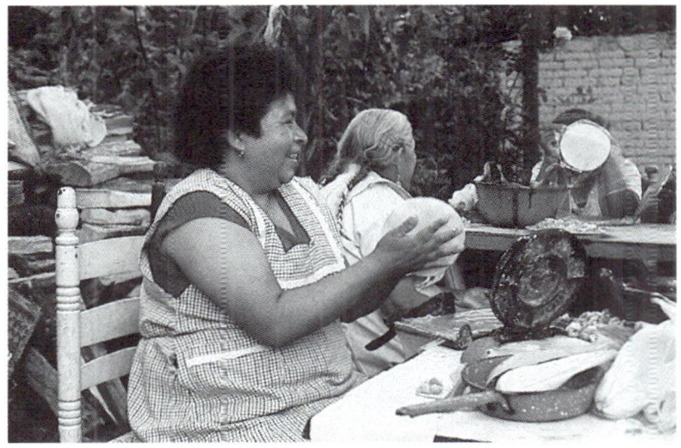

Im Hof der Witwe Lola ist die Stimmung besinnlich. Die Freunde, die auf den Besuch von Manuel, Lolas verstorbenen Mannes, warten, sitzen im Kreis um ein Feuer und plaudern. Eingemummt in ihre wollenen Umhänge wirken die Männer entschlossen, bis zum nächsten Morgen durchzuhalten.
»Wir werden heute nacht nicht schlafen«, versichert mir einer von ihnen. »Denn es muß immer jemand da sein, der die Gäste bewirtet und der die Kerzen in Empfang nimmt. Das ist Tradition.«

Bevor wir dem gelben Blumenweg bis zur »ofrenda« folgen können, bietet uns Manuels Tochter Kaffee, süßes Toastbrot und »tamales« an. Ein Blick in die Küche verrät, daß Doña Lola keinen der Besucher hungrig gehen lassen wird: an der Küchenwand sind die »tamales« wie Holzscheite bis unters Dach gestapelt.
»Wir sind schon seit 2 Wochen mit den Vorbereitungen beschäftigt. Sogar die Nachbarn haben mitgeholfen. Wir sind eben eine kleine Familie, und deshalb müssen alle mithelfen, auch finanziell, sonst können wir uns so ein großes Fest gar nicht leisten.«
Für Doña Lola fing das Totenfest nämlich schon vor einer Woche an. Jeden Abend kamen die Freunde Miguels aus dem Dorf, um einen Rosenkranz für ihn zu beten. Doña Lola hat alle Besucher mit Kaffee und Totenbrot versorgt. »Der Rosenkranz ist genauso wichtig wie der Blumenweg; mit dem Rosenkranz rufen wir die Toten. So erfahren sie, daß es Zeit ist, zu uns zu kommen. Der Blumenweg hilft dann den Toten, den Weg nach Hause zu finden.«

Daß Miguel bescheidener gelebt hat als Don Emiliano, verrät die »ofrenda«. Sein »Körper« aus Hose, Hemd und Schuhen liegt nicht auf Früchten, sondern auf Brot. Kopf und Hals fehlen der Gestalt ganz, sodaß der Hut auf dem Hemdkragen sitzt.
»Für ein Totenköpfchen hat es nicht mehr gereicht«, sagt Doña Lola und errötet dabei, »dafür haben wir ein Foto von ihm aufgestellt.«
Der dicke Mann auf dem Bild, das erkenne ich deutlich, paßt nicht in die schmale Hose,

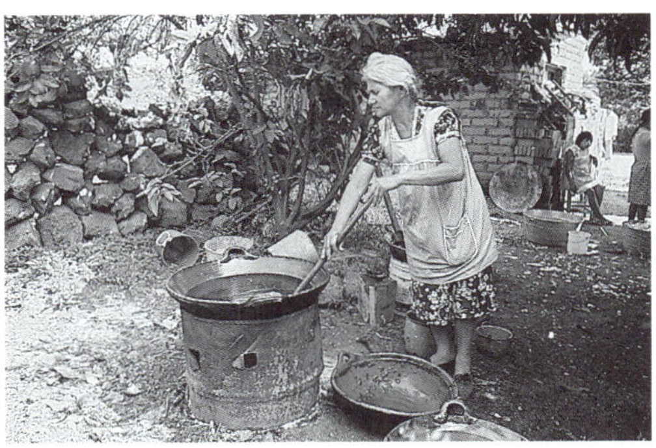
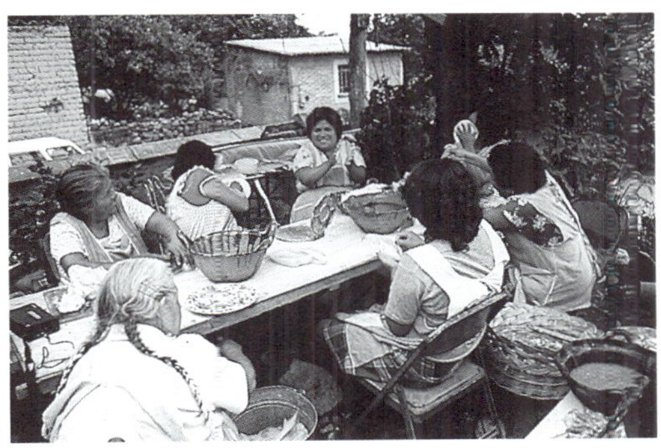

Kommen die Toten erstmals zu Besuch nach Ocotepec, werden nicht nur sie, sondern auch das ganze Dorf besonders reichlich bewirtet. Nur mit der Hilfe aller Familienangehörigen und der Nachbarn ist das möglich.

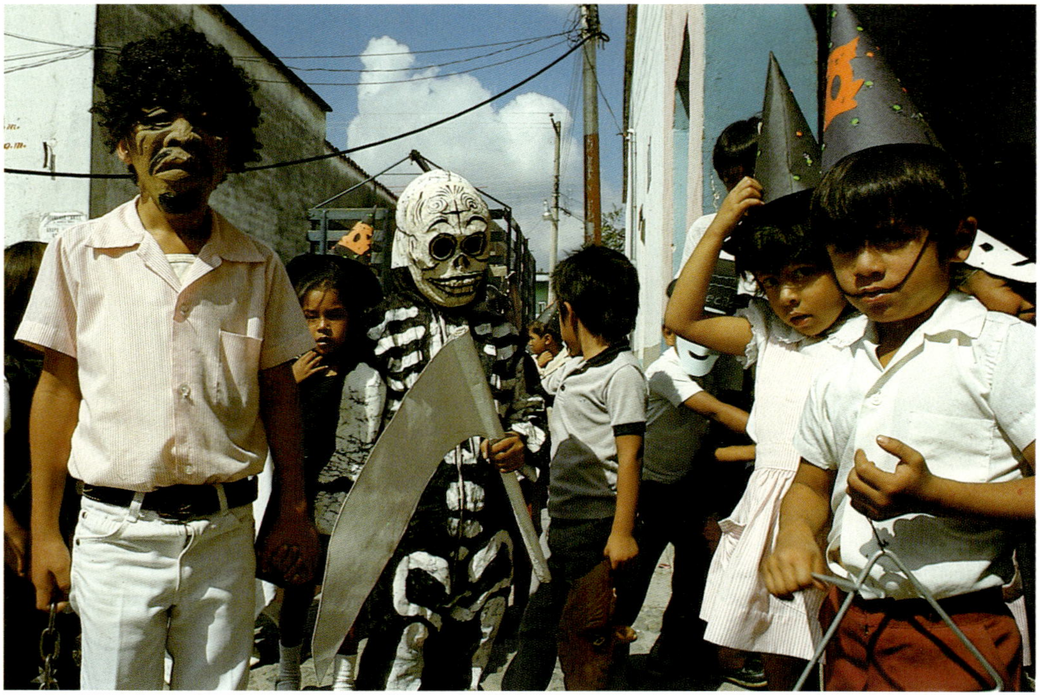

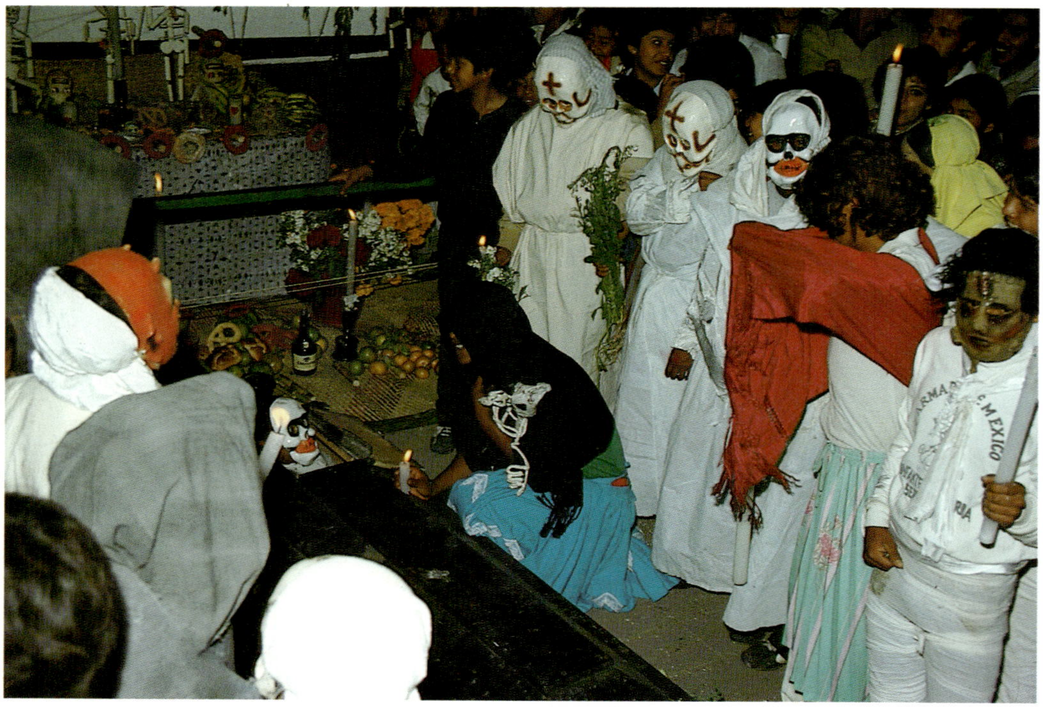

Wenn liebe Verwandte zu Besuch kommen, ist es ein Fest. Das gilt auch für den Totentag.
Die Vorbereitungen beginnen schon lange vorher, spätestens im Oktober. Die Kinder basteln sich Laternen und Kostüme, mit denen sie in den Tagen vor und am Totentag selber Passanten »erschrecken«; die Jugendlichen Mizquics veranstalten einen großen Umzug mit einer »Leiche« im Sarg und versuchen dabei einige Groschen für das Fest zu sammeln.

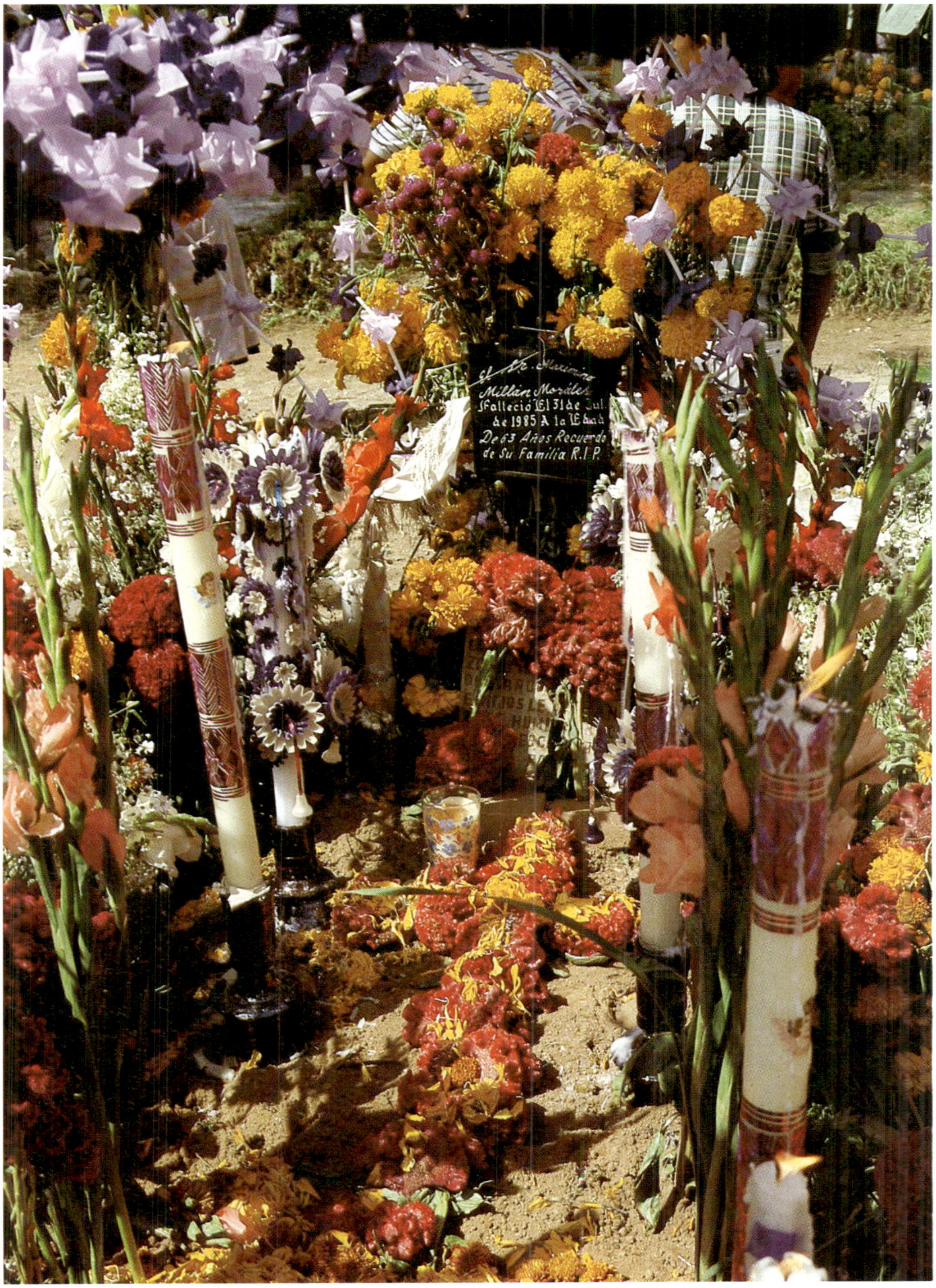
Millán Morales
Falleció El 31 de Jul
de 1985 A la Edad
De 63 Años Recuerdo
de Su Familia R.I.P.

Das Ende des Festes: Verabschiedung am Grab. Kerzen und Schmuck werden von der »ofrenda« zum Grab herübergenommen.

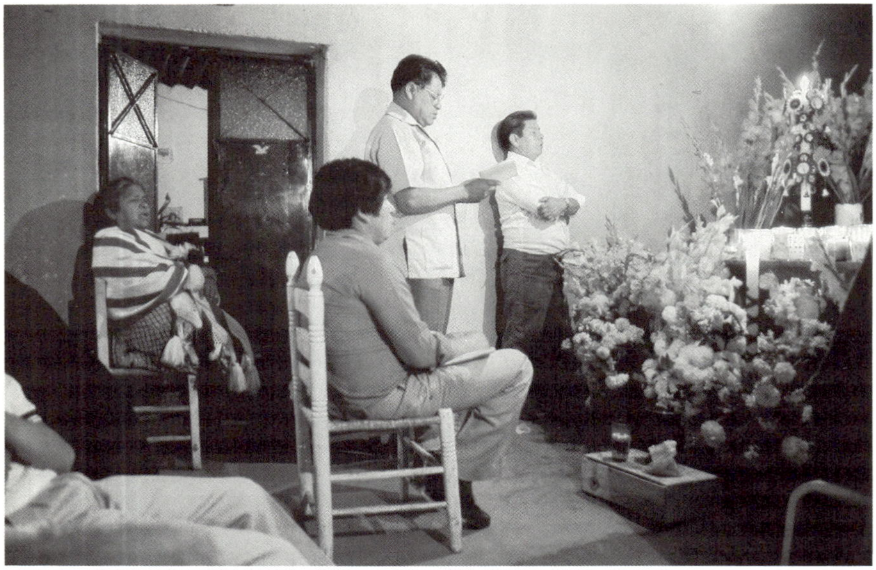

die vor mir liegt. Wie soll er denn die Kleider anziehen bei seinem Besuch?
»Ich habe die Sachen gleich in der Größe meines Sohnes gekauft«, gibt Doña Lola zu, und nach einem kurzen Zögern, »na ja, sonst haben wir nach dem Fest nichts mehr davon«. »Und was passiert mit dem Essen?« frage ich verwundert. »Die Toten nehmen nur das Aroma mit in ihr Grab, alles andere lassen sie übrig. Und wir, wir essen die Sachen dann auf.« Doña Lola spielt verschämt mit ihrem Rockzipfel. Ob sich der Tote genauso wie der Sohn auf den bereitgestellten Truthahn und die Schokoladensoße freut, wage ich nicht mehr zu fragen.
Aber noch darf sich kein Lebender an den Geschenken für Manuel vergreifen. Vor der »ofrenda« liegt ein Mosaik aus bunten Steinchen. Kunstvoll sind die Initialen des Verstorbenen eingezeichnet: M. M. M. – Miguel Marcia Migaillon. »Betreten verboten«, signali-

An jedem Tag der Woche vor dem Totenfest wird für die Toten des letzten Jahres in ihrem Heim ein Rosenkranz gebetet. Alle Dorfbewohner sind eingeladen; sie wie der Tote werden mit Brot und Kaffee bewirtet. Da jeder Besucher eine Kerze mitbringt, die später auf der Ofrenda verwendet wird, sind die Ofrendas der »neuen Toten« besonders reichhaltig.

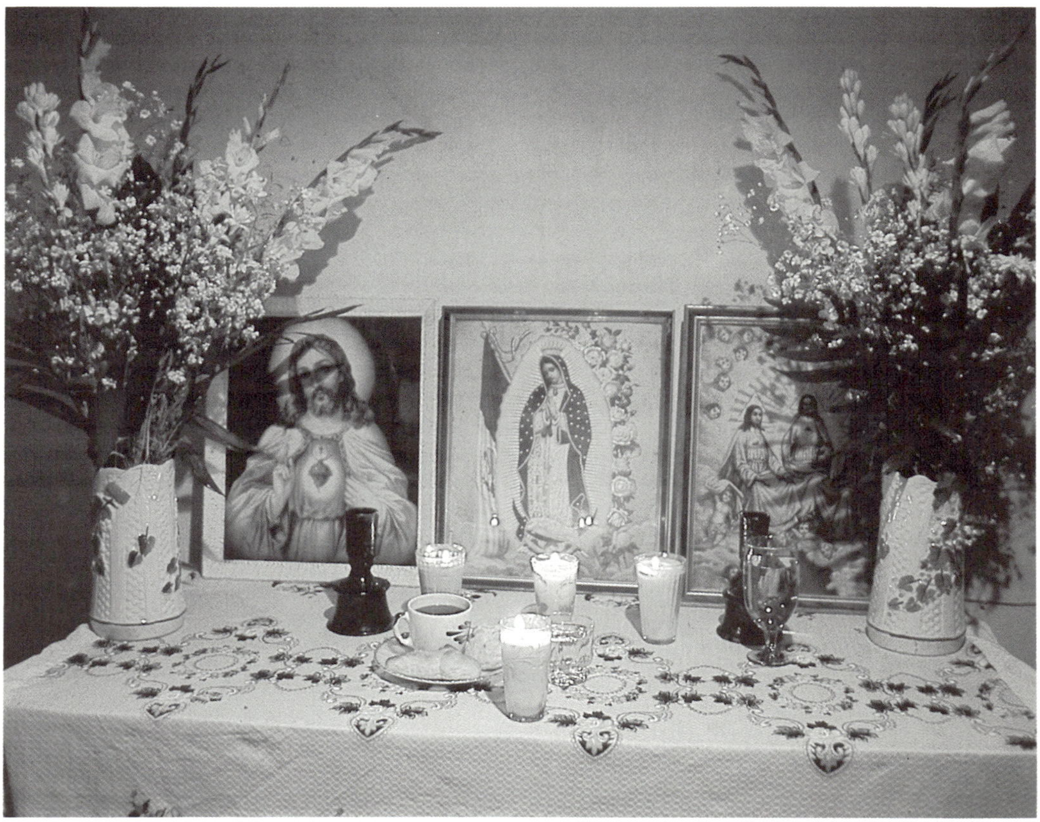

siert ein Gummiband, das Doña Lola vor den Mosaikteppich gespannt hat.
»Das gilt nur für die Lebenden. Die Toten müssen den Teppich nicht betreten. Wenn sie uns besuchen, sind sie verkleidet. Sie kommen als Windstoß und fliegen vorbei wie ein Schatten und wir merken es nicht.«

Inzwischen ist es 3 Uhr morgens. Die Straßen von Ocotepec sind so belebt wie an einem Markttag. Die Leute grüßen sich freundlich, schwatzen in den Gassen und tauschen Meinungen aus: welche der 6 »ofrendas« ist am besten gelungen? Manche haben ihren Rundgang gerade erst begonnen und tragen noch 6 Kerzen bei sich. Auf dem Weg höre ich plötzlich ein Rascheln. Sekunden später tönt ein schauriges Rufen aus dem Gebüsch: Uuhuuhuuhuuhuuh! und hervor springen zwei leuchtende Rübengeister. Kichernd strecken die Kinder ihre Hand aus. »Gib mir einen Peso für meinen Totenkopf!« Zusammen mit den Kindern gehe ich bis zur nächsten »ofrenda«. Im Hof spielen Männer Gitarre und singen eher durcheinander als miteinander. Die Literflasche Tequila haben sie schon leergetrunken.

Don Edgardo, der Gastgeber, trägt mit den Nachbarn eilig Stühle herbei. Seine schäbige Holzhütte ist viel zu klein für so viele Besucher. Der Geruch von Weihrauch führt mich hinein zur »ofrenda«: Wasser, Brot, Mais und Bohnen hat Edgardo für seinen Bruder bereitgestellt. Der Ehrengast kann außerdem bei seinem Besuch seiner liebsten Freizeitbeschäftigung – dem Ringen – nachgehen: an der Wand hängen Ringeranzug, Ringermaske, ein Paar Handschuhe und ein Schweißtuch. Mehrere Fotos zeigen den kräftigen Mann beim Kampfsport. Ich möchte wissen, warum er denn gestorben sei. »Der Tod hat ihn geholt«, antwortet Edgardo knapp, »wir haben kein Recht zu fragen.«

Als ich aus der Hütte trete, sind die Männer über ihrer Tequilaflasche eingeschlafen. Auch mich überkommt die Müdigkeit. Bevor ich nach Hause gehe, überreiche ich Don Edgardo meine übrigen Kerzen. Der schlurft zufrieden zurück in seine Hütte.

Am anderen Morgen ist vor dem Friedhof volksfestliches Treiben.

Luftballons, Zuckerwatte, Totenbrot, geröstete

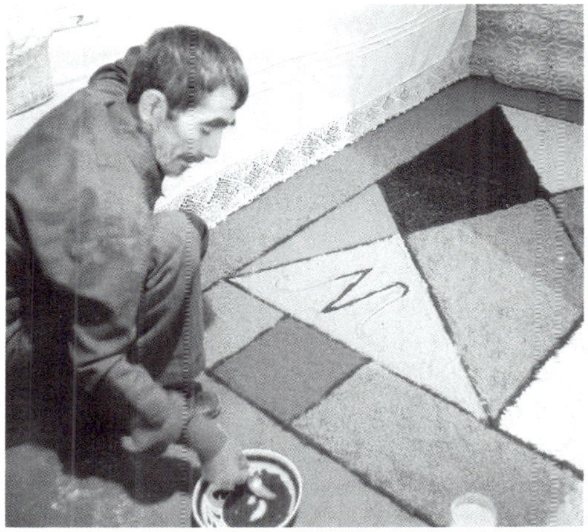

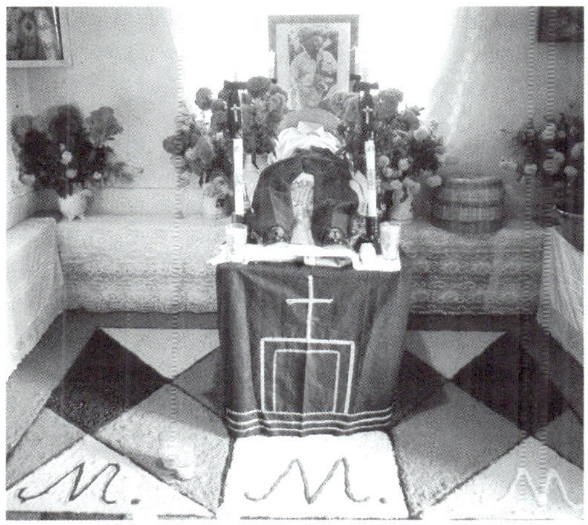

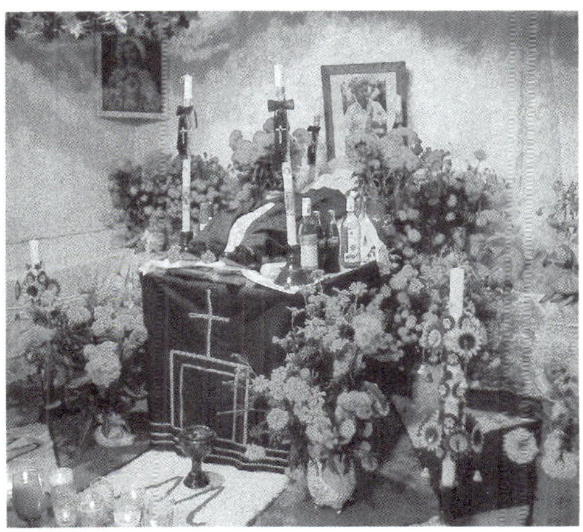

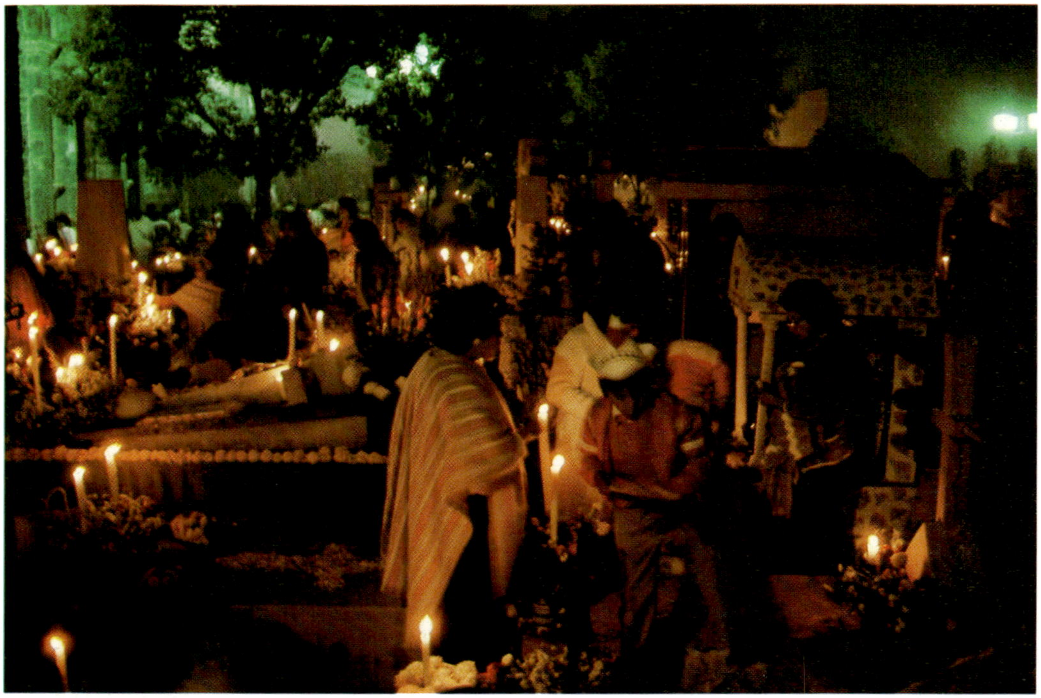

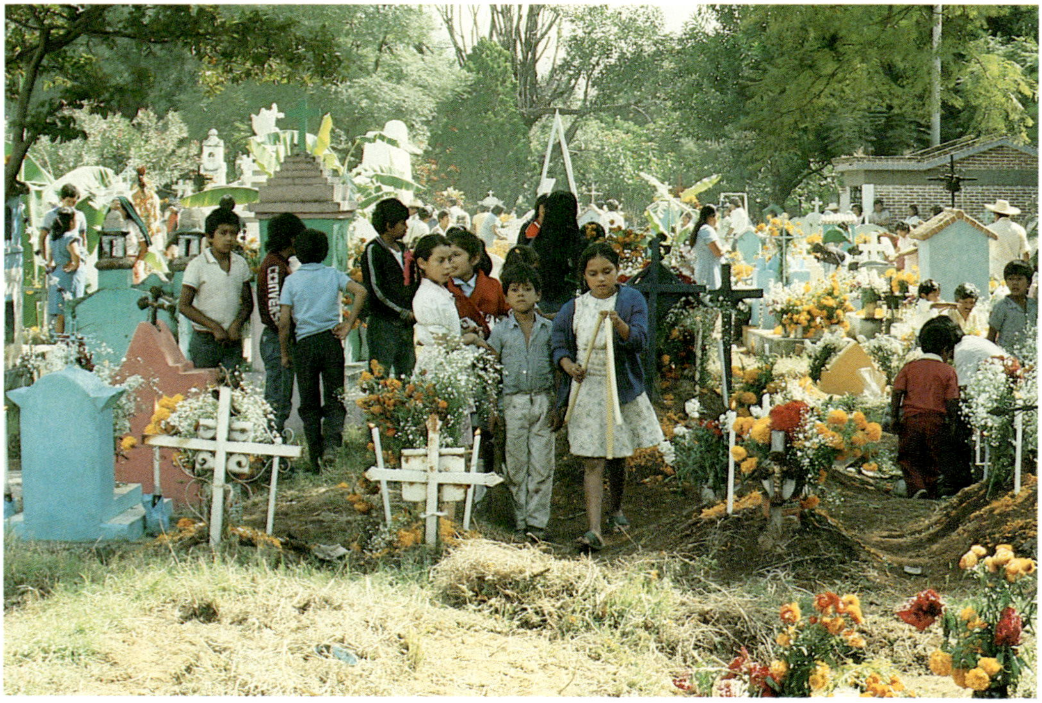

Für einen Tag kommen die Toten zu Besuch; in der Nacht werden sie auf dem Friedhof verabschiedet.
Dieser letzte Teil des Festes ist traurig und wird nur in der Familie begangen; Touristen und Gäste werden nicht gerne gesehen.
In einigen Regionen, z. B. in Ocotepec, wurde die Verabschiedung auf den nächsten Tag verschoben, vermutlich unter dem Einfluß des sehr beliebten Bischofs der Region.

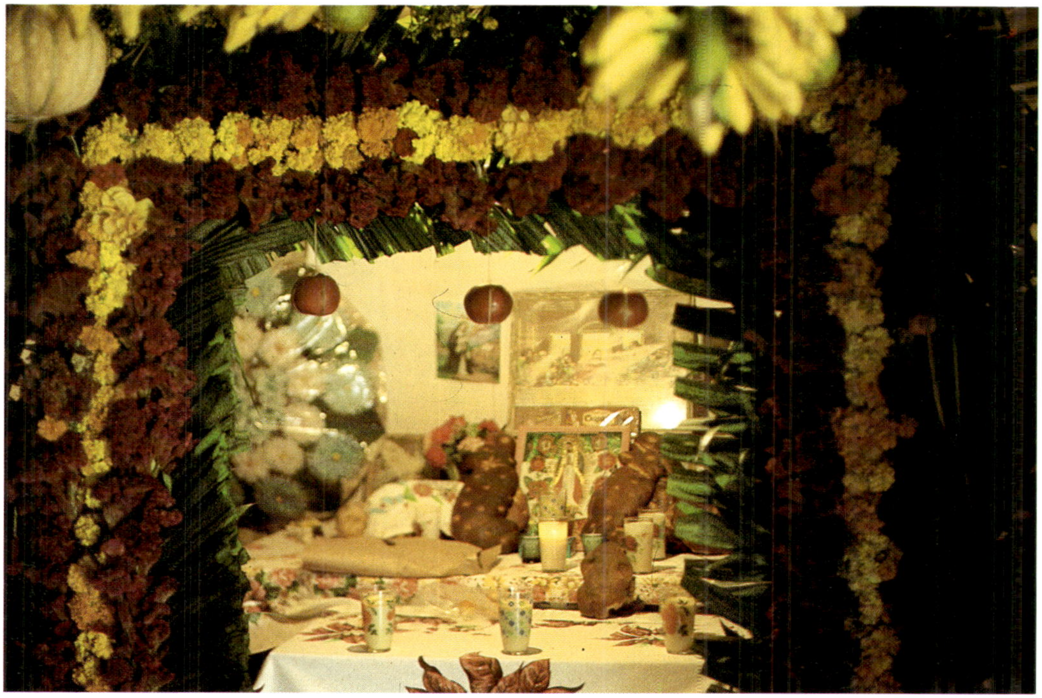

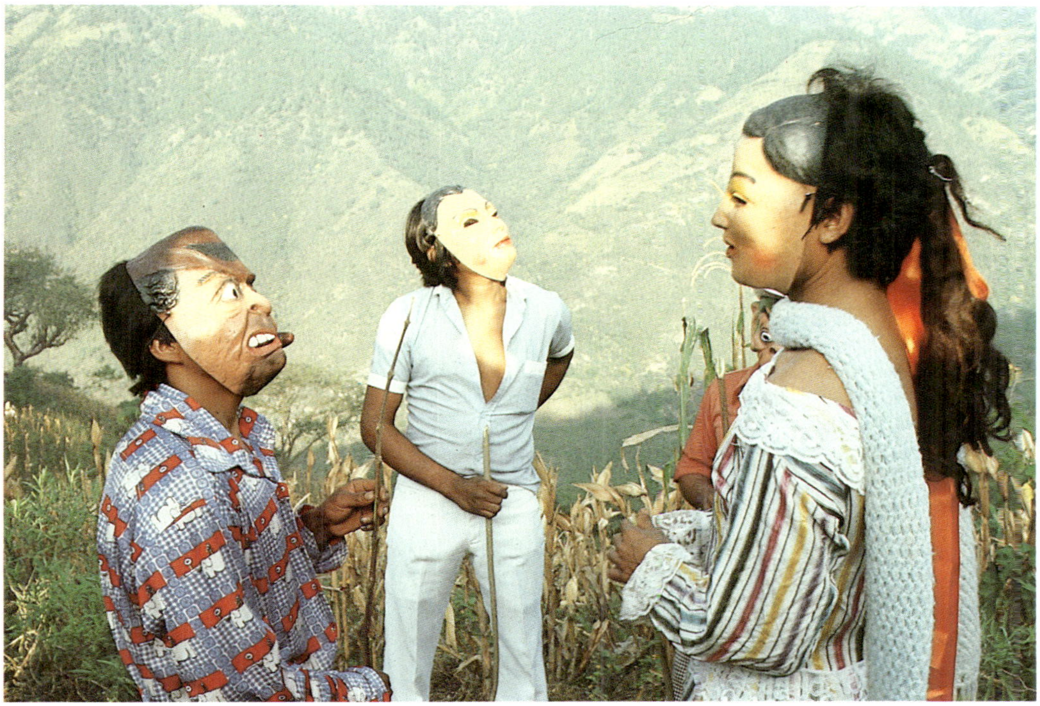

Jede Region hat ihre Spezialität. Hier zwei typisch indianische Beispiele: eine »Bogenofrenda« und der »Maskentanz der alten Leute«. Die Plastikmasken haben das Erscheinungsbild sehr negativ beeinflußt, aber die Inhalte nicht zerstören können.

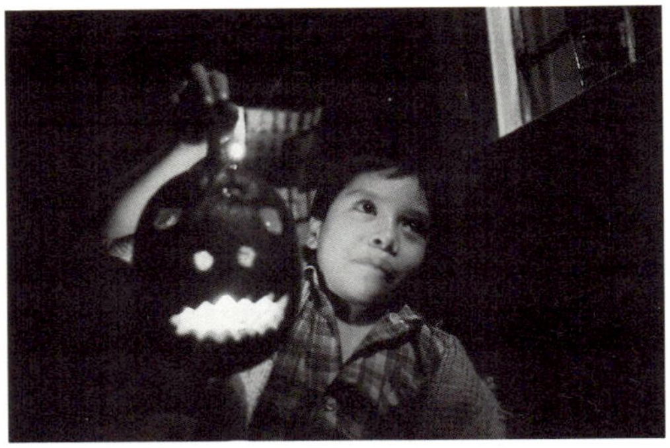

Schweinehäute und Schokoladenlutscher verkaufen die Straßenhändler mit lautem Geschrei. Aus Ocotepec kommen in Scharen Familien heraufgezogen, bepackt mit Kerzen, Blumen und Girlanden.

»Wir begleiten unsere toten Besucher wieder zurück zu ihren Gräbern«, erklärt mir Doña Lola und schiebt mich in die lange Reihe der Wartenden, die durch das Eisentor in den Friedhof drängeln. Ein Meer von Farben strahlt uns entgegen: rosa, giftgrün und türkis leuchten die Grabsteine aus dem gelben Blumenteppich. Mädchen und Frauen hängen die lilafarbenen Girlanden zwischen die Gräber und zünden für die Toten Kerzen an. Zur Feier des Tages hält der Bischof Don Sergio die Messe auf dem Friedhof. Eine kleine Prozession trägt andächtig die mexikanische Schutzheilige, die Jungfrau von Guadelupe, von der Dorfkirche herauf. Die Musiker, die gestern noch bei Doña Roselda zum Tanz aufspielten, begleiten jetzt mit dumpfen, aber feierlichen Baßtönen den Zug. Als Don Sergio eintrifft, drängeln sich die Männer und Frauen auf den Bänken, die vor der Heiligen aufgebaut sind. Der Bischof beginnt seine Ansprache:

»Wir haben dieses Jahr allen Grund, mit unseren Toten zu feiern. Viele von uns haben ihre Verwandten und Bekannten beim Erdbeben in der Hauptstadt verloren. Und gerade weil wir so ein schreckliches Unglück erleben mußten, halten wir mehr denn je an unseren Traditionen fest. Aber eines dürfen wir nicht vergessen, wenn wir heute die Gräber unserer Toten schmücken: dieses Mal gibt es Schuldige für ihren Tod. Gott hat uns dieses Unglück nicht geschickt, denn Gott straft nicht die Armen. Schuld sind diejenigen, die unsere Häuser so schlecht gebaut haben, daß sie eingestürzt sind. Es sind die korrupten Politiker und ihre korrupten Freunde aus der Bauwirtschaft. Das sind die wahren Schuldigen.«

Nach dem Gottesdienst löst sich die Versammlung ganz plötzlich auf. Am Ausgang des Friedhofs erreiche ich gerade noch Doña Lola. »Wo bleibst Du«, fragt sie, »oder willst Du nichts essen?«

Im Garten von Doña Lola haben sich über 40 Leute versammelt. Da es nur 9 Teller gibt, wechseln wir uns mit dem Essen ab. Der Soßentopf, so groß wie eine Badewanne, wird mit gutem Appetit geleert, und ich vermute deshalb, daß Don Manuel darauf verzichtet hat, das Aroma mit in sein Grab zu nehmen.

Nach dem Essen kommt Don Juán, der Nachbar Doña Lolas, auf mich zu.

»Sie waren gestern nicht bei unserer ›ofrenda‹«, sagte er.

»Dabei haben wir eine sehr schöne für meinen Bruder gemacht. Sie sollten sie noch

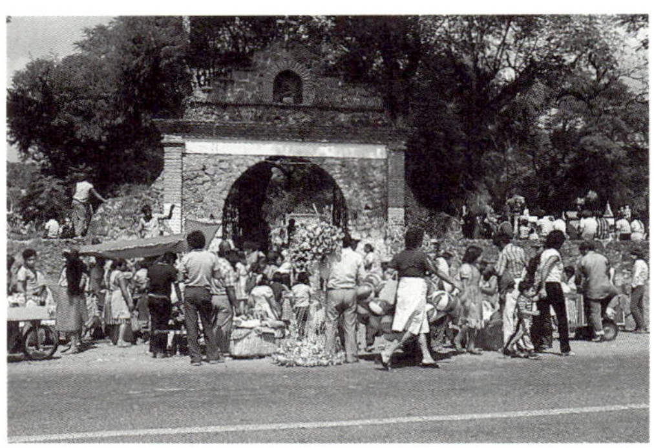

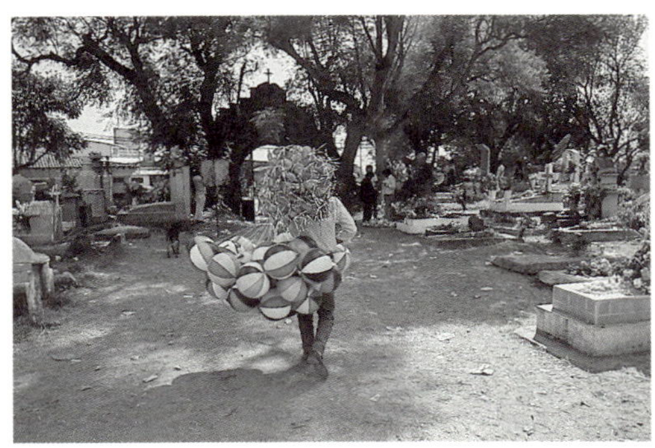

Die Zeremonie auf dem Friedhof ist ein Abschied, eine Art kleine Beerdigung. Dennoch: der Aufmarsch ähnelt einem Volksfest.

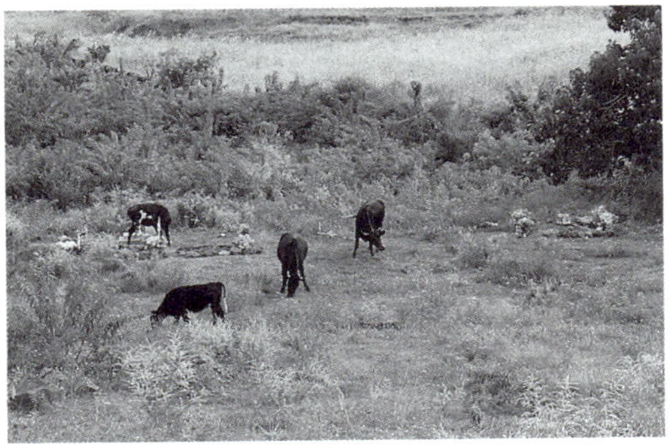

anschauen.« Zusammen klettern wir den kleinen Hang zu seinem Häuschen hinunter.
»Mein Bruder ist erst vor 2 Monaten bei einem Verkehrsunfall gestorben«, erzählt Don Juán. Daß die Erinnerungen an den Bruder noch hellwach sind, läßt sich an der »ofrenda« ablesen: verteilt zwischen Blumen, Mais und Brot entdecke ich die persönlichen Habseligkeiten des Toten: ein abgegriffenes Kartenspiel, ein winziges Schmuckkästchen aus Perlmutt, ein silbernes Kettchen mit einem schlangenförmigen Anhänger und einen rohen, braunen Krug aus Ton, gefüllt mit »pulque«, dem mexikanischen Agavenschnaps. An der Seite ein bunter indianischer Umhang und ein verrosteter Säbel.
Draußen dröhnt mexikanische Schlagermusik aus dem Radio. Die Gäste haben sich um einen runden Tisch versammelt und beginnen, gut gelaunt den mächtigen Soßentopf zu leeren.
Das fröhliche Zusammensein endet, als Don Felix, ein Musiker aus dem Dorf, mit seiner Gitarre erscheint und ein Lied anstimmt, das er eigens für den Verstorbenen komponiert hat. Es erzählt von dem Unfall, bei dem der Bruder ums Leben kam:

»Kurz vor Tepotzlan in einer Kurve
fuhr der betrunkene Busfahrer in den Abgrund.
30 Männer und Frauen nahm er mit sich.
Wer fragt heute nach ihren Kindern?«

Die Anwesenden haben sich erhoben und hören Don Felix aufmerksam zu. Seine Verse rufen das traurige Ereignis in ihr Gedächtnis zurück. Don Juán nimmt seinen Hut ab und blickt zu Boden. Leise weinend drückt sich seine Frau an seine Schultern.

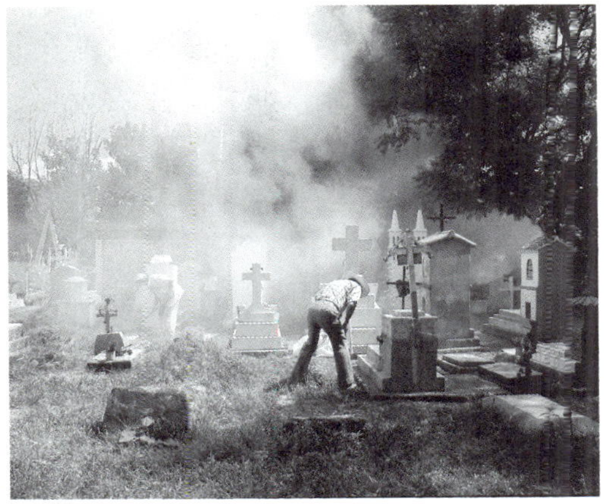

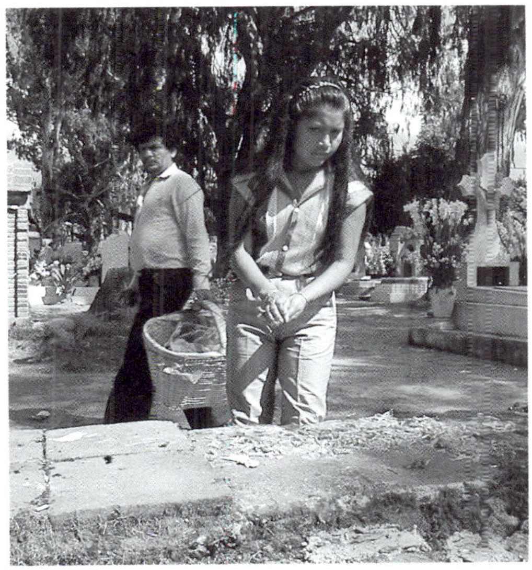

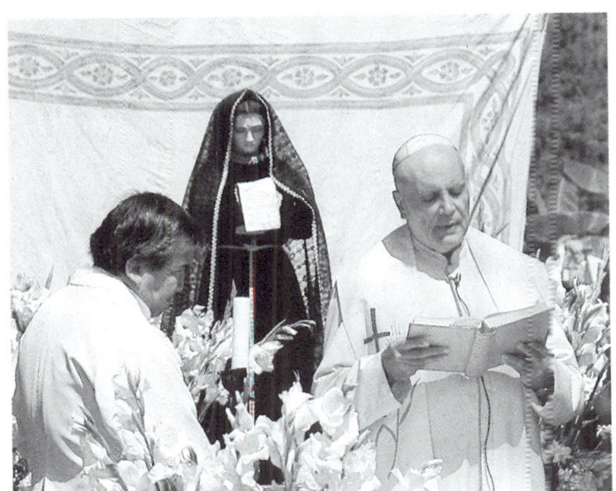

Friedhöfe sind keine »gepflegten Gedenkstätten«. Während des Jahres kann es durchaus vorkommen, daß Kühe zwischen den Gräbern weiden. Am Totentag wird der Friedhof gereinigt und in ein Blumenmeer verwandelt. Der Bischof kommt jedes Jahr nach Ocotepec, um die hier sehr lebendige Tradition zu fördern. Er scheut sich nicht, auch politische Themen in seine Predigt zum Totentag aufzunehmen.

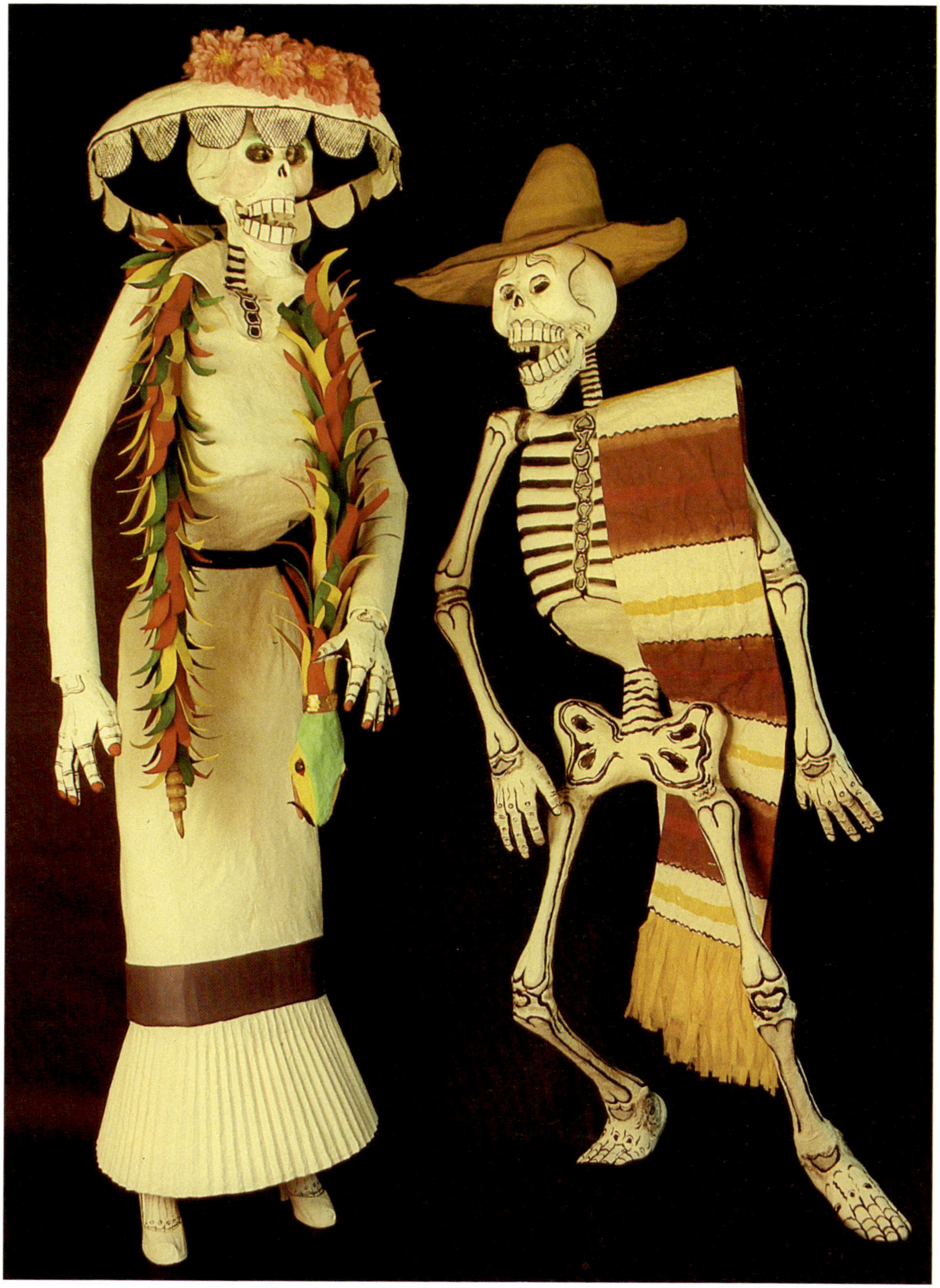

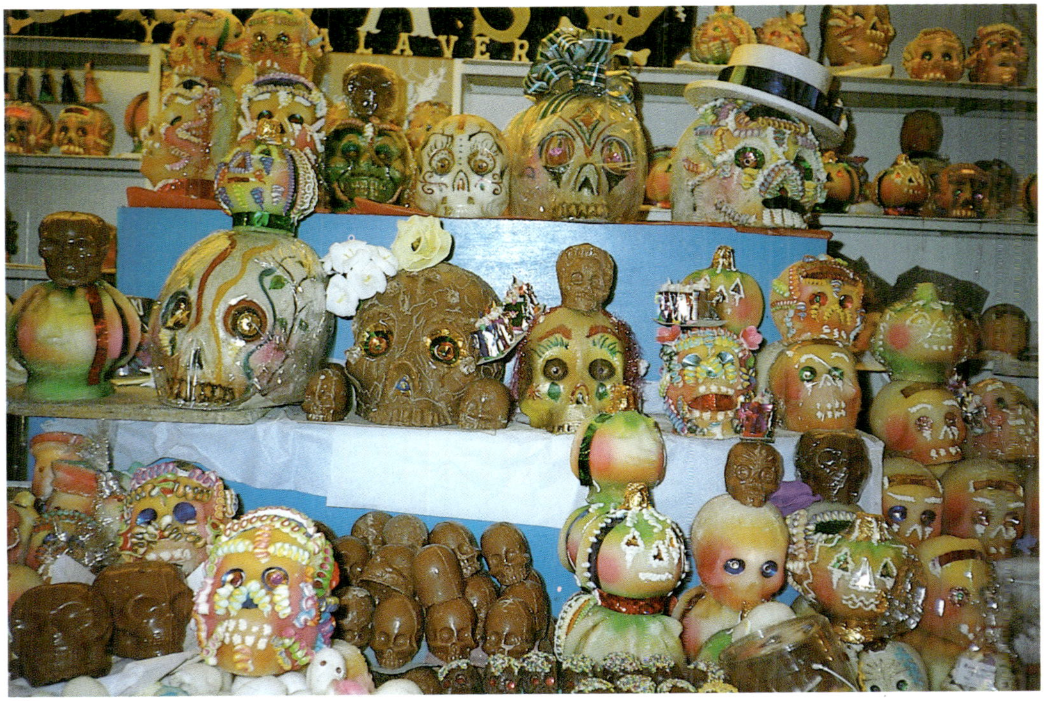

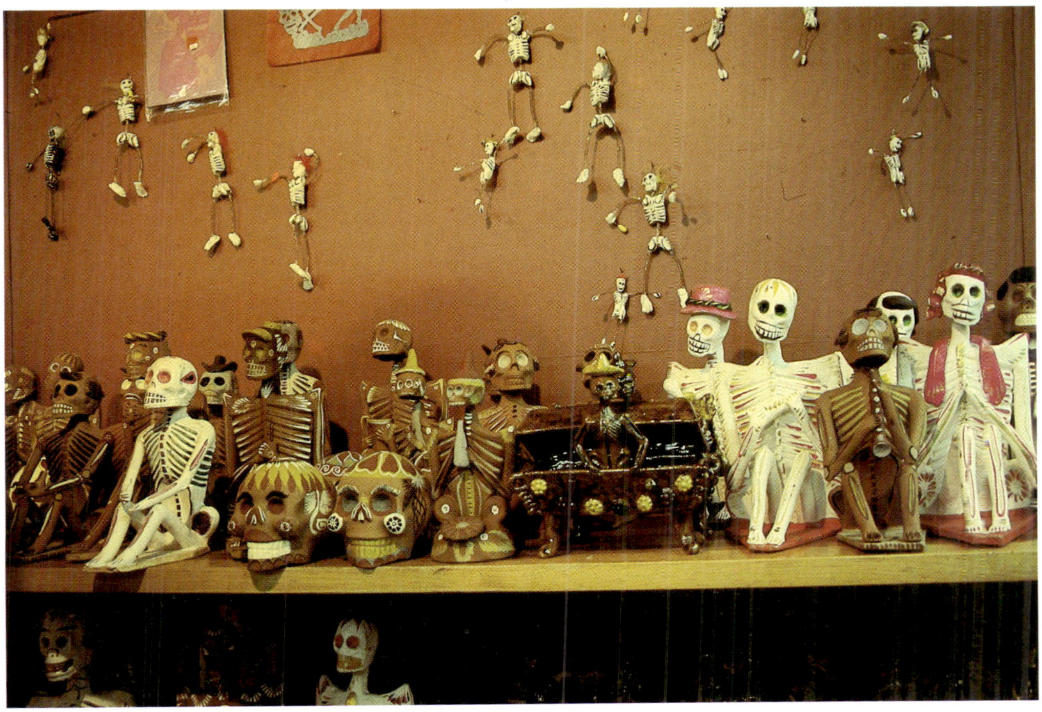

Kunst oder Kitsch?
Aus vielen verschiedenen regionalen Spezialitäten, künstlerischer Spielerei und der Marktnachfrage haben sich Massenprodukte entwickelt, die in ihrer Erscheinung bestimmt nicht an die alten Vorbilder heranreichen, aber einen großen Markt gefunden haben.

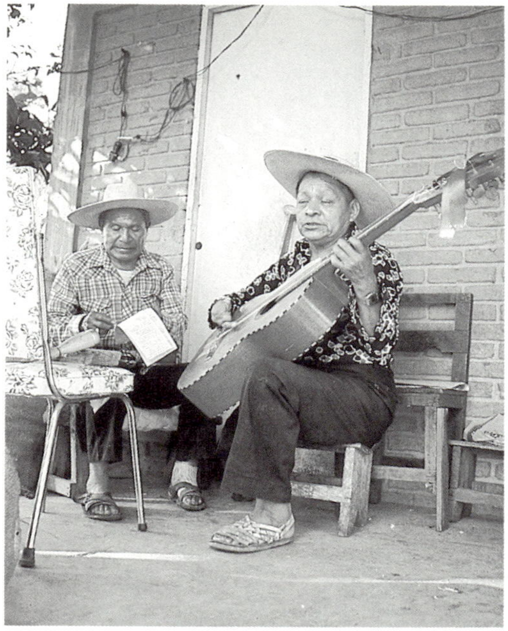

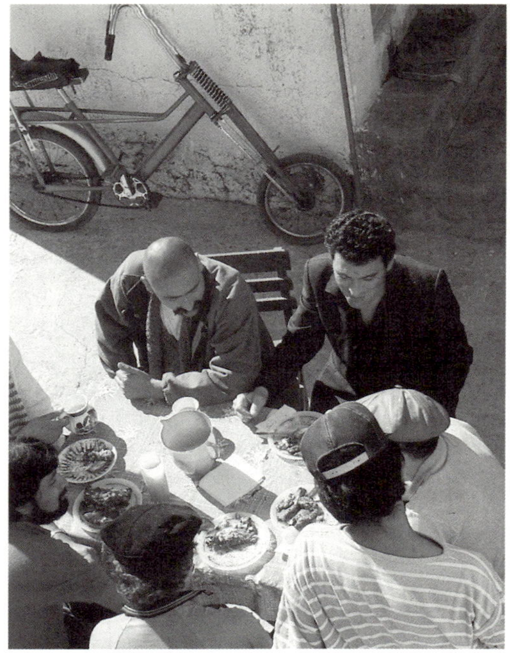

Mein Taktgefühl sagt mir, daß es Zeit ist zu gehen. Langsam klettere ich den Hügel hinauf. Noch bevor ich oben ankomme, tönen hinter mir erneut die mexikanischen Schlager.
Ich drehe mich noch einmal um.
Die ganze Runde sitzt wieder fröhlich vereint um den Soßentopf, als sei nichts gewesen.

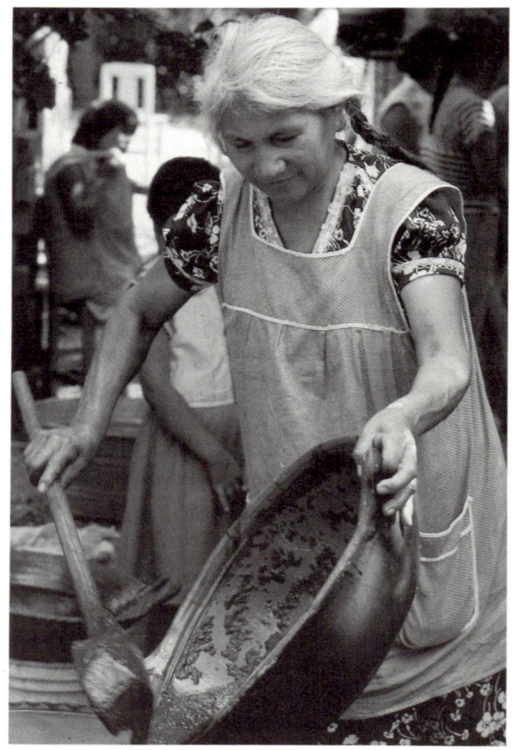

Luisa Reynoso

Totentag und Volkskunst

Als die Spanier Amerika »entdeckten«, fanden sie die »Neue Welt« bewohnt von einer Vielzahl von Gruppen und Völkern unterschiedlicher Sprachen und Kulturen. Allen war gemein, daß jeder Aspekt des Lebens, von den banalsten bis zu den höchsten, von Religion durchdrungen wurde; zahllose Götter regierten das tägliche Leben. So unterschiedlich die Völker auch waren, so sehr ihre Kulturen variierten, sie alle teilten gemeinsame religiöse Überzeugungen.

Die Völker Mexikos glaubten in vorspanischer Zeit, daß der Mensch den strengen göttlichen Planungen untergeordnet war. Sein Herz, das die Seele trug, wurde ihm nur für eine kleine Zeitspanne geliehen. Der Tod war vorausbestimmt, ein festgelegtes Zusammentreffen mit den Göttern: kein Anlaß zum Trauern, sondern zur Feier.

Die spanische Eroberung dieser Länder führte zur Zerstörung ihrer Götter, zum Verbrennen der Bibliotheken, zum Abbruch der Tempel, deren Steine beim Bau der neuen Kathedralen wiederverwendet wurden. Vorspanischer religiöser Ausdruck in Tanz, Gesang, Ritus, Handwerk und Kunst, in Theater und Verwaltung wurde strikt verboten; alte, gewachsene Kulturen verfielen einem Tod, der bis heute noch nicht verwunden ist. Aber der Geist der Indianer konnte nicht gebrochen werden, überlebte die Niederwerfung und formte die Grundlagen der neuen Kultur – ganz ähnlich wie die Tempelsteine, die nun Kathedralen trugen.
Aus der Mischung spanischer und indianischer Elemente entstand das mexikanische Volk. Eine neue Kultur entfaltete sich auf den Ruinen der vergangenen. Die alten religiösen Überzeugungen formten die neuen um; traditionelle Kultur mischte sich, paßte sich an und adoptierte die neuen Formen, bis daraus jener unsterbliche Synkretismus wurde, in dem wir Mexikaner heute leben. Die Jungfrau von Guadelupe nahm den Thron der Mutter-Erde Gottheit Tonantzin ein; die Schädel auf den Altären der vorspanischen Epoche erschienen wieder am Fuß des Kreuzes; die verehrten Plätze der »heidnischen« Götter wurden zum Standort christlicher Heiligenverehrung und deren Bildnisse verdrängten die Götterstandbilder der vorspanischen Zeit. Heilige werden heute in Mexiko als unabhängige Gottheiten verehrt und das dualistische Konzept der Azteken wurde durch die heilige Dreifaltigkeit überlagert.

Die Totenreiche der vorspanischen Kulturen wurden von der Kirche umgeformt; aus Mictlan wurde die Hölle; der Tod zu einem zynischen Skelett, ausgestattet mit Symbolen europäischer Herkunft wie Sanduhr, Szepter, Hexen und Monster – alles Drohgesten mit dem Gericht, die den Indianern fremd waren. So bleibt er, bis er im 20. Jahrhundert von Posada und anderen in meisterlichem Humor als freundlicher Kumpel, der sich über die Welt lustig macht, wiedergeboren wurde.

Trotz all dieser Einflüsse, die Indianer haben ihre Lebensform kaum gewandelt. Viele Objekte des täglichen Lebens, die Architektur und die Bräuche unterscheiden sich noch heute wenig von denen der vorspanischen Zeit. Und wenn auch das Radio, das Telephon, das Fernsehen, Gasherde und Luftfahrt hinzugetreten sind und in ihren Alltag

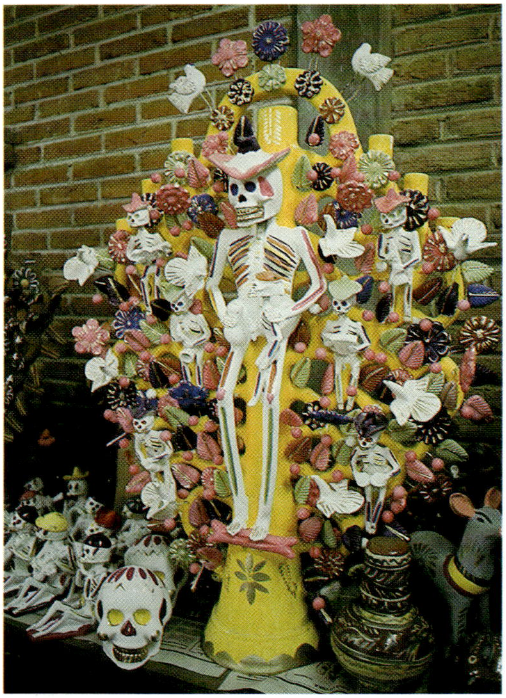

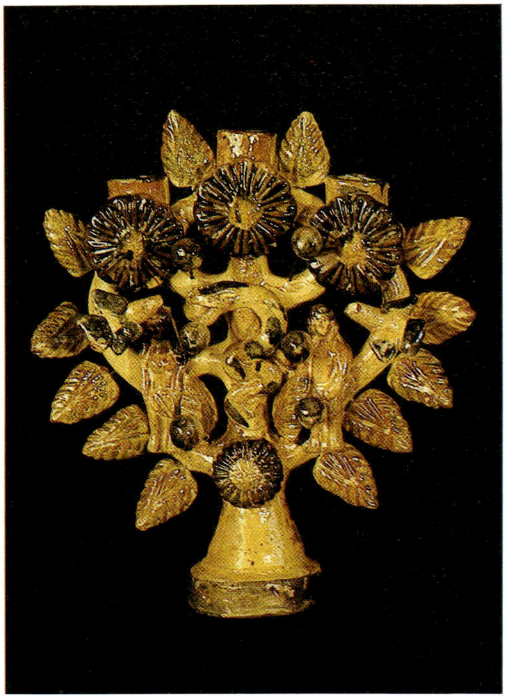

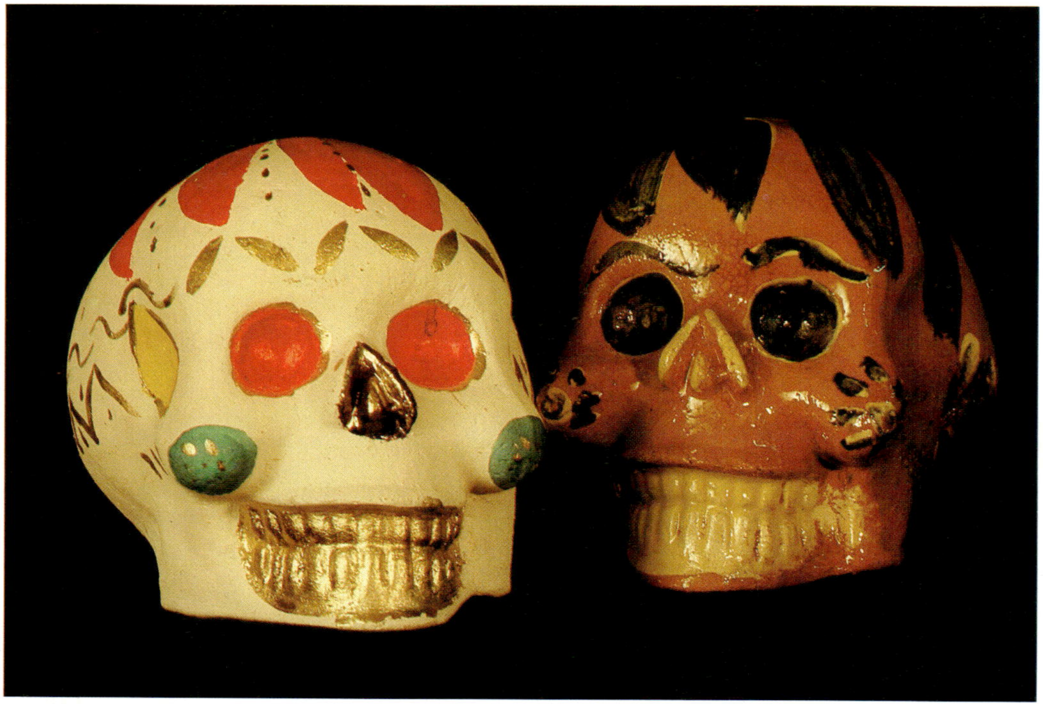

Lebens- und »Toten«-baum.
Der Lebensbaum als Leuchter wird auf vielen Ofrendas verwendet. Aus ihm wurde der »Totenbaum« entwickelt, der eine Vielfalt zusätzlicher Motive in der Tradition von Posada aufweist. Solche Großobjekte werden eigentlich nur bei »öffentlichen« Ofrendas auf Dorfplätzen, in Museen oder anderen öffentlichen Gebäuden eingesetzt. Sie sind für den »Normalbürger« viel zu teuer.

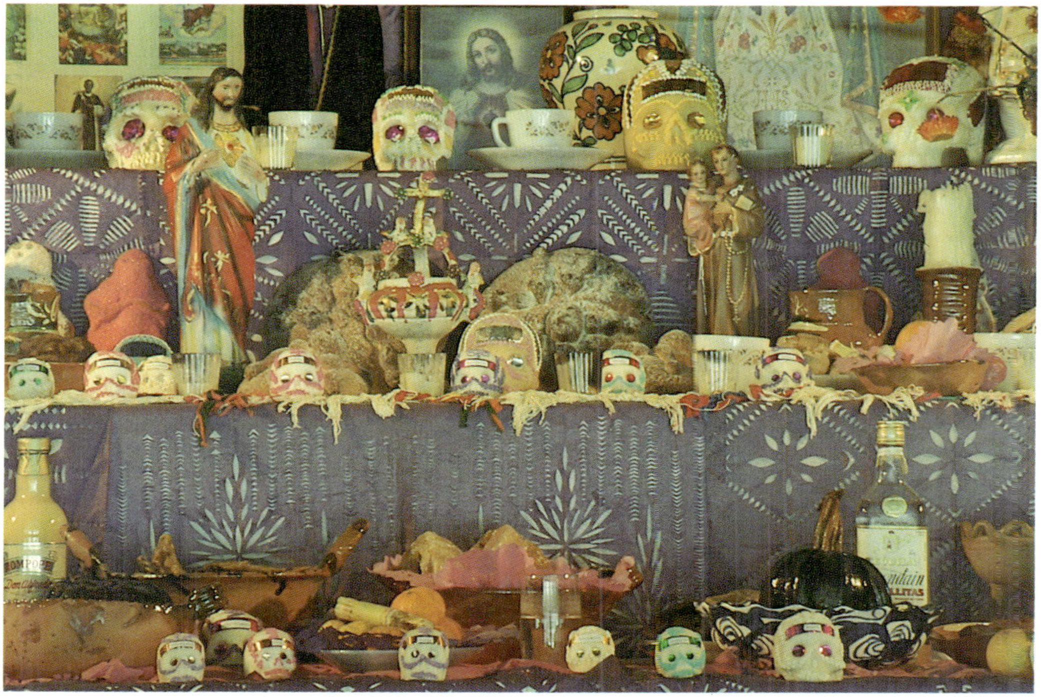

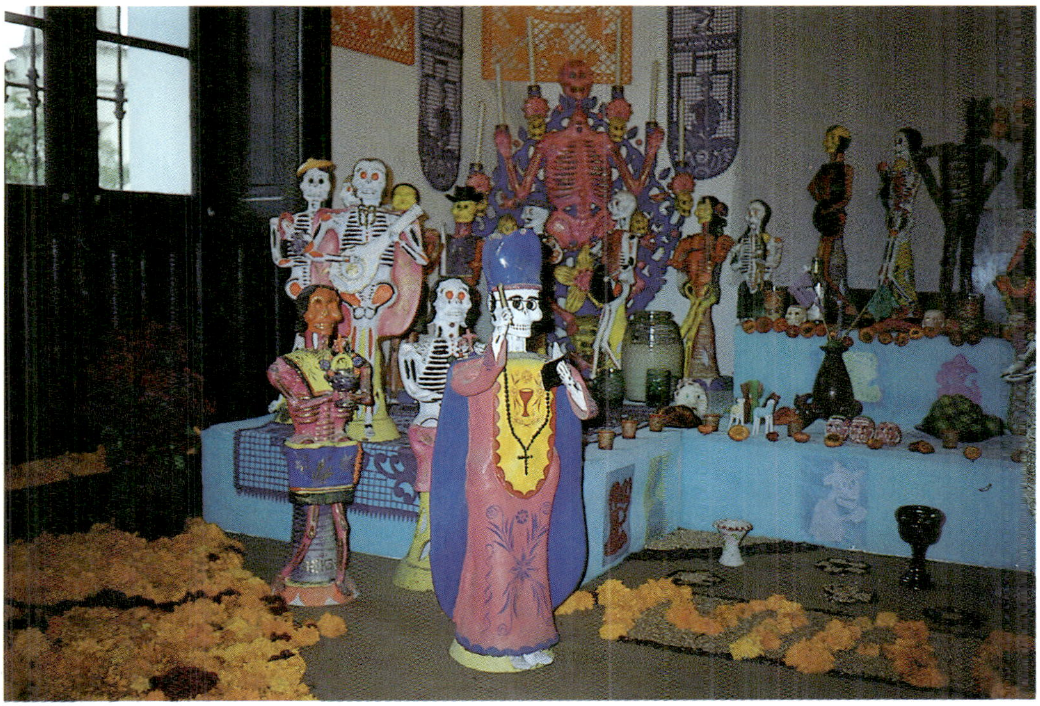

Kunsthandwerk und Künstler
Teure Objekte können auf den meisten Ofrendas nicht eingesetzt werden: die Kosten für die Ofrendas sind ohnehin hoch und Kunsthandwerk kann nicht weiterverwendet werden wie beispielsweise das neue Geschirr.
So werden sie vor allem von Künstlern und bei Aktionen eingesetzt. Das Bild zeigt Ofrendas in Museen von Mexiko-City.

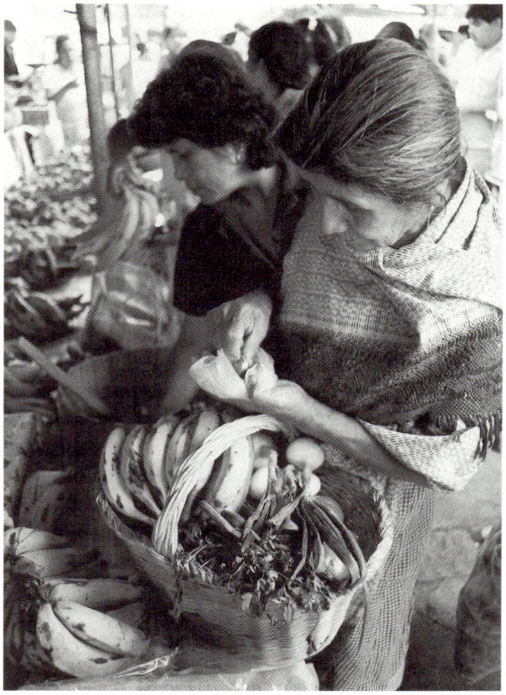

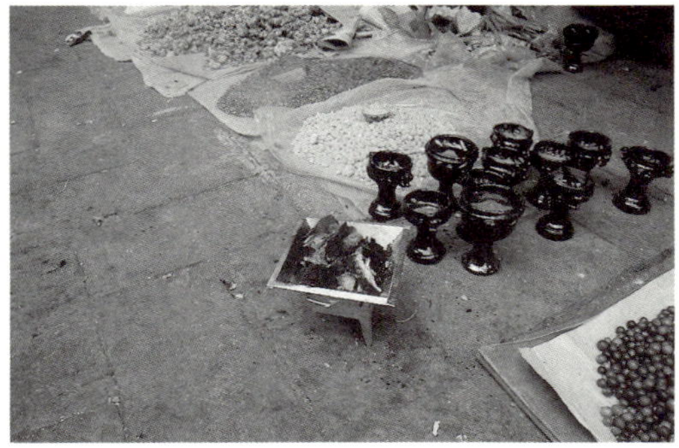

eingingen – ihre aus vorchristlichen und christlichen Lehren verwobenen Glaubensvorstellungen haben sich kaum gewandelt. Ihr Leben wird immer noch vom religiösen Kalender bestimmt; auf jede profane Feier kommen mindestens 100 religiöse, aus denen lokale Formen des Feierns, des Tanzens und der Musik, an Dichtung, Theater, der Zubereitung von Nahrung und besonders des Handwerks erwachsen.

In ganz Mexiko wird das Leben der Indianer und vieler Mestizen in ländlichen Gebieten von den Vorbereitungen für das wichtigste Fest beherrscht, den beiden Tagen des 1. und 2. Novembers. Alle Vorbereitungen für diese Tage sind eine anerkannte Notwendigkeit, um den geliebten Verstorbenen Liebe und Verehrung während ihres kurzen Besuchs zeigen zu können.

Die allgegenwärtige Vorbereitung eines ganzen Jahres wird in zwei Tagen zusammen mit den Seelen, die zu Gast kommen, verzehrt und ihnen in Ofrendas, Gabentischen, im Haus und während eines Familienbesuchs auf dem Friedhof angeboten.

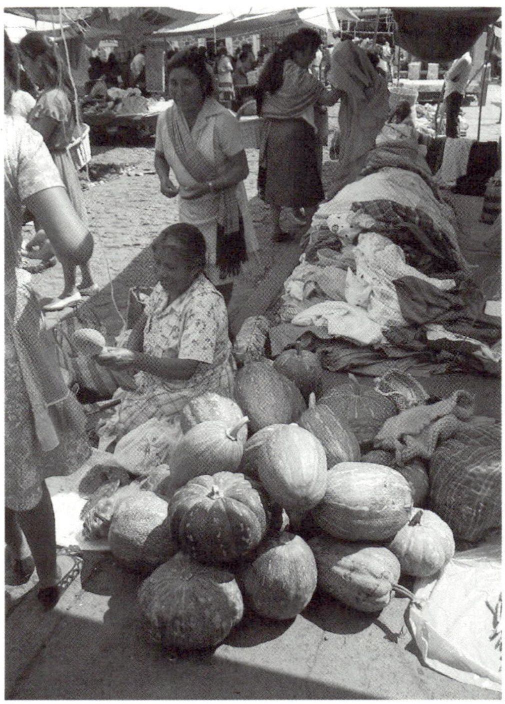

Für die toten Besucher ist das Beste gerade gut genug. Alles muß neu beschafft werden, von den Früchten bis zum Geschirr.

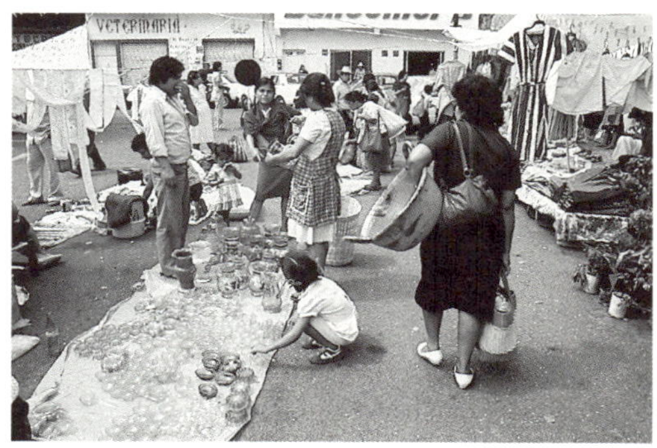

Die Ofrenda hat größte Bedeutung, ist eine unumgängliche Handlung, eine unvermeidbare Ausgabe. Nur wenn wir dies begreifen, können wir die Einstellung der Mexikaner zum Totenkult verstehen. Eine Ofrenda bedeutet, mit den Verstorbenen die Freuden und Erträge des letzten Jahres zu teilen; sie ist der Ausdruck von Dankbarkeit, Liebe und Verehrung. Sie ist eine Sitte, die die anwesenden Seelen zu wirklichen Personen werden läßt, da sie die Gaben mit den Lebenden teilen.

Regional verschiedene Formen

Im Dorf Ranco Nuevo im Staate Vera Cruz beginnt mit der Ernte eine fieberhafte Produktion bleiglasierter, mit niedriger Temperatur gebrannter Töpferware. Nur während dieser Zeit des Jahres werden auf den lokalen Märkten Töpfe, Blumenvasen, Krüge und Schalen dieser Art verkauft; der Erlös dient zur Finanzierung der Kosten des Totenfestes. Die traditionellen Begräbnisstätten werden gereinigt und geschmückt. Manchmal fahren die Familien weite Strecken, um die Bedürfnisse der Toten befriedigen zu können: vielfach wird sowohl der Ort ihres Sterbens als der Begräbnisplatz geschmückt. Die dazugehörenden Zeremonien, die Ofrendas und die Besuche auf dem Friedhof drücken sich in Tanz und Musik, Gesang und Dichtung, ausgefeilten Dekorationen und besonderer Handwerkskunst aus.

Die »Hausaltäre« werden mit einer Vielfalt an Objekten geschmückt:

Früchten und Blumen, Brot in Form bandagierter Körper oder rund mit rotem Zucker bestreut und mit »Knochen« verziert.

Hähnchen oder Puter in dicken Saucen, alle Arten Tamales, Tequila und Coca-Cola, Kürbis im Zuckermantel, Schädel und kleine Tiere aus gefärbtem Zuckerguß, die Totenköpfe oft mit den Namen der geliebten Verstorbenen – all das serviert auf Schüsseln, in Schalen und Blumenvasen der allerbesten Qualität, die die Familie sich erlauben kann. Immer findet sich die Photographie des Verstorbenen in einem hübschen Rahmen, ein Druck des zuständigen Heiligen, ein Glas

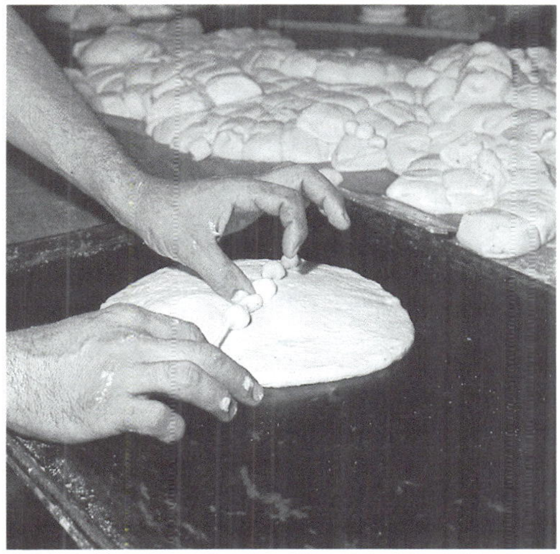

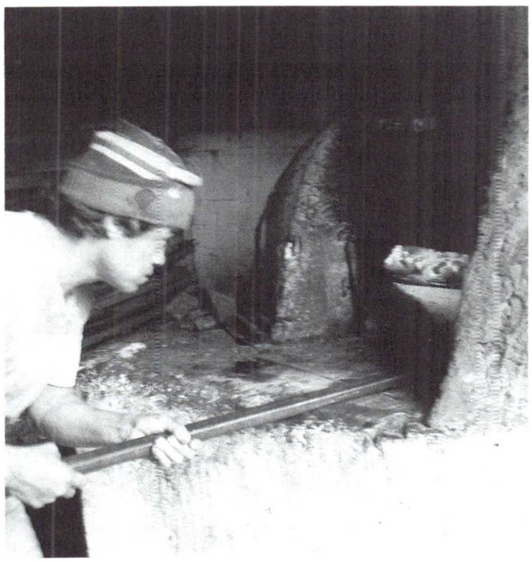

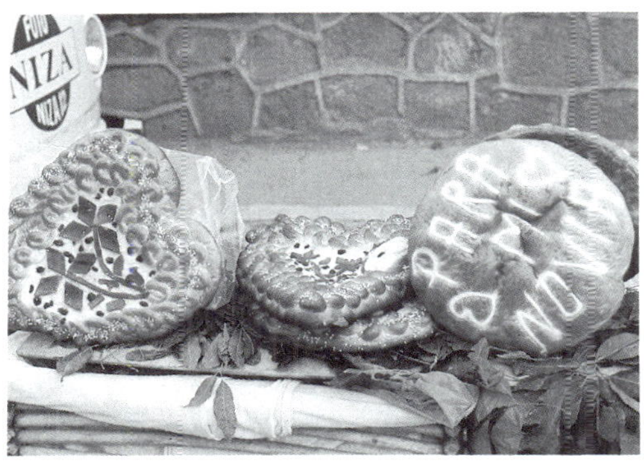

Wie viele andere Gewerbe lebt auch das Bäckerhandwerk zur Zeit des Totenfestes auf. Spezielle Brote dürfen auf keiner Ofrenda fehlen.

Wasser, Zigaretten und Streichhölzer, ein spezielles Taschentuch und ein neuer Hut für einen Mann, ein neuer Mahlstein und eine Spindel für eine Frau, ein Spielzeug für ein Kind. Und alles, alles muß so gut und teuer sein, wie es die Familie gerade schaffen kann, alles muß dargebracht werden auf einem untadligen, handgestickten, möglichst weißen Tischtuch, das auf dem Altar liegt. Die Kerzen sind aus reinstem Bienenwachs und die bronzenen Kerzenhalter von höchster Qualität.

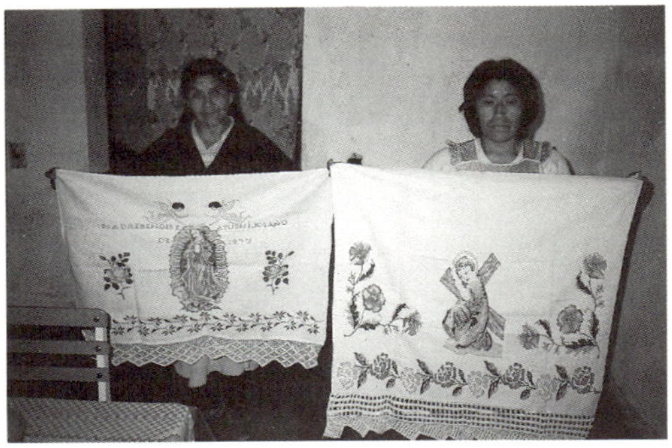

In den Staaten Michoacan und Mexiko werden zauberhafte Bögen aus der leuchtend orangen »cempoaxuchitl«-Blume (eine große Tagetes-Sorte) und rotem Hahnenkamm aus Seide errichtet. Flitter und Metallblumen werden für diesen Anlaß eigens hergestellt und bilden einen wichtigen Geschäftszweig im Staat Mexiko. In der Stadt Papantla und in der Huastecan-Region im Staat Vera Cruz werden die Bögen aus zwei Pfosten und einem Querbalken so gebaut, daß sie stark an die Eingänge zu vorspanischen Häusern und Tempelkammern und an die Nischen in der Tajin-Pyramide erinnern. Sie werden mit frischem grünen Laub und Blumen, geformt aus dem wächsernen Inneren einer hier wachsenden Palme, geschmückt.

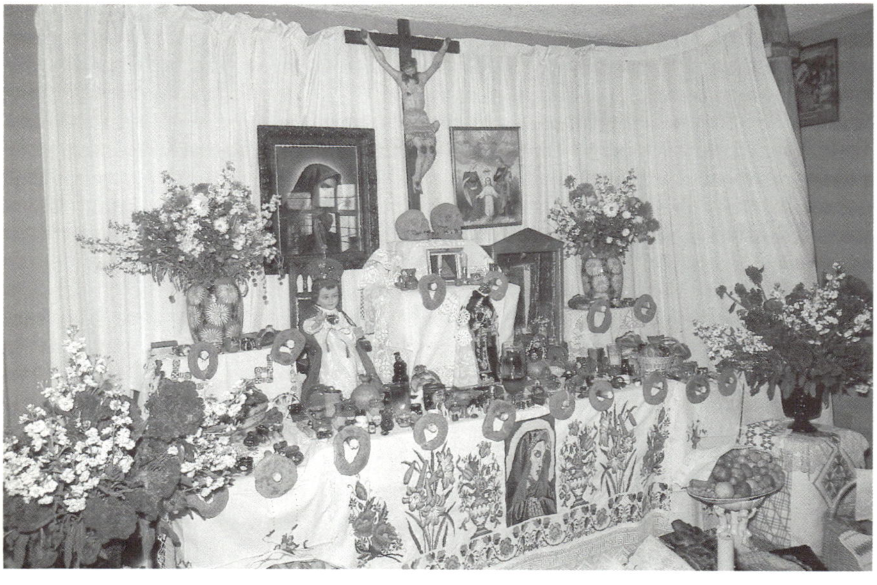

Tropische Blumen, Brot und Schokoladenriegel, die in speziellen Formen mit geometrischen Dekorationen in Hochrelief gefertigt werden, hängen von Kreuzbalken als Dekoration herab.
Die Ofrendas werden oft mit Scherenschnitten und kleinen Papierflaggen dekoriert, ein wichtiger Geschäftszweig während des Totenfestes mit Produktionszentren im Staat Puebla. Die Designs der heimgearbeiteten Scherenschnitte in Vera Cruz erinnern an Brokat-Stoffe von unübertrefflicher Schönheit.

Es ist Sitte, leuchtend orange Blütenblätter der Tagetes vom Altar bis zu einem Platz in einiger Entfernung vom Haus zu streuen.
Ihr Duft wird die Seelen zum Gabentisch mit all seinen besonderen Vorbereitungen führen. Die besuchenden Seelen werden mit Musik und Tanz begrüßt; maskierte Männer in auffälligen Kostümen als Frauen verkleidet begleiten sie von den Friedhöfen zu ihren Häusern, wo die Gaben auf sie warten.

Überall in Mexiko werden Weihrauchpfannen und Kerzenhalter auf die »Altäre« gestellt. Gefüllt mit Copal (Weihrauch, der auch von den Azteken schon benutzt wurde), sorgen sie dafür, daß die Luft von exotischen Gerüchen und Rauch durchdrungen ist. Dieser Geruch ist Symbol für die Befreiung der Seele vom Körper beim Tode.
Diese Sitte erinnert an vorspanische Rituale: Könige, Adlige, Krieger und Priester, Botschafter und Götterbilder wurden zeremoniell mit parfümiertem Copal beräuchert; ein Zeichen ihres Prestige und eine Referenz an die Götter.

Auf den gereinigten und geschmückten Friedhöfen brennen Kerzen an den vier Ekken der einfachen Erdgrabstätten. Blütenblätter, Blumengestecke oder Mosaike aus Samen bedecken sie. Scherenschnitte und Basteleien aus Toilettenpapier flattern im Wind; und über allem schwebt der dichte Rauch und das schwere Aroma des Weihrauchs. Nahrungsmittel von den Ofrendas werden herangebracht und fröhlich von allen Anwesenden verzehrt – eine besondere »Kommunion« gemeinsam mit den Verstorbenen!

In den Straßen der kleinen Städte spielt die Musik, tanzen die Passanten. Tigerfiguren umstreichen die Gräber, Bands spielen auf.
In San Mateo del Mar steigen Spielzeugdrachen zum Himmel: die Seelen sollen auf ihnen vom Himmel zum Fest herabsteigen. In Chical im Staat Puebla bieten professionelle Vorbeter für ein kleines Honorar ihren Service für Fürbitten am Grab an; halbprofessionelle Musikanten singen und spielen mit transportablen Orgeln, verkaufen ihre Dienste an Familien, die in das große Konzert zu Ehren der geliebten Verstorbenen einstimmen wollen.

Die Vielfalt der Volkskunst

Indianische Märkte, während des ganzen Jahres verschlafene Orte, werden plötzlich fieberhaft bewegt; besonders in den südlichen und zentralen Gebieten der Republik werden sie zu Fundgruben für alle, die sich an den diversen Handwerksprodukten für das Totenfest erfreuen. Besonders bemerkenswert sind die Märkte in Tlaxiaco, Huachinango und Puebla-City (alle im Staat Puebla); Huejutla, Tamazunchal, Tancanhuitz und Chicontepec in der Huastecan-Region; Tulancingo, Toluca, Ixmiquilpan, Amealco im Zentralplateau; Chilapa, Iguala und die Gegend um Taxco im Staat Guerrero; Patzcuaro, Huancito, Morelia (Michoacan); Tetalcingo, Cuernavaca, Cuautla im Staat Morelos, in dem auch Yecapixtla, ein sonst ganz armseliger Marktflecken, plötzlich für das Totenfest zu einem großen Umschlagplatz wird, Tonala und Tlaquepaque (Jalisco); San Christobal de las Casas, Comitán, Ocotzingo (Chiapas); Celaya, Juventino Rosas, Acambaro (Guanajuato); Xochimilco und der gigantische Markt Merced im Federal Distrikt. Allein diese Auflistung, die keinesfalls vollständig ist, zeigt die weite Verbreitung und die Vielfalt des Phänomens.
Verkauft werden, mit jeweiligen regionalen Spezialisierungen, auf diesen Märkten: tönerne Weihrauchbrenner, Schädel aus verschiedenem Material, Skelette, Köpfe, Schalen, Kannen, Platten, Kerzenhalter, Scherenschnitte, kleine Papierfahnen, Zuckertiere und -totenschädel, Wachsblumen und -kerzen, Blumen und Bögen aus Metall, Brot, Miniaturszenen von Friedhöfen und Skeletten, Miniaturnahrungsmittel, Schädel und Masken aus Pappe, hölzerne Spielzeuge – um wieder nur einige zu nennen.

Die weiblichen Töpfer in Ocumicho (Michoacán) produzieren einzigartige Flöten und Panpfeifen und verkaufen sie auf den Märkten von Huancito und Patzcuaro. Sie haben die Form von Teufeln, Vögeln und Tieren und gelten als die besten in ganz Mexiko. Jedes Stück ist handmodelliert und anschließend in leuchtenden Farben bemalt; vielfach haben sie drei bis vier unterschiedliche Töne. Wenn sie in der Sonne glitzern und leuchten, sind sie nicht nur ein bevorzugtes Spielzeug für die verstorbenen Kinder, sondern ebensogut auch für die Lebenden.

Metepec ist berühmt für seine Kohlenpfannen mit Bleiglasur und Spielzeugfiguren, die die Form von bratenden Schweinen, Ochsen, Frucht- und Blumenkörben und Enten haben. Sie werden in Gießformen hergestellt und gelten als hervorragende Beispiele für Skulptur- und Glasurtechniken.

In Chililico, einem kleinen, vermutlich noch vorspanischen Ort im Staat Hidalgo, töpfern die Frauen Modelltöpfe und -schalen, eine große Vielfalt von Wasserflaschen und Weihrauchbecken, wohldekoriert, für die Ofrendas. Ausschließlich die Männer dieses Dorfes stellen tönerne Kerzenhalter für die Ofrendas her, denen sie die Form von Vögeln und kleinen Tieren geben.

Sie werden mit ganz normalen Kalkfarben, wie sie auch für das Anstreichen der Häuser verwendet werden, bemalt. Das tiefe Rot und Ocker dieser Produkte hat eine lange, vermutlich über die Spanier zurückreichende Tradition. Einst mußten Erdfarben von weit herangetragen werden; heute werden kommerzielle Farben verwandt, die aber ebenso teuer sind und für die Käufer ein erhebliches Opfer bedeuten. Auch hier zeigt sich, daß für die Toten gerade das Beste gut genug ist.

Schwarze Tonware, die traditionell seit vorspanischer Zeit für die Totenfeste verwendet wurde, findet sich noch heute auf den Ofrendas und den Gräbern. Die Tradition hat sich gehalten: bis heute produzieren die alten Zentren dieser Kunst die unglasierte, leicht rauch-schwarze Ware, die nach traditionellen Verfahren gewonnen wird (entweder Einfärbung oder reduziertes Feuer). Aber der Gebrauch hat sich gewandelt: Heute findet sich diese Ware nur noch selten auf Ofrendas oder Gräbern, sie ist zu teuer geworden: als Dekoration für moderne Wohnungen in Mexiko-City und im Ausland findet sie reißenden Absatz. Die bäuerlichen Gruppen können sich nur noch die schwere, schwarze, glasierte Ware leisten. Sie wird in Metepec, Huancito und Santa Fe de la Laguna das ganze Jahr über angeboten; die Kollektion der traditionellen Artikel wird heute durch dekorative Stücke zur Verzierung von Häusern, Kirchen und Ämtern ergänzt.
In verschiedenen Formen sollen die Seelen der Toten durch Weihrauch angelockt werden: Dreifüßige Becken mit Seelendarstellungen auf den Rändern werden in Ocotlan (Oaxaca)

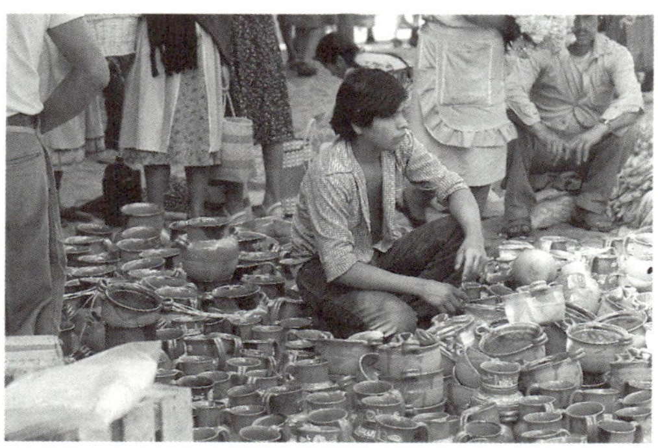

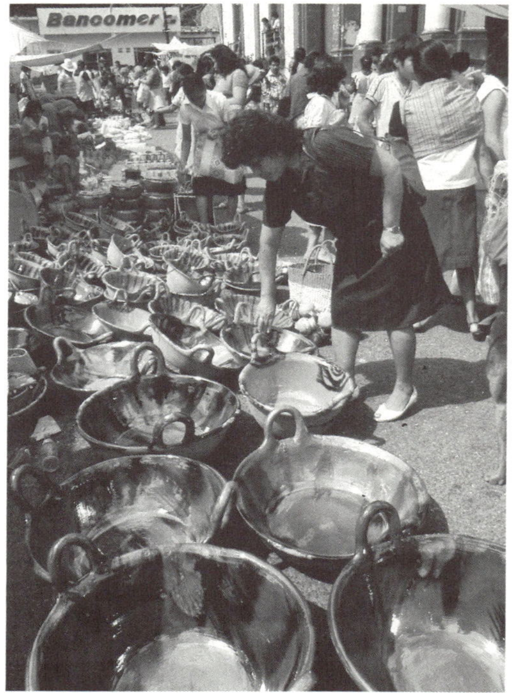

Keramikwaren werden zum Totenfest gekauft und anschließend weiterverwendet.

mit leuchtenden Wasserfarben bemalt; sie sollen die Seelen zurücklocken, die nach vorspanischer Überzeugung den Körper während des Traumes verlassen haben.
Die Töpfer in Papantla formen Öffnungen als Blätter und Blüten; der Weihrauch soll sich entsprechend entfalten und so die Seelen herbeirufen.

Traditionelle Töpferei der Maya wird in Yucatán aufgegriffen: Flöten, Körbe und Puppen in weiß, mit leuchtenden Farben verziert.

Metepec ist berühmt für seine tönernen Skelette und Schädel, die überall gerne für Ofrendas verwendet werden. Entweder werden sie glasiert oder in leuchtenden Farben auf weißem Vinyl-Grund bemalt. Die Produktion wird durch Kuriositäten ergänzt, wie Skelette, die Wagen lenken, aus ihren Särgen springen oder in einer Haltung sitzen, die an vorspanische Grabstellungen erinnert. Dies sind eher Produkte eines ausgefeilten Kunsthandwerks als tatsächlich auf Ofrendas verwendete Stücke. In Guanajuato wurde diese

»Skelettfamilie« um Miniaturen vergrößert, die ein beliebtes Geschenk für jedermann, aber besonders für Kinder sind.

Nur für den Totenkult produzieren die Bewohner von Huaquechula besondere Kerzenhalter. Sie geben ihnen die Form von reitenden Puppen oder Engeln; auf weißem Grund leuchten bunte Farben. Diese Produkte sind sehr begehrt, sie werden auch an weit entfernten Orten wie den Tälern Morelos verwendet.

Besondere Kerzen werden hergestellt: verziert mit bunten Wachsblumen (Mexiko-City), oder dick aus Bienenwachs gefertigt und mit Metallpapierstreifen und Blumen dekoriert (Toluca). Im Staat San Luis Potosi wird die Verwendung von Wachs noch weiter getrieben: ganze Altäre, die die Schnitzarbeiten des 19. Jahrhunderts nachahmen, entstehen hier aus Bienenwachs.

Papierschnitte und Fahnen sind die Spezialität von Puebla. Die Fahnen haben viel von ihrem Charme verloren, seitdem sie sich in Kuriositäten mit grinsenden Skeletten verwandelt haben und – um die hohe Nachfrage befriedigen zu können – maschinell hergestellt werden. Heute sind es Billigprodukte, die sich leicht ersetzen lassen.

Im gleichen Staat ist der Ort Amozoc für seine Miniaturen aus Gras und Lehm berühmt: kleine Ofrendas, Körbe mit Chilis, Menschen, Gräber, Einrichtungsgegenstände und Küchenutensilien – was immer zur Ofrenda gehört, wird als Spielzeug nachgebildet. Die große Nachfrage nach diesen Produkten hat dazu geführt, daß sie jetzt während des ganzen Jahres hergestellt werden.

In Mexiko-City beherrscht die Tradition von Posada, dem großen Künstler der Jahrhundertwende und Erfinder der Calaveras, der kleinen Toten, den Totentag. Skelette, Masken und Schädel aller Größe, aus Pappe, Holz oder Plastik, beherrschen mit ihrem Humor die Szene. Bäckereien schließen sich dieser Tradition an, wenn sie ihre Schaufenster mit aufgemalten Skeletten als Bäcker,

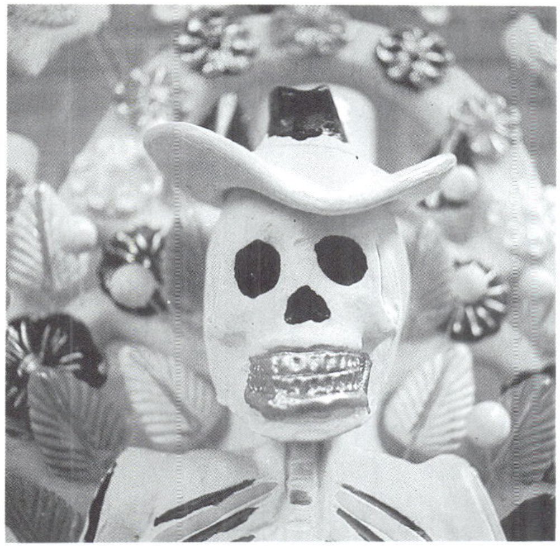

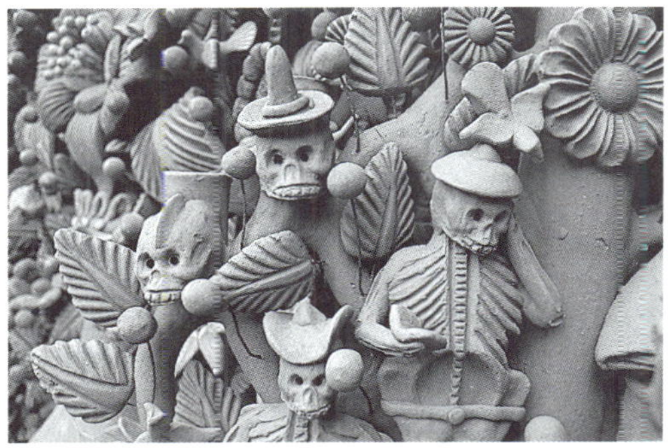

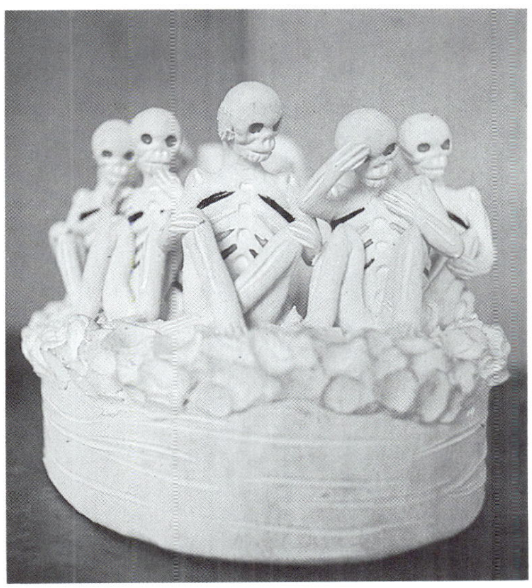

Figuren aus Metepec – einst eine regionale Spezialität, heute in ganz Mexiko begehrt

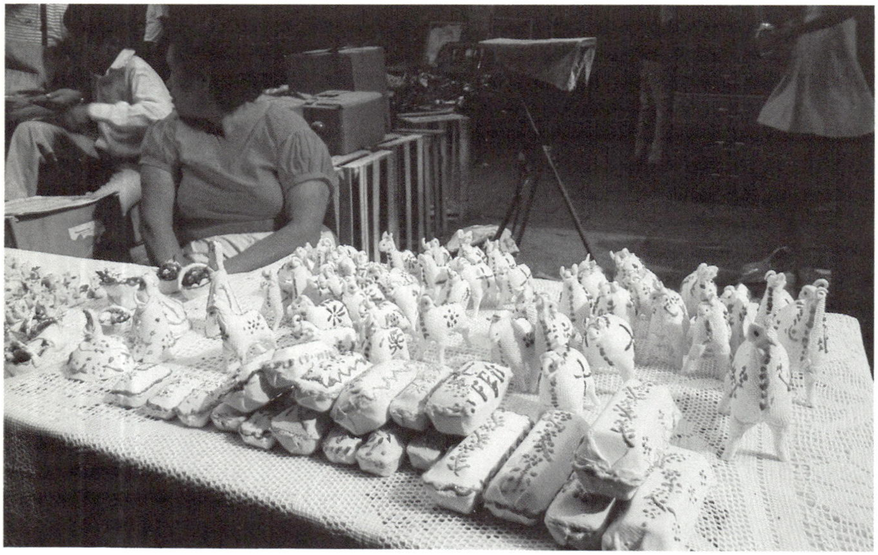

Spielzeugfiguren, aufklappende Särge aus jedem nur denkbaren Material – als Spielzeug für die verstorbenen Kinder ebenso wie für die noch lebenden!

Fahrradfahrer oder Auslieferer von Brot verzieren. Celaya (Guanajuato), ein Zentrum der Pappverarbeitung und Spielzeugherstellung, vermarktet Tausende Skelette, Schädel und Masken in ganz Mexiko, die auf die Calaveras von Posada zurückgehen.

Nur noch selten werden die Masken speziell für das Totenfest hergestellt. In Huastecan beispielsweise wird der berühmte »Tanz der Alten Leute« heute mit kommerziellen Plastikmasken zelebriert. Sie halten keinen Vergleich mit den traditionellen handgemachten Masken aus Holz oder Leder aus, die eine lange Tradition hatten.
Der Tanz auf den Gräbern wird noch in vielen Teilen des Staates Vera Cruz ausgeführt, aber die spektakulärste Veranstaltung findet in Acatlan (Puebla) statt: Tiger umschleichen zornig Cowboys, Karren und Tiere. Alle hier eingesetzten Masken sind noch individuell handgemacht; ihre künstlerische Ausdruckskraft kann von kommerziellen Plastikmasken nie erreicht werden.

Der Totentag ist für alle Bäcker wichtig. In der Stadt wird dem üblichen Brot einfach die traditionell runde Form gegeben und einige Knochen aus Teig als Hochrelief, bestreut mit Zucker, hinzugefügt. Auf dem Lande dagegen werden wahre Kunstwerke produziert: Brote aus aromatisiertem Kuchenteig in Form einbalsamierter Körper oder lebendiger Menschen, als Tiere. Überall wird als Verzierung rosa Zucker verwendet, oft werden die Augen schwarz mit Früchten ausgelegt. So ähneln diese Totenbrote den bekannten flachen Tonfiguren, die bei Grabungen in Tlatilco gefunden wurden.
Im Rio Balsas Flußtal werden Brote von bis zu 90 cm Länge für die Ofrendas hergestellt. Die ganz großen stellen die Großeltern dar, die mittleren die Toten der letztverstorbenen Generation, die kleinen die Kinder.
Diese Brote, die in ländlichen Gegenden noch heute auf den Ofrendas und am Totentag verwendet werden, finden ihre Parallelen in vorspanischen Opfergaben: »Broten« aus Maismehl, die mit Pulque veredelt wurden.

Eine besondere Produktengruppe sind die Spielzeuge für verstorbene Kinder. Papierene Begräbniszüge, Skelette als Hampelmann, kleine weibliche »Knochenfrauen«, die sich vorm Spiegel ihres Schminktisches bewundern, tanzende Paare und Brautleute – die Liste wäre endlos! Jeder Aspekt des Lebens wird nachgebildet. In Guanajuato werden Tonfigürchen mit Spiralfedern zu tanzenden Kameraden; Oaxaca hat sich auf mechanisch bewegliche Holzskelette spezialisiert: sie fahren auf Rädern auf endlosen Bahnen, »Knochenmann-Bands« spielen auf Instrumenten, ganze Theaterensembles treten auf und kommen zu wildem Leben, wenn die Kurbel gedreht wird.

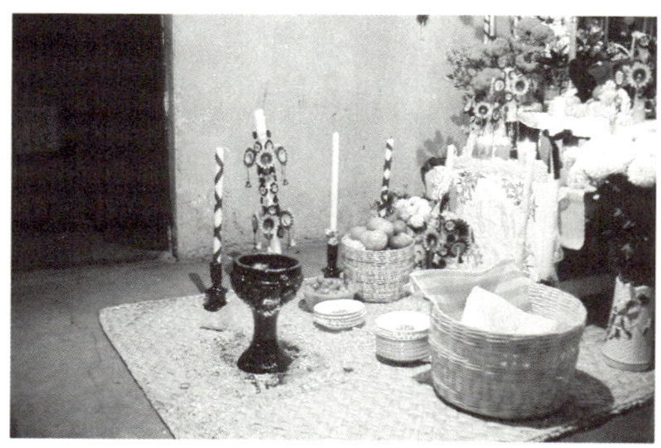

Auf Kerzen und Kerzenhalter kann nicht verzichtet werden. Auch hier lebt ein ganzes Handwerk vornehmlich vom Totenfest.

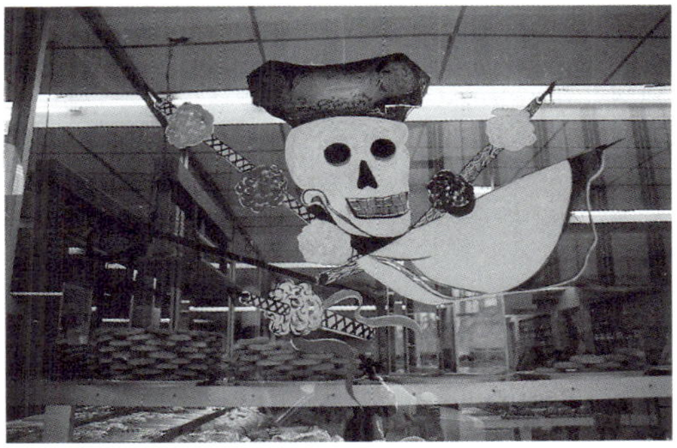

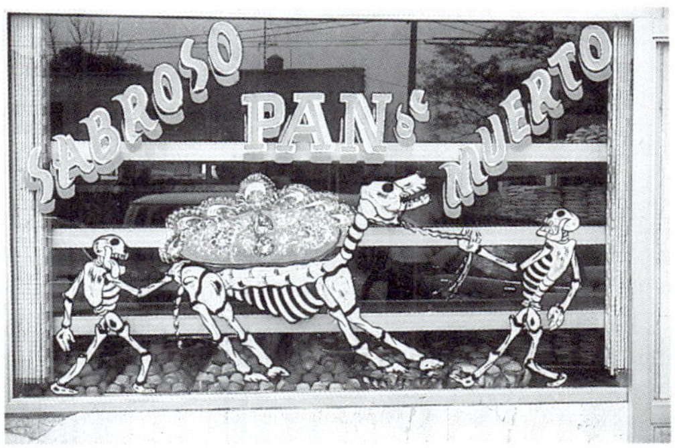

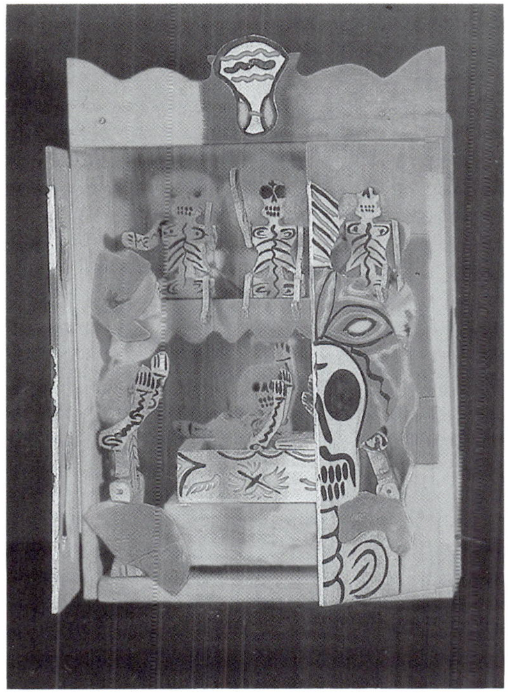

Das »Knochenmanntheater«. Alle Teile sind beweglich. Mit der Handkurbel werden sie zum wilden Tanz bewegt.

Das süßeste Handwerk bedient sich des Zuckers, der in Gießformen zu Schädeln, Fischen, Menschen, Engeln, Nahrungsmitteln, Blüten und, und, und geformt wird. Farbiger Zucker schmückt sie, auf Metallplatten werden die Namen der Freunde geschrieben und den Schädeln auf die Stirn geklebt.
Die Augenhöhlen sind mit rotem, blauem, grünem oder purpur Metallpapier ausgeschlagen, Zuckertränen laufen reichlich über die hohen Backenknochen. Und die Schädel sind nur eine Form der Zuckerkunst! Was immer das Leben formt, was immer auf einer Ofrenda aufgebaut wird – es ist auch in Zucker nachgebildet, hergestellt nach einer Spezialformel für »unzerbrechliche Zuckerwaren«.
All diese Figuren werden auch aus Pinienkernen oder Schokoladenpasten gebildet, als delikate Verschönerung der Ofrendas.

Die Zahl der kunsthandwerklichen Produkte für das Totenfest ist unendlich. Jede Provinz, oft jedes Dorf hat seine Spezialität. Einige Formen, wie bewegliche Spielzeuge, Pappskelette oder Masken haben sich über ganz Mexiko verbreitet, sind zu kommerziellen Artikeln geworden. Den meisten von ihnen ist das nicht gut bekommen; sie haben erheblich an Charme verloren.
Die große Masse der Totentagsartikel aber ist in ihren ursprünglichen Formen geblieben; wird heute noch speziell für den Totentag hergestellt. Sie sind Ausdruck der Vielfalt mexikanischen Lebens ebenso wie der tiefen Verbindung zu den Toten.

—

Irgendwo im Toluca-Tal. Ein kleiner Hügel verweist auf den Friedhof. Es ist der Tag der Toten. Einige hundert Meter vom Fuß des Berges entfernt essen und trinken Frauen und Männer, tanzen sie. Die Luft ist erfüllt vom Geruch der Tortillas, Würstchen und Chili. Bier, Tequila, Lachen, Ausrufe, Trinksprüche, Gesang tönen herüber – eine Szene, die die Kunst eines Breugels verdient hätte.
Wir klettern den trockenen, staubigen Pfad zum Eingang des Friedhofs herauf.

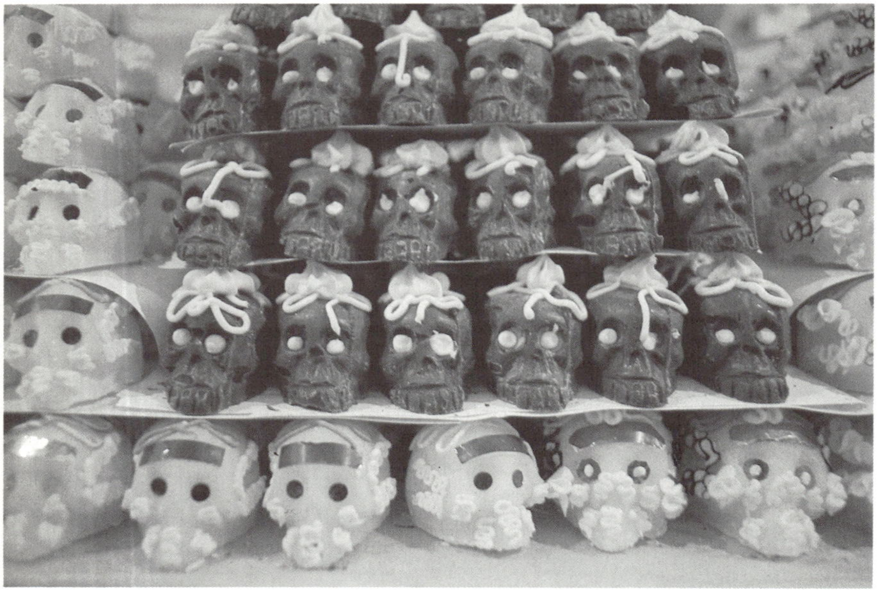

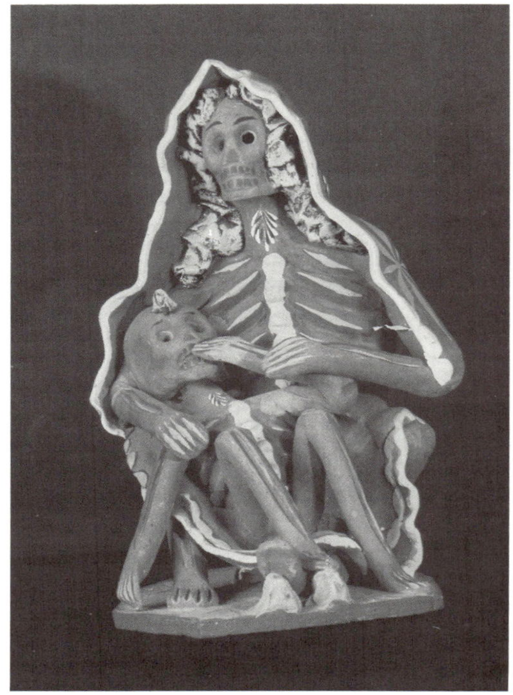

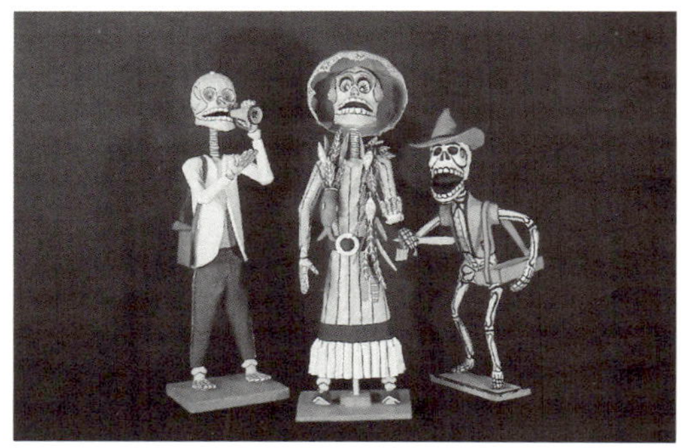

Nochmal Tradition und Posada: diese Figuren zum Totentag wurden vom Oberaufseher des Museums Diego Rivera hergestellt. Sie stellen die unterschiedlichen Funktionen in einem Museum dar, vom Direktor bis zum Führer.

An den Zaun, den Eingang halb verdeckend, lehnt ein Berg von Unkraut und ausgerissenem Gras, nahezu 4 m hoch. Die Überreste der Säuberung der Gräber, des jährlichen Verschönerungswerks für die besuchenden Seelen der Toten.
Wir gehen durch das Tor. Im Friedhof – keine Menschenseele. In totaler Stille ziehen dichte Staubwolken über uns. Die letzten Feuerstrahlen der untergehenden Sonne fühlen in die entfernten Ecken, machen Licht und Schatten spielen, baden die ungezählten, unzählbaren Blumen in letztes Licht, die jedes Grab Quadratzentimeter für Quadratzentimeter mit einem dichten Teppich von süßriechendem, leuchtendem Orange überziehen. Die Lacher, die von der fröhlichen Runde herüberschallen, können nicht das Geheimnis der Anwesenheit der Toten brechen, denn

Wenn wir sterben…
Sterben wir nicht wirklich
Weil wir leben, kommen wir zurück
zum Leben
Wir leben weiter, wir sind wach
das macht uns froh

Aus einem Nahuatl-Gedicht
ins Spanische gebracht von L. Portilla

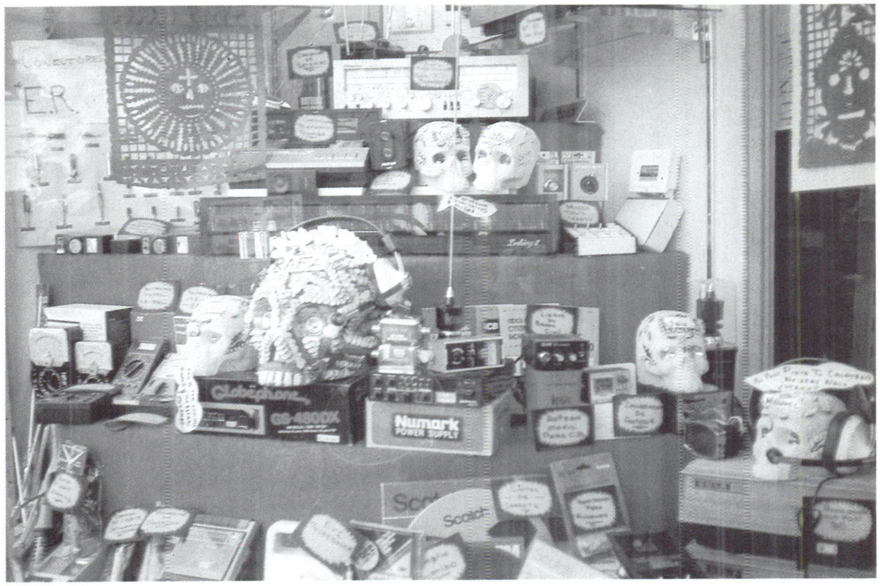

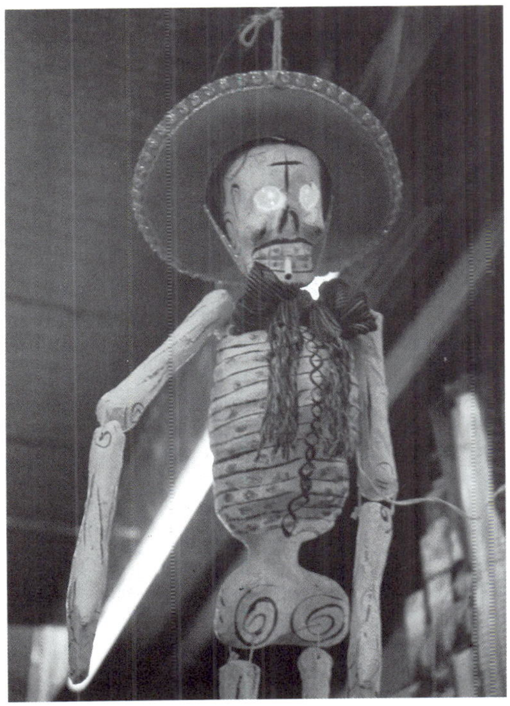

Kunsthandwerk als Werbegag. Ein Skelett preist die Sonderangebote auf dem Markt an. Zuckergußtotenschädel als Blickfang in einem Radiogeschäft in Mexico-City.

Felipe Flores

Der Tod der Mexikaner

Todesangst und Totenfeier in Mexiko

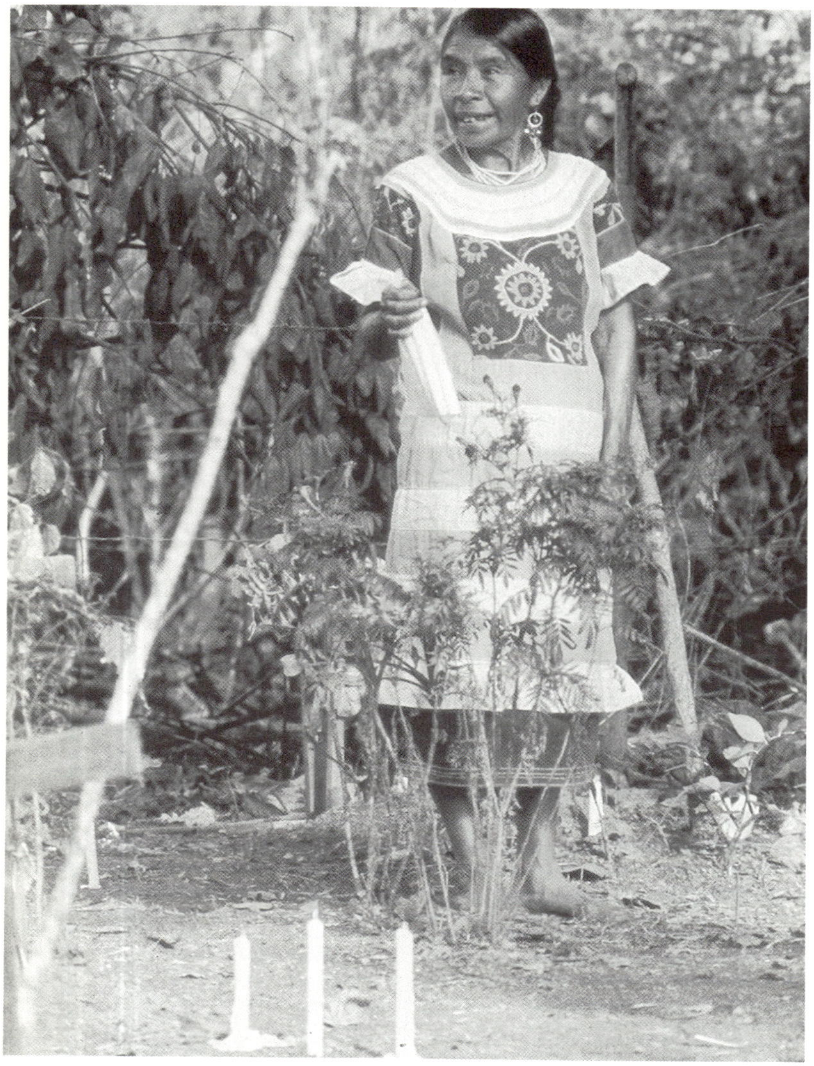

Alle Menschen haben Angst vor dem Tod. Viele von uns – insbesondere jene, die in einem stark säkularisierten und wenig religiösen Milieu leben – versuchen, nicht an ihn zu denken. Deshalb versetzen uns die Völker in Erstaunen, die Totenkult begehen. Viele Völker des Ostens wie des Westens haben Formen des Totenkults gekannt und bei manchen bestehen diese noch fort. Für die meisten ist jedoch inzwischen der Sinn derartiger Feiern verloren gegangen und die Riten sind uns unverständlich, bis man uns ihre Bedeutung erklärt.

Viele fragen sich, warum die Mexikaner ihre Toten feiern. Warum macht man daraus ein Fest? Auf diese Frage kann man verschiedene Antworten geben. Vom psychologischen Standpunkt ist die Antwort ganz einfach die: weil die Menschen Angst vor dem Tode haben.

Der Totenkult in Mexiko ist eine Form der Auseinandersetzung mit dem Tod, die aus einer langen und komplizierten Kulturgeschichte entstanden ist. Sicher gibt es darin auch viel Gemeinsames mit anderen Völkern, denn alle empfinden wir Angst vor dem Tod. Wir können also in diesen Zeremonien Aspekte finden, die im ureigentlichen Sinne der mexikanischen Kultur entspringen, sowie andere Inhalte, die in Beziehung zu der universalen Frage von Leben und Tod stehen.

Indianisches Totenfest in Papaloapa, Oaxaca.

Wir wollen nicht einfach aufhören zu existieren. Wir brauchen den Glauben an ein Leben im Jenseits, ein ewiges Leben. Der Totenkult deutet an, daß die Verstorbenen im Jenseits noch bestehen; so ist er ein Kult des Lebens.

Wort und Ritual

Der Totenkult wird mit allgemein zugänglichen Zeremonien der Ehrerbietung begangen, in denen vielfältige Elemente zum Ausdruck kommen. Eine Feier stellt ein gemeinschaftliches Vorgehen dar, bei dem verschiedene Riten zur Anwendung gelangen. Das Sprechen eines Gebets ist ein Ritus; das Anzünden von Kerzen ist ein anderer. Die Worte des Gebetes haben einen bestimmten Sinn, das Anzünden der Kerzen einen anderen. Jedes einzelne dieser Elemente hat eine bestimmte Bedeutung. Die Kerzen sind ein Sinnbild; Blumen sind ein anderes. Ein Sinnbild ist etwas, das unsere Gedanken von den sichtbaren zu den unsichtbaren Dingen hinlenkt. Wir sehen etwas und denken dabei an etwas anderes. Wir sehen die Flamme einer Kerze und denken dabei an das Leben. Oft kennen wir die Bedeutung einer Sache oder einer Handlung nicht, bis man sie uns erklärt. Damit ein Sinnbild verständlich wird, muß es in Verbindung zu Worten gebracht werden, die seinen Sinn erläutern. Beim Totenkult werden Zeremonien vollzogen, die mehrere Rituale beinhalten. Ein Ritus ist eine Geste, eine Handlung, die mit Hilfe von Sinnbildern ausgeführt wird. Ein Ritus ist die Ausführung sämtlicher Sinnbilder (Worte, Gesänge, Haltungen und körperliche Bewegungen bestimmter Personen in bezug auf gewisse Objekte), mittels derer eine zeremonielle Handlung vollzogen wird. Die Worte, die ein Ritual erklären, beziehen sich auf eine Geschichte, einen Bericht, eine Beschreibung, eine Glaubensvorstellung. Eine Zeremonie erstreckt sich auf mindestens drei Ebenen: die des Sinnbilds, die des Rituals und die gesamtheitliche Ebene der Zeremonie. Eine jede dieser Ebenen ist ihrerseits ein Sinnbild. Eine Zeremonie bedeutet also viele Dinge zugleich. Die Gesamtheit der Einzelbedeutungen bildet eine umfassende Bedeutung.

Die Worte, in denen die umfassende Bedeutung einer zeremoniellen Handlung dargelegt wird, sind die Mythen, d.h. Erzählungen über den Ursprung der Dinge, der Menschen und deren Schicksale. Der Mythos ist Ausdruck der Denkweise eines Volkes, seiner Einstellung zum Leben und zum Tode, seines Glaubens, seiner Weltanschauung. Um den Mythos zu erkennen, ist es oft erforderlich, die geschichtliche Entwicklung und den Ursprung des Ritus zu untersuchen. Rituelle Handlungen sind Ausdruck der ihrem Bestehen zugrundeliegenden Geschichte.

Wenn jemand einen Ritus vollzieht, dann tut er etwas, das viele verschiedene Bedeutungen hat. So etwa bedeutet das Anzünden einer Kerze Liebe und Verehrung gegenüber den Vätern, Glauben an ein Leben im Jenseits, die Absicht, den Weg der Toten in die Welt der Lebenden zu erleuchten und, da die Toten das Kerzenlicht brauchen, um ihren Weg nicht zu verfehlen, ist diese Handlung Ausdruck der Macht, die wir über sie haben.

Jeglicher Ritus hat folglich verschiedene Bedeutungsebenen: eine persönliche Bedeutung und eine von allen Mitgliedern der Gemeinschaft geteilte, bei der wiederum unterschieden werden kann: a) eine offenkundige Bedeutung, über die leicht gesprochen werden kann; b) ein latenter, etwas verborgener Sinngehalt (das, was wir denken, aber nicht aussprechen; was wir nur mit Mühe auszudrücken vermögen, was wir nur verstehen, wenn wir die Vorgeschichte des Rituals oder den Mythos kennen, der dieses erklärt); c) eine unbewußte Bedeutung, die zutiefst in unserem Geist verborgen ist, aber dennoch durch unsere Worte und Gesten zum Ausdruck kommt.

Der Ritus ist wie ein Traum

Traumbilder sind Metaphern. Ein junger Mexikaner schildert folgenden Traum: »Ich war in einem kleinen Zimmer und kniete neben meinem Bett. Ein Hund biß mich in ein Bein und ließ mich nicht bewegen. Dabei warf mir meine Mutter verschiedene Gegenstände zu: Uhren, Messer, Spielsachen. Sie nahm diese Dinge von einem Regal, das sich bewegte.« Der betreffende junge Mann war nach dem Erdbeben vom vergangenen September einige Stunden unter den Trümmern eines Hauses neben der Leiche seiner Mutter verschüttet gewesen; sein Bein war dabei unter den Resten einer eingestürzten Mauer eingeklemmt. Über die verschiedenen Teile seines Traumes befragt, setzt er die Kleinheit des Zimmers mit dem engen Raum in Verbindung, in dem er verschüttet gewesen war; den Biß des Hundes, mit seinem eingeklemmten Bein und dem entsprechenden Schmerz, die ihm zugeworfenen Gegenstände und das Regal, das sich bewegt, mit der Wahrnehmung des Bebens. Das Bett in dem Traum ist das gleiche, das er in seiner Kindheit hatte, und die Spielsachen sieht er als die an, die sein Bruder zu jener Zeit besaß. Seine kniende Haltung ist durch das Gebet und die Angst begründet. Er versteht jedoch nicht, warum es seine Mutter ist, die mit den Gegenständen nach ihm wirft, erklärt aber, seine Mutter habe ihm im Traum zugelächelt. Nachdem wir mehrere Sitzungen lang an der Analyse dieses Traumes gearbeitet hatten, stellt sich u. a. folgendes heraus: Der junge Mann empfindet tiefe Schuldgefühle, weil er seine Mutter überlebt hat, und seine Unfähigkeit, ihr zu helfen, verursacht ihm großen Schmerz. Im Traum entschuldigt er sich: »Etwas hielt mich fest und ich konnte mich nicht bewegen«. Außerdem träumt er, daß seine Mutter lebt, was seinen Wünschen entspricht. Die Strafe, die er zu verdienen glaubt, daß er noch am Leben ist, wird in eine kindliche Strafe umgewandelt, die die Mutter dadurch vollzieht, daß sie ihm Gegenstände (vor allen Dingen Messer) an den Kopf wirft. Als er noch ein Kind war, pflegte seine Mutter, wenn sie zornig war, Dinge auf den Boden zu werfen. Im Traum rächt sie sich an dem Sohn für ihren Tod, lächelt aber dabei, zum Zeichen dafür, daß sie ihm verziehen hat. In diesem Traum treten auch noch andere kindliche Konflikte zutage: das Bett der Kindheit, die Spielsachen des Bruders, auf den er eifersüchtig war. Der junge Mann hatte seinem Bruder gegenüber feindselige Gefühle, ja Todeswünsche empfunden. Der Bruder rächt sich in der Gestalt der Mutter. Unter den Trümmern hatte er einmal gedacht »ich will leben, auch wenn meine Mutter stirbt«. Daher seine großen Schuldgefühle. Mutter und Bruder rächen sich an ihm im Traum. Auf diese Weise wird der Traum seinen Wünschen gerecht: dem Bedürfnis, seine Schuld zu sühnen, Verzeihung zu erlangen und dem Wunsch, daß die Mutter am Leben wäre.

Im Traum gibt es einen klar erkennbaren Aspekt, nämlich die Traumbilder, und einen anderen, latenten: die vom Traum befriedigten Bedürfnisse. Träume sind Metaphern, die Wünsche erfüllen. In den Träumen sind unsere Wünsche gegenwärtig und die Konflikte, die diese uns verursachen; nicht nur die aktuellen, sondern auch die aus der Kindheit.

Riten wie Träume sind Metaphern. Genauso wie Traumbilder haben auch Riten viele einander überlagernde Bedeutungen. Wie die Träume, dienen auch die Riten der Erfüllung unserer geheimsten Wünsche. Wie die Träume, beziehen sich auch die Riten auf Gedanken und Wünsche aus unserer Kindheit und auf die daraus entsprungenen Konflikte. Wenn wir eine Kerze anzünden, denken wir an viele Dinge: an das Leben, den Tod, den harten Existenzkampf, unsere Pläne, unsere Kinder, an die Angst vor dem Tode. Einige dieser Gedanken sind ausschließlich persönlicher Art, andere spiegeln die Vorstellungen der Gesellschaft wider. Einige Gedanken bringen wir offen zum Ausdruck, andere behalten wir für uns. Und andere Gedanken sind in unserem Geist gegenwärtig, ohne daß unser bewußtes Denken davon weiß: Unbewußte Gedanken, die konfliktreich für uns sind, etwa der Haß, den wir noch vor dem Tode und danach gegen den Toten empfinden ob der Verlassenheit, in der er uns zurückläßt, und viele andere Gedanken mehr, die sich mit Gefühlen befassen, die für unser Gewissen unannehmbar sind.

Eine brennende Kerze ist eine Metapher für das Leben, von dem wir hoffen, daß es jenseits des Todes besteht. Für die Frau, die während des Totenfestes schweigend am Grab wacht, ist sie auch ein Sinnbild, eine Metapher für den Toten selbst. Die schweigende Frau personifiziert den Toten: Er lebt in ihr. Die Metapher der schweigenden Frau erfüllt den

Wunsch, daß der Tote leben möge, daß sie weiter mit ihm verbunden sei, daß sie ihn nicht verloren hätte. Die Gesten, Gegenstände und Zeremonien, die in ihrer Gesamtheit den Kult ausmachen, werden nicht heute von uns geschaffen, wir sind vielmehr in sie hineingeboren worden, wie man in eine Kultur oder in die Geschichte eines Volkes hineingeboren wird. Auch die Elemente, mit denen wir unsere Träume aufbauen, sind nicht von uns geschaffen. Doch mit den Elementen, die uns Träume und Riten liefern, drücken wir uns aus, ähnlich wie mit Worten. Der Ritus versetzt uns in das mythische Gedankengut des mexikanischen Volkes, doch zugleich ist er eine Metapher unseres eigenen Innern, Abbild unserer Zerrissenheit und symbolische Verwirklichung unserer verborgenen Wünsche. Der Mensch ist ein metapherbildendes Lebewesen, das in Sinnbildern denkt. Die rituelle Handlung verquickt die Geschichte mit dem inneren Kampf der Individuen. Die Kulturgeschichte und das Unbewußte der Menschen verbinden sich im Mythos und in der Feier. So wie der Traum den Tod zugleich nachvollzieht und leugnet, machen auch die Bestattungsrituale, mit denen wir den Tod verleugnen wollen, diesen immer wieder von neuem gegenwärtig. Ritus wie Traum sind die dialektische Einheit zweier in Konflikt zueinander stehender Gegensätze.

Leben und Tod werden als etwas empfunden, das Teil der natürlichen Ordnung ist und zum Weltenlauf gehört. Sie stellen einen Aspekt der deterministischen Weltordnung dar. Wenn die Riten zugleich Leben und Tod bedeuten, dann nehmen sie Bezug auf die alles in sich einschließende Ordnung des kosmischen Geschehens.

Das Fest von Leben und Tod

Ein wesentlicher Unterschied zwischen weltlichen Festlichkeiten und religiösen Riten besteht in der Beziehung zu der ihnen zugrundeliegenden Erklärung. Bei weltlichen Festen geht es darum, etwas in Erinnerung zu rufen, es durch das Gedenken präsent zu machen; bei den religiösen Riten hingegen wird etwas nachvollzogen, das damit tatsächlich gegenwärtig werden soll. Die religiöse Feier will nicht nur eines Ereignisses der Vergangenheit gedenken, sondern unter dem Schleier der Sinnbilder soll sie die Ereignisse, auf die sie Bezug nimmt, wiederholen, sie tatsächlich erneut stattfinden lassen. Die Sinnbilder religiöser Handlungen sind als Zeichen gedacht, die *das* wirklich hervorbringen, was sie bedeuten.
Das gemeinschaftliche Handeln des Totenkultes in Mexiko besteht aus einer Anzahl vielgestaltiger Zeremonien, die vielerlei Riten enthalten und verschiedene Sinnbilder verwenden. Die öffentliche Totenehrung umfaßt eine Vielzahl verschiedener Elemente: Gegenstände (Kerzen, Blumen, Speisen, Getränke, Masken), Worte (Gebete, an die Toten gerichtete Äußerungen, Bemerkungen zwischen den Zelebranten, mythische Erzählungen, Darlegungen von Glaubensvorstellungen), Personen (Männer, Frauen, Kinder, »mayordomos«,[1] die ganze Gemeinschaft, die die Feier zelebriert, ist an sich schon ein Sinnbild) und schließlich Bewegungen, körperliche Verrichtungen und Ausdrucksweisen.

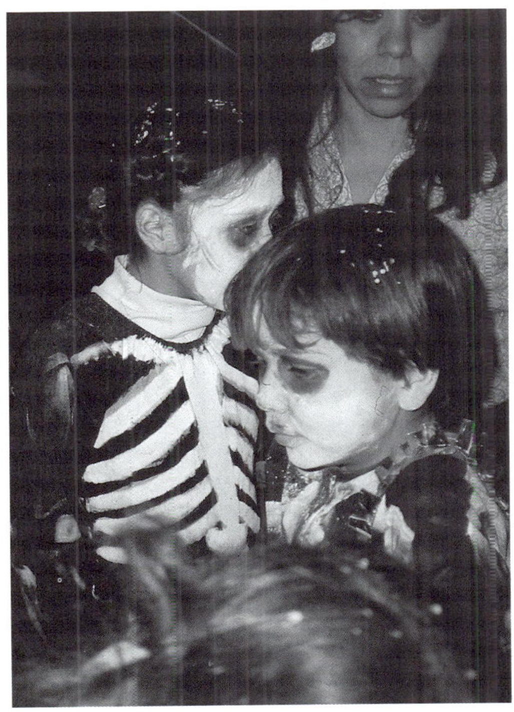

Verkleidung und Spiel gehören dazu. Kinder beim Totenfest in Mizquic.

Die zeremonielle Handlung ist ein öffentlich zugängliches, gesellschaftliches Ereignis, das auf die Mythen oder Berichte über den Ursprung der Gemeinschaft verweist. Indem sie die Anfänge wieder aufgreift, wiederholt und vergegenwärtigt sie diese. Die Gemeinschaft feiert ihren Ursprung und erschafft sich selbst damit von neuem. Der Kult hat eine soziale Funktion, die der Gemeinschaft Zusammenhalt verleiht. Im Ritual des Totenkultes findet die Gemeinschaft den Ausdruck ihrer Geschichte, die Wiederherstellung ihrer imaginären Identität. Jegliche Identität ist imaginär, denn sie bezieht sich auf das Bild, das wir von uns selbst haben. Mein Gesicht, das was ich von mir denke, ist das Bild meiner selbst, ist meine Identität. Mexikaner sein zu wollen, heißt, dem Bild gleichen zu wollen, das wir uns von einem Mexikaner machen (daher feiern auch die Mexikaner im Ausland, insbesondere wenn sie eine größere Gemeinschaft bilden, wie etwa die in die USA Ausgewanderten, den Totentag »auf mexikanisch«, so als wollten sie damit ihre verlorene Identität zurückgewinnen). In dem Maße, in dem sie den Bericht ihrer Gründung nachvollzieht, ist die kultische Handlung einer Gemeinschaft eine Garantie für deren Identität. Das Bild eines Volkes kommt in dessen Festen zum Ausdruck.

Die Zeremonien des Totenkultes in Mexiko lassen eine Haltung gegenüber dem Leben und dem Tod erkennen, sind Ausdruck einer bestimmten Einstellung zum Tode. Diese Zeremonien stellen ein Fest dar. Ein Fest ist vom Sinne des Wortes her etwas, das den Ablauf des Alltäglichen durchbricht. Das Alltägliche aber ist das Profane. Und darum gehört das Fest, das diesen Alltag durchbricht, in den Bereich des Heiligen. Das Fest ist eine Sphäre, in der das nicht Profane, also das Heilige, entsteht. Das Heilige und das Profane werden durch ihre Gegenüberstellung definiert: profan ist das nicht Heilige; heilig, das nicht Profane. Das Heilige ist etwas, das nicht mit der Realität des Alltags zu tun hat, ist etwas anderes, Transzendentes: Es ist ein Fest. In dem Maße, in dem es mit dem Alltäglichen, mit den Regeln und Aspekten, die unser gewohntes Leben ausmachen, bricht, wird das Heilige zum Unbekannten, zu etwas, das uns erschreckt, gleichzeitig aber auch anzieht. In dem Maße, in dem es die profane Zeit durchbricht, wird das Heilige zu einer zeitlosen Realität oder zumindest zu einer anderen als der linearen Zeit, die Anfang und Ende besitzt, d.h. zu einer zyklischen Zeit, in der alles wiederkehrt, zu einer Zeit der ewigen Wiederkunft der Dinge, einer Zeit der immerwährenden Rückkehr des Ursprungs. Das Fest ist wie ein Blumenkelch, der sich inmitten der Alltagszeit öffnet. Das Fest ist Zeit, die sich in der Zeit öffnet, Zeit mystischer Vereinigung, Zeit der Neuschöpfung, zyklische Zeit der Schlange, die sich in den Schwanz beißt. Die Zeit des Totenfestes gehört in diese Sphäre, die außerhalb der Zeit liegt. Das Fest wird in einem himmlischen, einem heiligen Raum begangen, der auf halbem Weg zwischen Licht und Düsternis liegt, am Rande des Grabes, zwischen Leben und Tod. In diesem nicht profanen Raum ist alles Werden, alles Altern, alles Sterben nichtig. Leben und Tod heben einander auf und verschmelzen miteinander im Fest.

Von einer Zeit des Ursprungs zu reden, heißt von Geburt reden und auch von Tod. Die Zeit des Festes ist die Zeit des Lebens und des Todes. Die Gesamtheit der Riten, die das Totenfest ausmachen, bringen diese fundamentale Tatsache zum Ausdruck: jedes Symbol versinnbildlicht das Leben, ein jedes versinnbildlicht auch den Tod. Leben und Tod sind die beiden Gesichter ein und derselben Sache. Das Totenfest wird in einem besonderen Raum begangen, der genauso wie der häusliche Raum Mittelpunkt und Nabel der Welt ist: Heimat der Mutter und Hort aller Fruchtbarkeit. Der Ort der Toten ist am Anfang der Welt, doch auch dicht neben der Wohnstätte des Menschen gelegen. Das Totenfest wird im Mittelpunkt des Kosmos, im Innersten der Erde gefeiert. Das Totenfest wird im Schoße der Mutter begangen. Auf diese Weise verwirklicht das Fest den kindlichen Wunsch unseres Unbewußten, in den mütterlichen Schoß zurückzukehren.

Den Tod zu töten ist eine lange, mühsame Arbeit

Wir Menschen – gleich ob gläubig oder nicht – legen alle gewisse rituelle oder quasi-rituelle Verhaltensweisen an den Tag, deren Funktion darin besteht, unsere Angst und unseren Schmerz angesichts des Todes auszudrücken, zu beherrschen und abzuleiten: die Aufbahrung, das den Angehörigen ausgesprochene Beileid, das üblicherweise als Ausdruck der Trauer getragene Schwarz, das Totengebet, die Todesanzeige, der Blumenschmuck, die Gesten des Abschiednehmens und viele andere Verhaltensweisen in der Zeit der Trauer.

Als Trauer bezeichnen wir jenen schmerzhaften geistigen Prozeß, der mit dem Verlust eines geliebten Menschen in Gang gesetzt wird. Durch diese psychische Arbeit gelingt es uns, uns allmählich von dem Menschen loszulösen, den wir verloren haben, um selbst weiterleben zu können.

Bei allen Ritualen oder Quasi-Ritualen stehen Leben und Tod einander im Kampf gegenüber. Die Zeremonien bedeuten eine Wiederholung, nicht nur der ewigen Wiederkehr des Ursprungsmythos, sondern der Tatsache des Todes im Bereich der Psyche. Als ambivalente Wiederholung, die zum Jahrestag den Schmerz erneuert, die Verlust und Tod erneuert, bringt der Ritus unsere verborgensten Wünsche zum Ausdruck und vollzieht das Sterben in dem höchsten Einsatz fordernden und allmählich verwirklichten Bestreben immer wieder nach, den Tod schließlich zu beherrschen und so, ähnlich wie am Ende der psychischen Arbeit der Trauerbewältigung, den Sieg über Schmerz und Todessehnsucht davonzutragen.

Der Tod ist nicht nur ein einmaliger Einschnitt. Der Tod ist ein Prozeß. Nicht ein Erleiden, sondern ein Handeln; so ist der Tod im Laufe der ganzen Trauer ein allmähliches Sterben. Erst die Stunde der Trauer setzt diesem Sterben, das ein Weg ist, ein Ende. Die Spanne der Trauerzeit entspricht der Zeit des unvollendeten Todes, der Dauer der Reise der Toten, der Zeit, in der ihre Schatten noch durch Häuser und Straßen irren und über jenen aztekischen Weg des Windes, der wie Obsidianklingen schneidet, an den Ort gelangen, an dem der Mensch als solcher tatsächlich stirbt. Dort hat die Trauer ein Ende und der Tote ist tot; das Vergessen besiegelt sein Ausscheiden aus der Gemeinschaft der Lebenden. Die Trauer wird Jahr für Jahr von neuem belebt, bis die vier Jahre verflossen sind, die der Tote braucht, um an seinen Bestimmungsort zu gelangen. Auch mit jedem Totenfest wird die Trauer neu belebt. Das Totenfest ist Trauer ohne Ende. Das Ende der Trauer besiegt den Tod durch die Fortführung des Lebens. Ein paradoxer Sieg, der den Tod in seiner Endgültigkeit bestätigt. Der wahre Tod, der seinen Abschluß gefunden hat, ist der Tod des Gedenkens. Um weiterleben zu können, muß man den Toten in der Erinnerung töten (...und der Tod kehrt in Gestalt des Schuldgefühls zurück); den Toten nicht abtöten, heißt, in ihm tot sein (...das ist die Schwermut). Wenn man nicht vergißt, wenn die Wiederholung des Hinscheidens nicht besiegt wird, lebt der Tod auf Dauer in der Seele, als ein das Leben verdüsternder Schatten.

Der Tod ist ein Prozeß, ein Weg, ein Übergangsritual, der Initiationsritus für ein Leben anderer Art. So wie bei der Initiation des Heranwachsenden das Kind sterben muß, um als Erwachsener neu geboren zu werden, so muß der Tote endgültig sterben, das Leben der Lebenden hinter sich lassen und eine Vielzahl von Prüfungen bestehen, um das Leben der Toten zu erlangen. Besteht er diese Prüfungen nicht, wird er auf der Strecke bleiben, auf ewig zu ruhelosem Einherschweifen verurteilt. Deshalb bieten die Mexikaner ihren Verstorbenen Hilfeleistungen an, damit diese gut an ihr Ziel gelangen: Rosenkränze, Messen, Gebete für »einen guten Tod« (was auch im Sinne eines Sterbens ohne die Sünde zu verstehen ist, die ihre Seele vom rechten Weg abbringen könnte), Speisen als Wegzehrung, bei den Azteken einen Hund als Begleiter, Kerzen zur Beleuchtung des Weges und zum Wärmen in der kalten Grabesnacht, ein Schiffchen für das tote Kind, »das den Jordan überqueren muß«, wie es

bei den im Staate Puebla für verstorbene Kinder abgehaltenen sogenannten »Spielzeug-Totenwachen« üblich ist.
Auch für die Lebenden bedeutet der Tod mit dem entsprechenden Trauerprozeß (bei dem man nicht auf halbem Weg bleiben darf, will man nicht den düsteren Schatten der Depression anheimfallen) einen Übergang, die Einführung in ein neues Leben, häufig verbunden mit all den Anforderungen, die der Alltag bei einem derartigen Verlust aufwirft. Wenn jemand den Tod eines anderen überlebt oder bei einem Unfall mit dem Leben davonkommt, spricht man von seiner »zweiten Chance« oder davon, daß er »wiedergeboren wurde«. Der Kampf, den der Tote im Jenseits zu bestehen hat, um an sein Ziel zu gelangen, ist eine Projektion, eine Metapher jenes Kampfes gegen den Tod, den der Mexikaner während der Trauer in seinem Inneren zu bestehen hat, um weiter leben zu können. Der innere Kampf der Trauer ist der Kampf gegen den Todeswunsch.

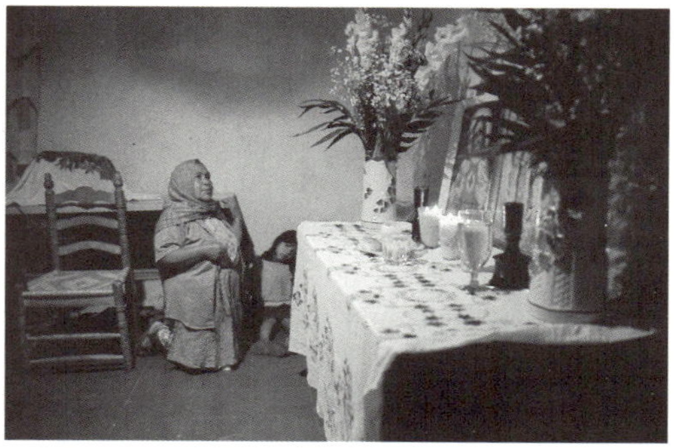

Intensive Trauerarbeit: eine Frau trauert um den Tod ihres Mannes beim Rosenkranzbeten in Ocotepec.

Der Tod ist ein Verlangen

Der Tod ist ein Verlangen, das wir in uns tragen: der Wunsch, zu sterben, der Wunsch, zu töten. Das Totenritual läßt in seiner Wiederholung diesen Wunsch Wirklichkeit werden.
Drei Aspekte des Todes sind in allen Menschen als Verlangen gegenwärtig: a) die Sehnsucht, zu den Anfängen, zur Geburt, zum Anbeginn der Welt zurückzukehren; b) der Wunsch, in die Vergangenheit – im Sinne einer Verleugnung der Zukunft – zurückzukehren, sie zu wiederholen, die Kindheit des einzelnen Individuums und der Welt wieder zu erleben; c) der Wunsch, Tod hervorzurufen: zu töten oder zu sterben. Wenn dieser Todeswunsch nach außen gewandt wird, bedeutet er Feindseligkeit, Aggressivität, Mordlust, Kriegslüsternheit. Wird diese Mordlust wiederum unerträglich, so wird sie auf andere übertragen, nach außen projiziert: Dann sind es die anderen, die mich verfolgen, mich angreifen. Gegen mich selbst gerichtet, bedeutet dieses Todesverlangen die Sehnsucht nach meinem eigenen Tod. So etwa verbündet sich mein Gewissen mit dem Tod, wenn es mit unerbittlichem, zerstörerischem Haß fordert. Das Schuldbewußtsein ist Ausdruck einer Todessehnsucht. Auch die Schwermut, die mich mit dem Toten identifiziert, bedeutet Todessehnsucht. Dieser Todeswunsch lauert ständig in uns. Wann immer wir jemanden lieben, hassen wir ihn auch. Immer sind wir ambivalent und Liebe und Haß bestehen in unseren Beziehungen nebeneinander. Darum ruft jeder Tod Schuldgefühle in uns wach.
Der geliebte Mensch, Gegenstand meiner eigenen Ambivalenz, meiner Liebe und meines Hasses, auf den ich meine Todessehnsucht

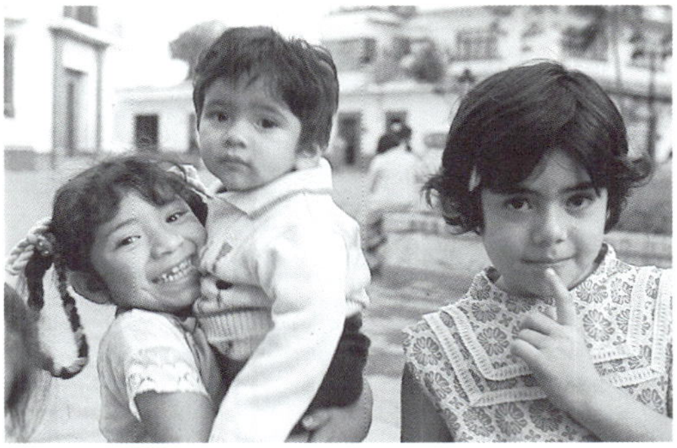

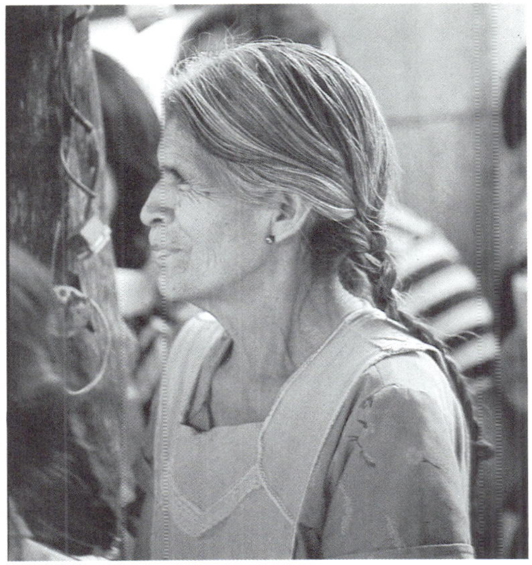

Die Mexikaner haben eine tiefe Sehnsucht, zu den Anfängen, in die Kindheit, in den Schoß der Mutter zurückzukehren.

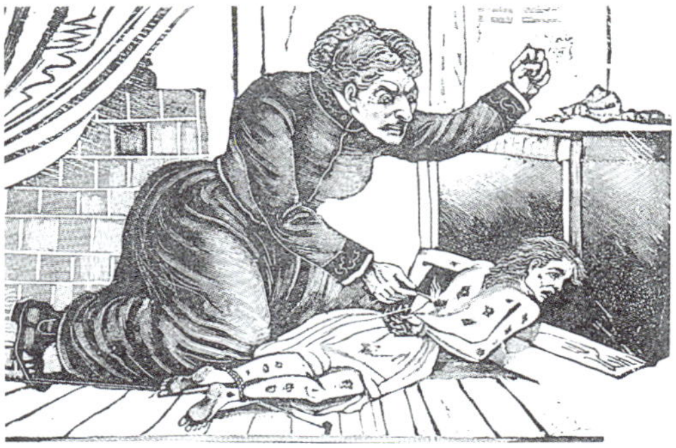

Der Wunsch, den Tod herbeizuführen, als eigenes Sterben oder als Mord, ist bei vielen Mexikanern ausgeprägt. Zeitungslithographie von Posada.

und meine Feindseligkeit projiziert habe, verwandelt sich in den widerwärtigen Träger des Todes, in den Rachegeist, der mich verfolgt und mit Entsetzen erfüllt. Indem er mich verfolgt und mich angreift, bestraft er mich und fügt mir Leid zu. Das Leid wird damit zur Sühne, zu einer Wiedergutmachung, die meine Schuld erleichtert. Wer sich über die Toten lustig macht, der wird von der Trauer heimgesucht werden, er wird ein »Totengeist« oder verfällt dem Wahnsinn. Wer Böses tut, den »ziehen die Toten des Nachts an den Füßen«, dem erscheinen sie in der Dunkelheit, um ihn zu erschrecken, lassen ihn krank werden oder nehmen ihn mit, töten ihn also. Der Tod als Strafe.
Rituale und Mythen verbinden vielerlei Sinngehalte: Leben und Tod, Vergangenheit und Zukunft, Liebe und Haß, Integration und Zerfall, Vereinigung und Trennung, innerer Todestrieb und Unterdrückung desselben: Der Widerstreit der Gegensätze, der den Kosmos und die Geschichte in Bewegung hält; der Kampf, der in der Entwicklung des Menschen zum Ausdruck kommt.

Die Verleugnung des Todes

Der Mexikaner flieht den Tod, genauso wie er seine Sexualität ablehnt: Er verneint den Tod, indem er das Leben leugnet. Kultur und Geschichte entstanden, um den Tod zu bekämpfen; doch indem sie den Tod verleugnen, verneinen Kultur und Geschichte auch die Sexualität und das Leben. Es gibt nur eine Möglichkeit zu leben, die sich nicht selbst verleugnet, nämlich die, den Tod voll und ganz zu akzeptieren.
Im Grunde genommen glaubt niemand an seinen eigenen Tod. Der Mexikaner, der das Totenfest begeht, akzeptiert den Tod nicht, sondern will ihn verleugnen.
Der Tod, an den wir glauben, ist der Tod des anderen: der Tod des Rivalen, dessen, der uns hinderlich ist oder eine Last für uns bedeutet. Allenfalls ganz einfach der Tod, der nicht der meinige ist. Doch der Tod kommt immer zu seinem Recht: der Tod des Feindes schlägt als zersetzendes Schuldgefühl auf uns zurück. Der Tod des geliebten Wesens ist auch mein Tod, denn der geliebte Mensch ist ein Teil meiner selbst. Der Tod des anderen, an den ich glaube, macht meinen Tod, an den ich nicht glaube, gegenwärtig. Deshalb ist der Tod des Anderen immer bedrohlich. Der Tod des geliebten Menschen bedeutet Tod meiner selbst, Amputation, Verstümmelung, Kastration, Verlust eines Teils meiner selbst. Somit ist die Rückgewinnung des Anderen, der tot ist, gleichbedeutend mit der Rückgewinnung meiner selbst: Sei es, daß ich ihn zurückgewinne, indem ich ihm gleich werde, das heißt, selbst sterbe, um unsere Verbindung aufrechtzuerhalten, da ich an die Stelle des Toten trete, sei es auch, indem ich den Toten in mich selbst hineinverpflanze, ihn mir einverleibe, als würde ich ihn bei einem Festmahl verschlingen. Das Ergebnis ist in jedem Fall mein Tod. Die einzige Art und Weise, in der ich etwas von dem Toten für mich zurückgewinnen kann, ist, ihn mir ganz zu eigen zu machen, so als sei er nicht mehr der Andere, durch die uneingeschränkte Anerkennung seines Todes: Den Anderen töten, damit er in mir lebt, dabei aber ganz ich ist, und nicht mehr er. Es geht darum, den Tod mit dem Tode zu töten.

Doch der Tod und der Kampf gegen ihn erzeugen Angst. Der Tod ist meine Katastrophe. Gegen diesen Tod sucht der Mexikaner falsche und nutzlose Auswege: 1) die Ideologisierung, 2) die Gleichgültigkeit, 3) die Aggressivität, 4) die Flucht nach vorn.

1) Um den Tod zu verleugnen baut sich der Mexikaner Theorien, Philosophien, Mythen und religiöse Glaubensvorstellungen auf: Die Toten leben ein Leben ohne Tod, »sie haben uns nicht verlassen«, »sie kommen uns besuchen«, kurz, die Toten sind nicht tot.

Sie schützen die Lebenden, »kommen uns begrüßen«, »sind im Himmel«, treten für uns ein. Wenn die Toten kommen, unterhält man sich mit ihnen, macht ihnen Vorwürfe, weil sie nicht besser auf Vieh oder Ernte aufgepaßt haben, bittet sie um Verzeihung dafür, daß man ihrer nicht mehr gedacht hat, erzählt ihnen den neuesten Klatsch und berichtet ihnen über alles, was sich seit ihrem letzten Besuch ereignet hat. Selbst der »verlassenen Seele«, die keine Verwandten mehr auf Erden hat, bereitet man einen angemessenen Empfang. Auf diese Weise tragen wir unserem Wunsch Rechnung, nicht gänzlich zu sterben, über den Tod hinaus zu bestehen, im Gedenken der Menschen fortzuleben. Die Welt und die Gemeinschaft werden bei unserem Tod nicht gleichgültig bleiben: »Unsere Nachkommen werden uns erwarten, wie wir unsere Eltern erwartet haben«. Die Toten sind gar nicht tot; wie in der Vorstellungswelt der Kinder sind sie ganz einfach nur »weit weg« und von weit her »wandern sie die ganze Nacht hindurch«. Entsprechend der kindlichen Vorstellung schlafen die Toten nur; der Tod kann rückgängig gemacht werden, er ist nicht endgültig.

Zwar ist jeder Todesfall verfrüht, überraschend, ein greifbarer Beweis für die Unvollendetheit und die Unvollständigkeit des Lebens und der Dinge, doch können die Toten zurückkommen und ihre Angelegenheiten regeln, ihre Geschäfte abschließen, die Mütter über die Erziehung von Kindern oder Enkeln beraten. Das einzig vollkommene Leben ist das, das auf den Tod folgt.

2) Um den Tod zu verleugnen, nimmt der Mexikaner eine stoische, scheinbar heldenhafte Haltung ein, die durch ihre Härte lähmt. Wie eine Leichenstarre der Seele tötet der Stoizismus den Schmerz, der Leben bedeutet, stillt die Tränen und verhindert die Hinnahme des Verlustes durch eine Verkapselung der Trauer, die sich wie ein bösartiges Geschwür im Fleisch einnistet. Die Hinnahme des Verlustes ist der Weg zum Leben.

Um den Tod zu verleugnen, nimmt der Mexikaner eine Pose der Gleichgültigkeit, eine Haltung resignierenden Fatalismus ein: Auf den Verlust eines ihrer Kinder – eines der vielen, für die sie zu sorgen hat – reagiert eine indianische Mutter mit dem Kommentar: »Da kann man nichts machen; so ist eben das Leben.« Ein indianischer Vater spricht in Pátzcuaro sein Gebet: »Ich gebe dir mein Kind zurück und danke dir dafür, daß du es mir geliehen hast.« Das Erleben des Todes unter den Mexikanern ist ein Erlebnis ausgeprägter Resignation. Hierzu tragen das anhaltende Elend, die ihnen seit jeher auferlegten wirtschaftlichen Opfer, die jahrhundertelange Unterdrückung, die so leichte und niemals angeprangerte Repression und all ihre Krankheiten bei.

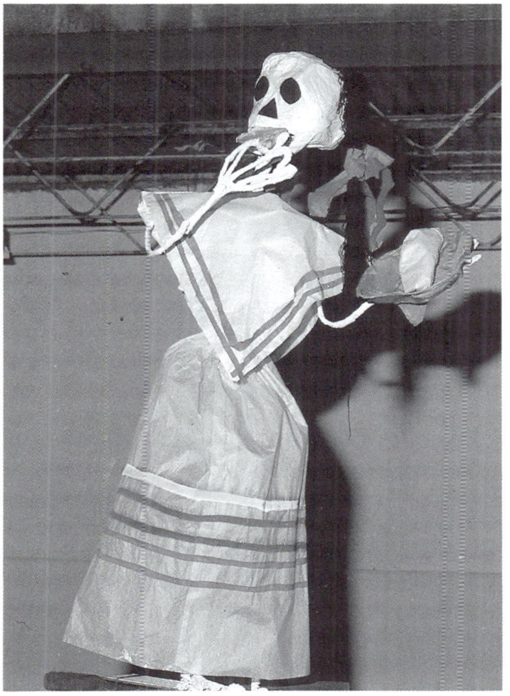

Kann man den Tod ertragen, wenn man sich ihm, wie einer Frau, hingibt?

Andere wiederum versuchen, den Tod mit einem »Staatsstreich« von innen heraus zu unterlaufen, indem sie sich dem Tod, dem Totenschädel, dem Dürren, Knochigen, Kahlköpfigen wie einer Frau hingeben,[2] mit masochistischer, selbstzerstörerischer Lust, die diesen Tod als Todessehnen, als Sehnsucht nach der Rückkehr zur schützenden Mutter, zum Ursprung, zum Nichtgeborensein gegenwärtig macht.

3) Um den Tod, und insbesondere seine eigene Todessehnsucht zu verleugnen, kehrt der Mexikaner seine Feindseligkeit nach draußen: Das ist die Rache. Der Verlust bedeutet damit Verlassenwerden: »Wie konntest du fortgehen und mich verlassen!« lautet die zornige Anklage an den Toten. Mit seinem Weggehen hat der Tote mich angegriffen. Die Feindseligkeit kann auch in einem Angriff gegen mich selbst bestehen: »Ich bin schuld daran!« Doch wenn ich dem Toten

Vorwürfe machen und ihm meinen Zorn ausdrücken kann, dann heißt das, daß er lebt und meine Klagen hört. Und wenn ich mich an seinem Tod schuldig fühlen kann, bedeutet dies, daß ich ihm mit meinem Leben, das seines besiegt hat, den Tod verursacht habe. Der Tod wird zugleich bestätigt und verleugnet. Liebe und Haß verbinden sich in dem Toten. Die Austragung der Aggression macht den Toten zu einem scheußlichen Gespenst und verwandelt ihn in einen die Lebenden verfolgenden Geist.

4) Um den Tod zu verleugnen, bedient sich der Mexikaner der Flucht nach vorn und hindert sich selbst am Denken, indem er sich in wildes, selbstzerstörerisches Tun stürzt. Der Mexikaner gibt sich der Lust hin, als verzweifelte Verneinung des Todes, der jedoch immer wieder von neuem durch die Feststellung bestätigt wird, daß es keinen vollkommenen Genuß gibt.

Der Mexikaner sagt: »Mir ist alles egal!« wobei er sich damit brüstet, daß er gewohnt sei, »bei Toten mit Streichholzköpfen Wache zu halten«.[3] Es gibt zahlreiche Zeugnisse in der Literatur, die diese Art der Todesverachtung als ein besonderes Merkmal des Mexikaners hervorheben : »Der Mexikaner fürchtet sich nicht vor dem Tod, er lacht über ihn«; in Mexiko »ist das Leben nichts wert«; »in Mexiko wird getötet oder gestorben, um etwas zu beweisen, das weder vergleichbar oder gar mehr wert ist, als das, was man verliert«; »sich dem Tode zu stellen ist in diesem Land eine Frage der Männlichkeit«; »wir haben eine ganz besondere Sensibilität gegenüber dem Tod«; »der Mexikaner ist von Kindesbeinen an mit dem Spiel mit dem Tod vertraut« und »schläft in seinen Armen«; »von klein an macht sich das Kind in der Form verschiedensten Spielzeugs mit dem Tod vertraut«; »die mexikanischen Kinder nehmen an Totenwachen teil, betrachten voller Neugier den Sarg und spielen mit den Kerzen«; der Mexikaner »spielt« mit dem Tod (wörtlich: er lost um ihn) beim Stierkampf, beim Rennen, Wetten und Liebesabenteuern.
»Der Totenschädel bringt mich zum Grinsen«, gröhlt der Mexikaner. Doch wer kurioserweise die Zähne in gefrorenem Lachen grinsend entblößt, ist eben der Totenschädel. Hinter diesem Ausspruch des Mexikaners, der den Tod verleugnen soll, verbirgt sich gerade seine Bestätigung. Der hier verwendete Ausdruck »pelárselas« (entblößen) spielt in der Vulgärsprache auch auf Masturbation an. Indem er hier auf den Tod bezogen wird, soll damit der Verlust, die Kastration, verleugnet und die Männlichkeit bestätigt werden. Die Kastrationsangst ist eine nahe Verwandte der Todesangst. Angesichts der Todesangst reagiert der Mensch mit der Erotisierung seines Verhaltens und einer Bekräftigung der Sexualität, die eine Bejahung des Lebens sein soll. Doch der Tod ist hinterlistig: Die Ejakulation wird auch als Verlust empfunden, als Entleerung, als ein partieller Tod. Die Erotisierung wiederholt in der orgastischen Ermattung das Todeserlebnis und schafft damit einen unausweichlichen, zwanghaften Teufelskreis.

Der Mexikaner versucht den Tod zu verleugnen oder im Stumpfsinn des Rausches »das Leid zu ertränken«, wie er es ausdrückt, ist doch der Alkohol Bestandteil einer jeden Totenwache oder Totenfeier. In der Trunkenheit findet der Mexikaner ekstatische Berauschung verbunden mit der dumpfen Ruhe des Vergessens und einer Empfindung des Nichts. Der Schlaf des Rausches ähnelt dem Todesschlaf. So soll der Tod durch etwas verleugnet werden, das ihm gleicht. Jeder falsche Ausweg, jede versuchte Verleugnung des Todes läuft letztlich auf dessen Bestätigung hinaus.

Der Tod und die machtvolle Ordnung der Natur

Man versucht den Tod dadurch zu leugnen, daß ihm die Kraft der aktiven und fruchtbaren Natur entgegengesetzt wird. Doch die Macht der Natur ist auch die Macht des Todes. Die Natur, mit dem Kreislauf der Jahreszeiten und der ständigen Wiederholung von »Geburt und Verfall« ist selbst Erneuerung und Tod. Diese Natur nimmt die machtvollen Toten in sich auf und verleiht ihnen Kraft. Die kosmische Schicksalhaftigkeit der Natur ist die Unvermeidbarkeit des Todes. Die Natur

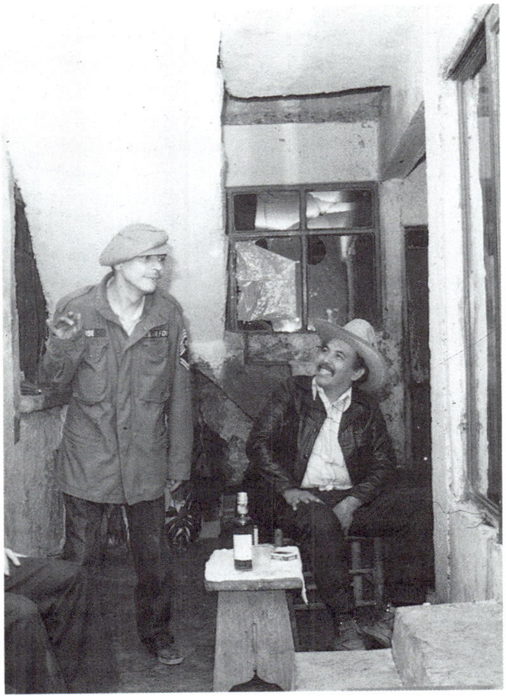

Der Mexikaner versucht den Tod im Stumpfsinn des Rausches der Zeit zu ertränken. Alkohol ist Bestandteil jeder Totenfeier und jeden Totenfestes.

birgt die Toten in ihrem Schoß wie die Erde. Das Grab sichert diese heilige Macht. Der Tod ist Schicksal: Es war nicht die »Freiheit« des Menschen, sondern seine Todesart, die bei den Azteken als maßgeblich für das Leben im Jenseits galt. Das Grab ist ein geheiligter Raum. Sterben, begraben werden bedeutet Opferung, bedeutet Umwandlung des Profanen in nicht Profanes. Die Bestätigung der Natur als Bekräftigung der Schicksalhaftigkeit des Todes ist zugleich Verleugnung des Todes als innerster Wunsch. Das Sterben wird so als eine Art der Unterwerfung empfunden. Der Mexikaner, als Teil der Natur, unterwirft sich dem Tode. Der Tod wird dadurch als äußere und kontingente Kraft bejaht, als notwendig und dem Menschen als solchem innewohnend jedoch verneint. Es wird damit geleugnet, daß der Tod etwas Natürliches sei: Er kommt immer von außen, ist eine Strafe Gottes, ist die Personifizierung der Krankheit und der Macht der Natur. Wer stirbt, unterwirft sich einer kosmischen Ordnung, etwas, das von außen kommt. Auch die Wiederkehr der Toten, die Wiederholung des astronomischen Zyklus der Tage und Nächte und der Jahreszeiten unterliegt dieser Ordnung: Die Toten kommen in aller Ordnung zurück, ein jeder zur vorgeschriebenen Zeit, am vorgeschriebenen Tag, zur gegebenen Stunde: zuerst kommen die nicht Getauften, dann die Getauften, dann die, die eines gewaltsamen Todes gestorben sind usw., und in der gleichen Reihenfolge kehren sie in das Reich der Schatten zurück.

Die Toten sind etwas Eßbares

Der Mexikaner tritt dem Tod mit allem entgegen, was er hat, selbst mit den archaischsten und primitivsten Aspekten seiner Persönlichkeit, nämlich jenen der Oralität. Daher kommt die Verwendung von Speisen im Totenkult. Den Tod zu leugnen heißt, den Verstorbenen in einem selbst am Leben zu erhalten, sich durch reale oder metaphorische kannibalische Einverleibung mit ihm zu identifizieren und sich auch von dem Toten verspeisen zu lassen: »*Ich* esse, auf daß es *dir* wohl bekomme«, sagt ein Teilnehmer am Totenfest zu dem Verstorbenen. Der Lebende nimmt den Platz des Toten ein. Aber der Tote kann seinerseits den Lebenden strafen, indem er ihn krank werden läßt oder ihn schwächt und dann heißt es »der liebe Tote hat ihn leergesaugt«, d.h. der Lebende wird verschlungen. Das primitivste geistige Modell der Identifikation ist das der oralen Einverleibung, der kannibalischen Einverleibung: Der Identifikationsprozeß ist ein ambivalenter Vorgang. Um etwas Lebendes mir einzuverleiben, vernichte ich es außerhalb meiner.

Die Toten kommen und werden mit einem Festschmaus aus Obst, Süßigkeiten, sogenanntem Totenbrot, Broten in Form menschlicher Gestalten und diversen Getränken erwartet. Man läßt sie damit allein (»um sie nicht zu stören«, »damit sie nicht ärgerlich werden«): Sie sollen »den Duft«, »die Substanz« der Opfergaben zu sich nehmen. Wenn sie wieder fort sind und den Speisen einen Teil ihrer Kraft übertragen haben, dann werden diese mit ihnen geteilt: Das heißt soviel, wie sich die Toten einzuverleiben. Der

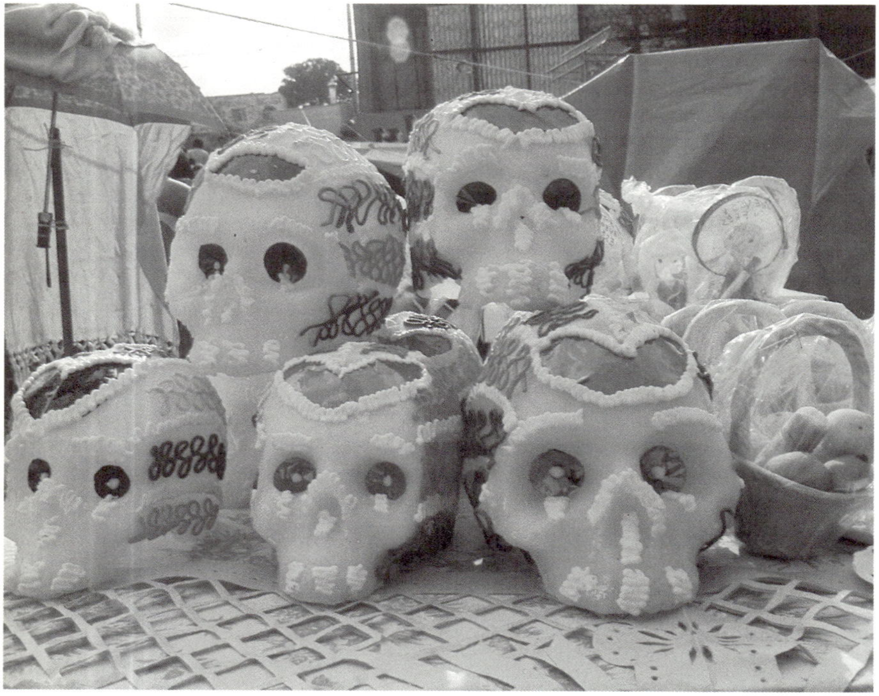

Der Tod als Nahrungsmittel; er kann im wahrsten Sinne des Wortes »verinnerlicht« werden.

Sinn dieses Festessens, in dem wir »unsere Vorfahren« zu uns nehmen, tritt noch klarer in dem Brauch zutage, demzufolge die »mole«[4] oder das in einer Kürbisschale aufgetragene Schokoladengetränk mit dem Wasser zubereitet werden sollen, mit dem dem letzten Verstorbenen der Familie die Füße gewaschen wurden. Diese Geste wiederholt die mythische Einheit des Ursprungs. Das Miteinanderleben mit den Toten kam noch viel deutlicher in dem alten, heute aufgrund sanitärer Bestimmungen verbotenen Brauch zum Ausdruck, die Leichen für den Festschmaus aus den Gräbern auszugraben. Der Ritus bringt die primitivsten, unbewußten Phantasien der oralen Einverleibung aus den Uranfängen an den Tag, ähnlich denen des Verschlingens der mütterlichen Brust und der Mutter selbst.

Während des Besuchs der Toten wird auch getrunken, und oft in großen Mengen. Der Schokoladentrunk, der erfrischende rote Aufguß aus Jamaica-Blüten und andere Fruchtgetränke sowie »pulque«[5] gehören immer zu einem Totenfest. Während die Frauen wachen, trinken die Männer, wobei es allerdings nie versäumt wird, dem Toten zuerst ein wenig »pulque« anzubieten.
Während man trinkt, steigt der Weihrauch zum Himmel, wie das Leben, wie die Gebete und die Opfergaben.

Ein anderes kostbares Naß, das niemals fehlen darf, ist das Weihwasser: Das lebensspendende Wasser läutert und verjagt die Dämonen und bösen Träume.

Licht und Finsternis

Das Reich der Nacht, der Schatten, ist auch das Reich des Todes: Die Toten und die Gespenster ziehen im Schutz der Dunkelheit umher. Wenn die Toten wiederkehren, sind sie Schatten, die »die ganze Nacht wandern« und man muß ihnen den Weg zu den Lebenden weisen. Deshalb werden zahlreiche Kerzen aufgestellt, »um den Seelen den Weg zu weisen« – den Weg des Lichts und des Lebens – und auch »weil es sie friert«. Die Kerzen verkörpern jedoch auch »das Leben, das erlischt«. Mit den brennenden Kerzen wird den Toten Leben dargeboten. Und schließlich ist das Licht ein Wunsch, der in der Finsternis glüht, ein ständiges Gebet an jene, die für die Lebenden Fürbitte leisten können.

Man hat auf den Sonnenkult als möglichen Ursprung der Lichtsymbolik hingewiesen. Das Licht ist das Sonnenlicht, Ursprung des Lebens. Die Sonne (»el sol«) ist wie ein Vater, der die Erde befruchtet. Die brennenden Kerzen sind Phallussymbole, die den Vater versinnbildlichen.

Daneben besteht jedoch auch die Symbolik des Mondlichtes als Metapher für das mütterliche Element.[6] Sonne und Mond sind universale Symbole von Vater und Mutter, vom Ursprung aller Dinge.

Sterben als Inzest

Todesmythen sind zugleich Ursprungsmythen. Sterben heißt, wieder geboren zu werden, zu den Ursprüngen zurückzukehren, in den Grabschoß der Mutter Erde heimzukehren. Begraben werden, bedeutet Aussaat und Befruchtung der Erde. Sterben ist daher ein inzestuöser Akt, der ein Sühneopfer fordert: sterben ist ursprünglich mit Schuld belastet, die mit neuem Leben gesühnt werden muß.

Sterben heißt wiedergeboren werden und die Wiederkehr der Toten ist ein neues Gebären der Natur. Indem wir uns wünschen, nicht zu sterben, sondern für ein anderes Leben wiedergeboren zu werden, setzen wir uns den Tod als Rückkehr an den Ursprung zum Ziel. Unser Wunsch nach ewigem Leben ist ein Todeswunsch, denn nur der Tod kennt keine Grenzen. Geboren werden ist das Gegenteil von sterben, doch die Geburt der Kinder bringt die Eltern dem Tode näher. Die Geburt des einen ist der Tod des anderen, zugleich aber auch seine Verewigung. Leben und Tod sind miteinander verschlungen, wie Vater und Mutter in einem nie endenwollenden Zeugungsakt, gleich den Todesgöttern der Azteken im Mictlan.

Das Opfer als Begegnung mit dem Vater

Der Totenkult ist das Gegenstück zur Schwermut: Der Tod ist mit dem Schuldgefühl verbunden und dieses wiederum mit dem Bedürfnis, zu sühnen und einen imaginären Schaden wiedergutzumachen. Deshalb ist jeder Tod, der grundsätzlich immer Schuld hervorbringt, Anlaß für das Opfer, das Gabe und Wiedergutmachung bedeutet. Das Opfer ist ein Akt des Austausches: »Du bist gestorben, ich lebe. Dafür gebe ich dir (das Opfer) und zahle damit für mein Leben«, »mit meinem Tod gebe ich dir das Leben zurück«. Die Schuld zersetzt, Wiedergutmachung verbindet. Das Opfer stellt die verlorene Einheit wieder her; es ist eine Art Kommunion.

Das Opfer kann gegenständlicher oder moralischer Art sein, äußerlich oder masochistisch, ein himmlisches Fest oder Verbot jeglicher Freude; immer ist es jedoch Zerstörung und Neuschaffung: Man stirbt als etwas Profanes und wird als etwas Heiliges wiedergeboren. Das geopferte Objekt wird zur Sphäre der Läuterung. Jeder Tod bedeutet eine Trennung, die durch das Opfer zunichtegemacht wird. Die Trauerarbeit ist selbst eine Opferhandlung. Der Schmerz ist Opfergabe. Tränen sind Läuterung. In Mexiko wird den Toten »ihre Beweinung dargeboten«; dafür gibt es den Ritus der »Totenbeweinung« (auf spanisch wörtlich »Knochenbeweinung«). Das Weinen ist eine versöhnende Opfergabe.

Die primitiven Götter gaben sich dem Tod hin, um der Welt Leben zu schenken; nunmehr bringt der Mensch den Menschen und den Dingen den Tod, um den Göttern, unseren Vorfahren, Leben zu spenden: »Unsere Väter sind gestorben; man muß opfern, damit sie wiederkehren«. Opferhandlung und Opfergabe wiederholen und annullieren in einer Geste den Zeitpunkt des Todes der Väter. Der Vater ist gestorben, um uns Leben zu geben; um dieses Leben zu besitzen, müssen wir uns den Vater einverleiben, uns mit ihm identifizieren, ihn verschlingen, um selbst Väter, Heilige, Götter zu werden. Das Opfermahl und der Verzehr der Opfergaben bedeuten den Tod des Vaters und die Identifikation mit ihm, das Einnehmen seines Platzes: Er selbst zu werden und so die Kraft der Geschichte zu besitzen. Die Reihenfolge der uns besuchenden Toten ist die Geschlechterfolge der Generationen. Den Platz der Toten einzunehmen heißt, uns selbst in unseren Vater zu verwandeln. Wenn Sterben Inzest ist, so ist das Opfer dessen Sühne.

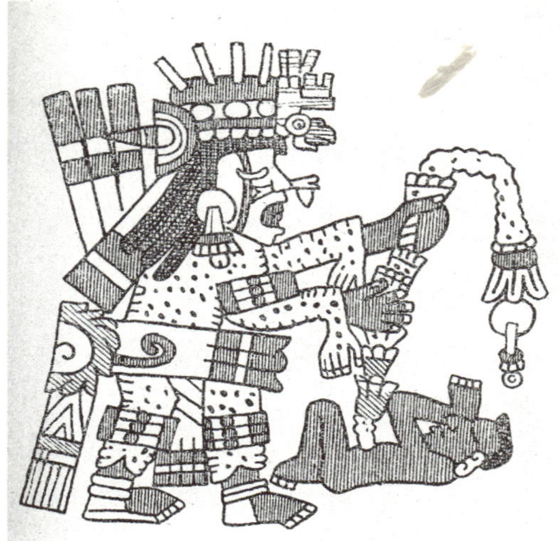

Die Götter gaben sich dem Tod hin, um die Welt zu erschaffen; nun muß sich der Mensch opfern, um den Göttern, den Vorfahren Leben zu spenden. Xipe Totec, »Unser Herr der Geschundene«, der Erdgott. Kodex Fejérvary-Mayer.

Der Tote ist die Moral

Sich den toten Vater einzuverleiben bedeutet auch, sich dessen Gesetz einzuverleiben, selbst zum Träger der Gebote und Verbote zu werden, die die Völker begründet haben: Das Leben der Völker geht aus dem Tod ihrer Väter hervor. Das Gewissen, das Gesetz des Vaters, verbindet Leben und Tod. Die Stimme des Gewissens ist die Stimme der Geschichte, die Stimme der verstorbenen Väter.

Ihre Geister verkörpern das Gewissen, sie sind die Stimme, die in uns spricht, uns als Schuldgefühl quält und verschlingt. Die Toten, die auf Besuch kommen, sind Abbild, Personifizierung unserer wohlgesinnten oder erbarmungslosen Moral. Die »lieben Toten« (»los muertitos«), die uns besuchen, »geben uns gute Ratschläge«, »schelten uns, weil wir Böses tun«, bestrafen uns für Fehlverhalten. Die schlimmste Strafe ist die, daß »sie uns mitnehmen«. Die Toten nehmen die Bösen mit. Ein Unfall ist eine Strafe: »Gott hat dich bestraft«, »dein Vater ist wohl böse auf dich«.

Der Tote ist mein anderes Ich

Der Tote ist nicht nur Spiegelbild unseres Gewissens, sondern auch das Bild dessen, was wir sein möchten. So wie die Seele der Doppelgänger des Leibes ist, ist auch der Tote mein zweites Ich. Der Tote bin ich selbst, er ist eine Wiederholung meiner selbst. »Wie du aussiehst, sah ich einst aus; wie du mich siehst, wirst du einst aussehen« lautet die Aufschrift auf mexikanischen Totenschädeln.

Der Teilnehmer am Totenfest setzt sich ein zweites Gesicht auf, spaltet es ab, indem er die Maske des Toten, irgendeines Dämonen oder Tieres oder eines anderen seltsamen und mächtigen Wesens trägt. Für manche Völker ist das Gesicht die Seele, das Leben. Die Toten haben kein Gesicht. Wir fertigen Totenmasken aus Holz oder aus Wachs an, um das Antlitz des Verstorbenen und damit sein Leben lebendig zu erhalten. Früher pflegte man die Totenmaske aus Wachs auf

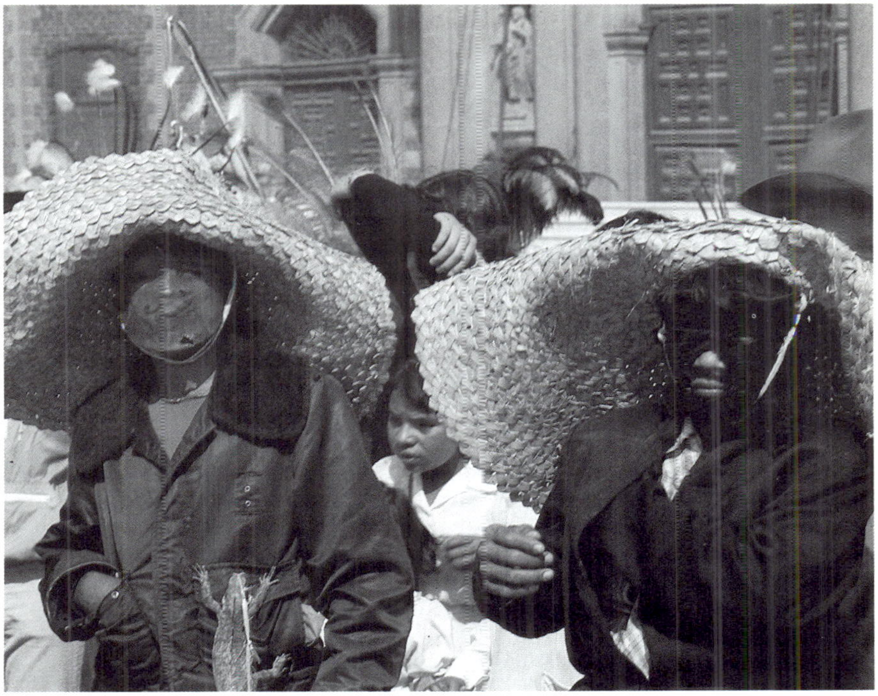

Die Teilnehmer des Totenfestes tragen ein »zweites Gesicht«, eine Maske des Todes, eines Dämons oder Tieres. Vielfach wird das Gesicht als »Seele« interpretiert; die Toten haben kein Gesicht.

der Vorderseite des vom Rumpf getrennten Schädels zu modellieren und sie dann im Haus umgeben von Heiligenbildern und Kerzen aufzubewahren. Der Tote ist auch ein Schatten und jeder Schatten ist ein Doppelgänger, sei es der Doppelgänger-Schatten des Toten oder der Schatten des Lebenden. Die Toten sind gesichtslose, augenlose Schatten. Die Maske ist ein Gesicht, das man sich ausleiht. Mit der Maske leihen wir den Toten Augen, damit sie sehen können und auf diese Weise werfen wir selbst einen Blick ins Jenseits.

Diese Aufspaltung, die mich vervielfältigt, zersetzt mich zugleich. Meine Aufspaltung ist mein eigenes, gegen mich selbst gerichtetes Todessehnen. Um nicht zu sterben, vervielfältige ich mich, doch meine Spaltung unterwirft mich dem Tode. Da der Tod das Scheitern meines Ichs bedeutet, ist das Bild, das ich mir von mir mache, die Liebe, die ich für mich empfinde wie auch die Schaffung meines Doppelgängers auf die Flucht vor dem Tode und auf das Überleben dessen ausgerichtet, was ich zu sein glaube, zugleich aber auch auf mein Ende.

Die Toten erfüllen im Jenseits unsere Wünsche: sie sind mächtig, sie belohnen oder bestrafen, heilen oder machen krank, helfen Schätze heben oder die geliebte Frau erobern, vor allen Dingen aber sterben die Toten nicht. Das Reich der Toten ist das Reich des ewigen Lebens. Sich dem Tode hinzugeben heißt, Zugang zu einem Dasein ohne Ende zu erlangen. Das Totenfest bringt die ganze Wirrheit unserer menschlichen Ambivalenz ins Spiel, all die Liebe und den Haß, die in unserer Psyche herrschen, den ganzen inneren Kampf, den der Mensch mit seiner Geschichte und seiner Kultur und all seinen Wünschen ausficht. Die Totenfeiern sind metaphorischer Vollzug unserer verborgensten Wünsche.

Anmerkungen

1 Mayordomos sind die von der Gemeinschaft mit der Ausrichtung und Durchführung eines Festes Beauftragten, die als eine Art »nicht offizielle Obrigkeit« gelten. (Anm. d. Übers.)

2 Hierbei muß man bedenken, daß der Tod auf spanisch weiblich ist – la muerte – und auch oft in weiblicher Gestalt dargestellt wird. Auch alle anderen hier angeführten Bezeichnungen sind weiblich. (Anm. d. Übers.)

3 Dieser hier wörtlich übersetzte mexikanische Ausspruch soll zum Ausdruck bringen, daß der Tod eine Lappalie ist: So leicht, wie ein Streichholzkopf verbrennt, verlischt das Leben. Ein Toter ist eben irgendein Toter, ohne jede besondere Bedeutung. (Anm. d. Übers.)

4 Eine typisch mexikanische dicke Soße aus vielerlei Chili-Sorten und Gewürzen und bitterer Schokolade.

5 Agavenbier; mexikanisches Volksgetränk. (Anm. d. Übers.)

6 Im Spanischen ist Sonne – el sol – männlich, Mond – la luna – hingegen weiblich. (Anm. d. Übers.)

Jorge Alberto Manrique

Der Tod in Neuspanien

Mit der Conquista (1521) begann eine Zeit intensiven Austausches zwischen den Europäern und den »Eroberten«. Er war im 16. Jahrhundert besonders rege und kam während der ganzen 300-jährigen Zeit des Bestehens des Vizekönigreichs Neuspanien nie zum Erliegen.

Für die Eroberer war die Unterwerfung der amerikanischen Völker gerechtfertigt: nur so konnte nach ihrer Überzeugung die Verbreitung des Christentums unter unzähligen Menschen erfolgen, die keine Kenntnis von der Heilsbotschaft hatten und erst durch die Bekehrung Hoffnung auf das Heil und die Verheißung Christi erhielten.

Die neue Religion veränderte das gesellschaftliche wie das persönliche Leben. Viele Bereiche des täglichen Lebens mußten sich wandeln, da sie aufgrund einer anderen kulturellen Tradition nicht in Übereinstimmung mit den Verhaltensmustern standen, die von der neuen Religion vorgegeben wurden. Man bedenke, welche Konflikte das christliche Ehekonzept auslösen mußte:

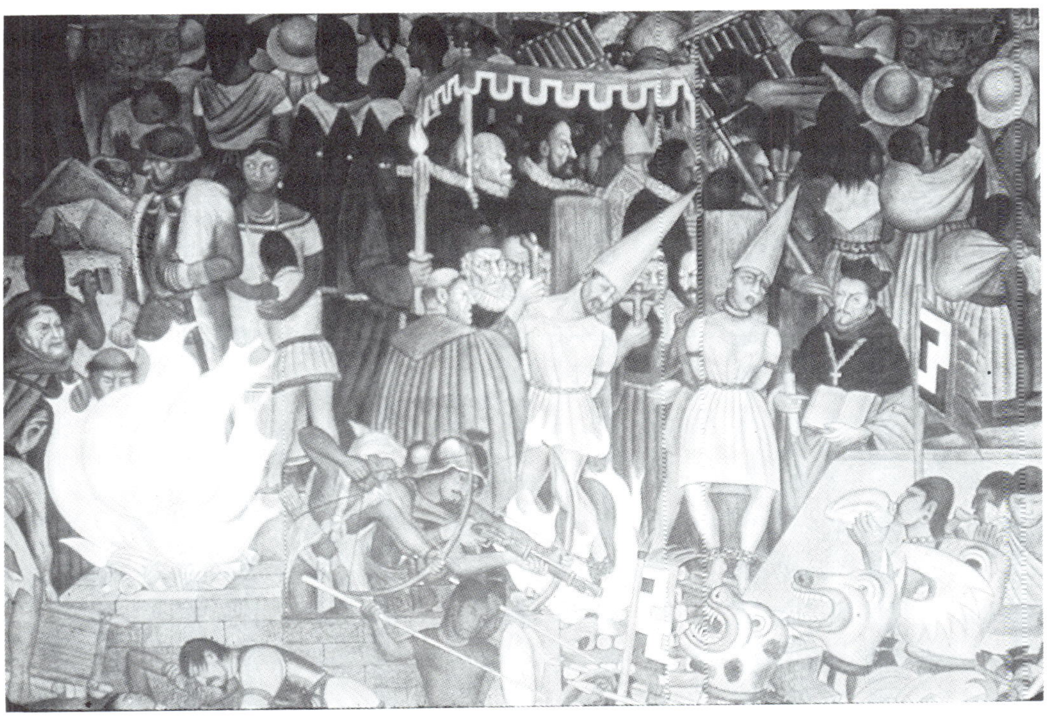

Die Spanier waren bei der Durchsetzung ihrer Kultur ebenso grausam wie die von ihnen verfemten Azteken. Dennoch begann hier der Synkretismus, die Entwicklung einer neuen Kultur aus beiden Elementen. Diego Rivera: Die Geschichte Mexikos, Details aus dem Wandbild im Nationalpalast, Mexiko-City.

Die Missionare forderten in Übereinstimmung mit der christlichen Ethik die Monogamie (Einehe); die indianischen Völker aber kannten verschiedene Formen der Polygamie (Vielehe). Die von der neuen Religion geforderten Veränderungen zerbrachen nicht nur die Eheform, sondern beeinträchtigten auch die Familienstruktur, die zwischenmenschlichen Beziehungen und brachten das gesellschaftliche Wertsystem aus dem Lot.

Auch die Vorstellungen vom Tod waren unterschiedlich. Aber nicht nur sie, sondern mit ihnen auch die Bestattungsrituale mußten geändert werden, die wiederum für den Zusammenhalt innerhalb der Gemeinschaft bestimmend waren, da aus ihnen das gesellschaftliche Selbstverständnis erwuchs.

Die gewaltige Tat der Bekehrung zum christlichen Glauben, die hauptsächlich im 16. Jahrhundert vollbracht wurde, ging zwangsläufig mit einem Prozeß der kulturellen Angleichung einher: die neue Religion brachte nicht nur neue Maßstäbe und Praktiken mit sich, sondern führte zu neuen Beziehungen innerhalb der Gesellschaft, schuf neue Sitten und Gebräuche. Sie veränderte die Arbeitsmethoden und auf diesem Weg auch die Erzeugnisse. Auch jene Bereiche der Gesellschaft und der Produktion, die nicht unmittelbar durch die Missionierung betroffen waren, wurden in den Wandel einbezogen.

Der Wandel war gewaltig. Es wäre aber falsch anzunehmen, daß er ein vollständiger war; wie so oft in der Geschichte der christlichen Glaubensverbreitung fand keine totale Angleichung statt, sondern verschmolzen Elemente beider Kulturen zu einem neuen Ganzen. Wir nennen diese Erscheinung Synkretismus. Mexiko kann geradezu als Musterland des Synkretismus gelten, in religiöser und kultureller Hinsicht.

Eine Handvoll von Priestern hatte die Aufgabe, Millionen amerikanischer Menschen das Christentum zu vermitteln. Schon die Größe der Aufgabe zwang die Missionare (hauptsächlich waren es Franziskaner, Dominikaner und Augustiner, drei von ihrer Missionspraxis stark unterschiedene Orden),

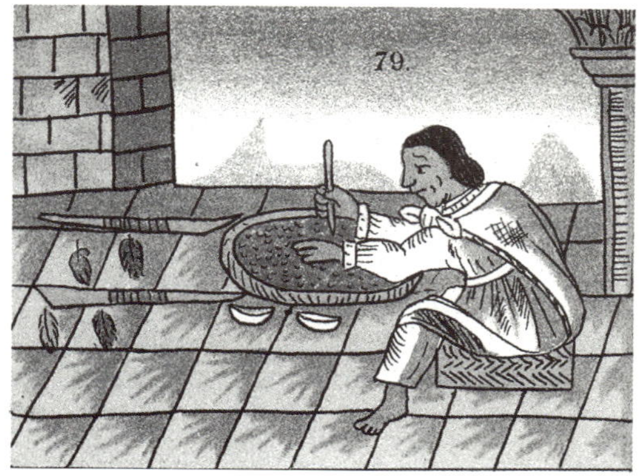

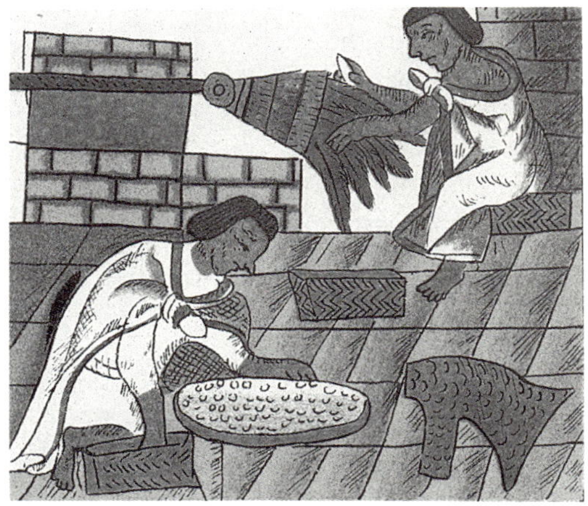

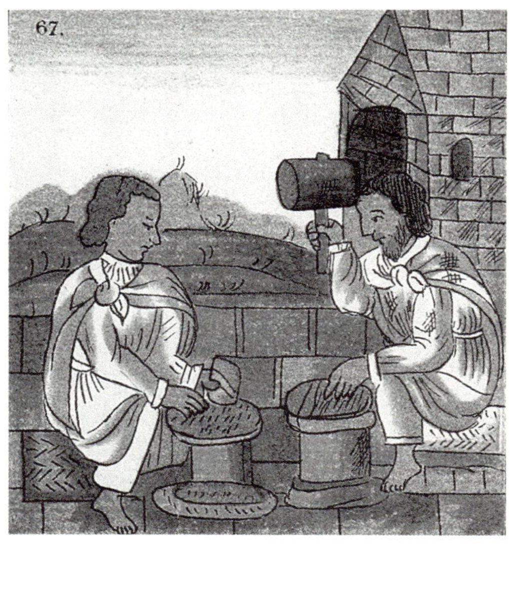

Ideogramme haben bei den Völkern Mexikos eine lange Tradition. Sie wurde von den Priestern aufgegriffen, um die Kultur zu dokumentieren und die Glaubensbotschaft in eine für die Indianer verständliche Form zu bringen. Hier die Darstellung von Handwerken.

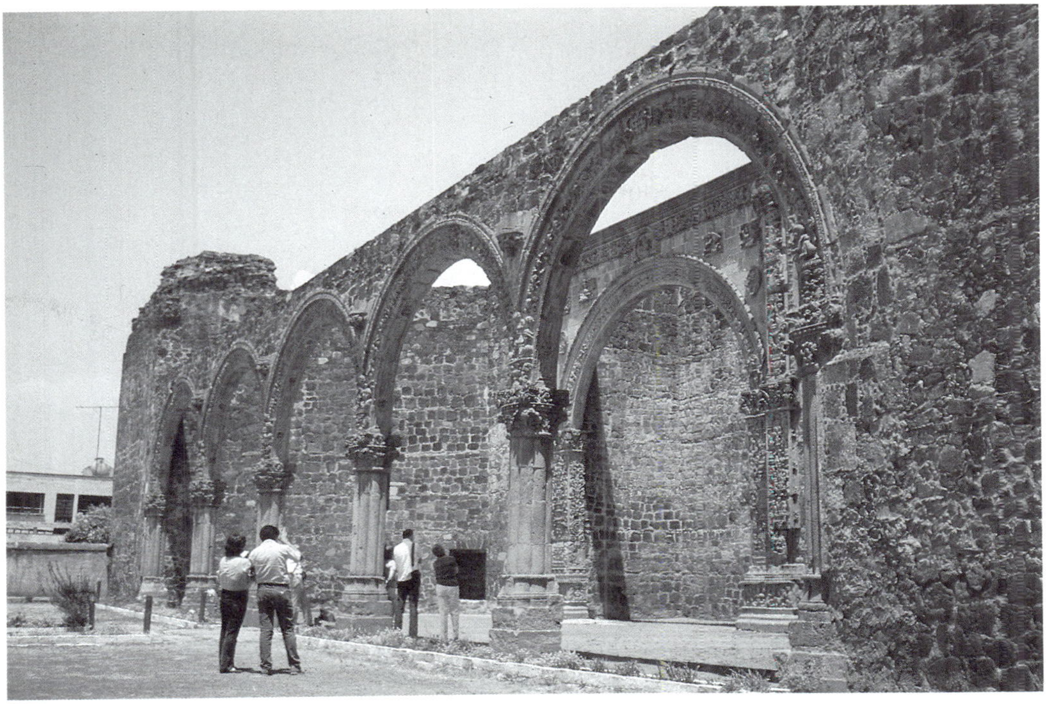

In den vorspanischen Religionen durften einfache Gläubige die Tempel nicht betreten. Sie fürchteten sich deshalb vor den geschlossenen christlichen Kirchen.
Um diese Furcht zu überwinden, ließen die Priester »offene Kapellen«, d. h. Kirchen ohne Dach, errichten. Kirche in Tlalmanalco, Estado de Mexiko.

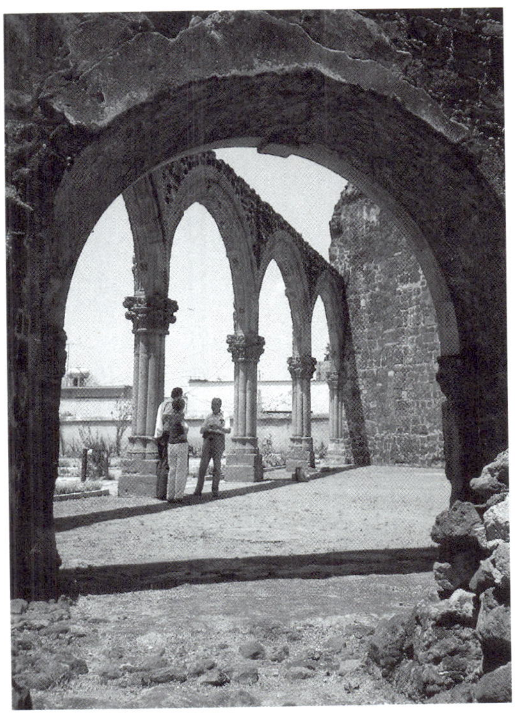

neue Wege einzuschlagen, auch einmal einen Kompromiß einzugehen.

Die Indianer waren es nicht gewohnt, die Tempel zu betreten, die nach ihrer vorspanischen religiösen Überzeugung Wohnstätten der Götter waren. Für sie wurde die Position der Tempel nun von den Kirchen und Kathedralen eingenommen, die oft auf den Ruinen der alten Tempel errichtet worden waren. Wie sollten sie da den Mut aufbringen, diese Tempel zu betreten? Um das Problem zu lösen, ließen es die Missionare zu, daß die Architektur dieser Kirchen der vorspanischen angepaßt wurde, auf die Ängste der Indianer Rücksicht genommen wurde. Es entstanden in den Klöstern die ausgedehnten Vorhöfe (atrios), die sogenannten »offenen Kapellen« und die Prozessionskapellen (capillas posas), die in ihrer Bauform der Angst der Indianer vor einem geschlossenen »Ort Gottes« Rechnung trugen.

Für die Verbreitung der christlichen Botschaft griffen die Missionare auf das Beispiel der Bilderhandschriften zurück und entwickelten n

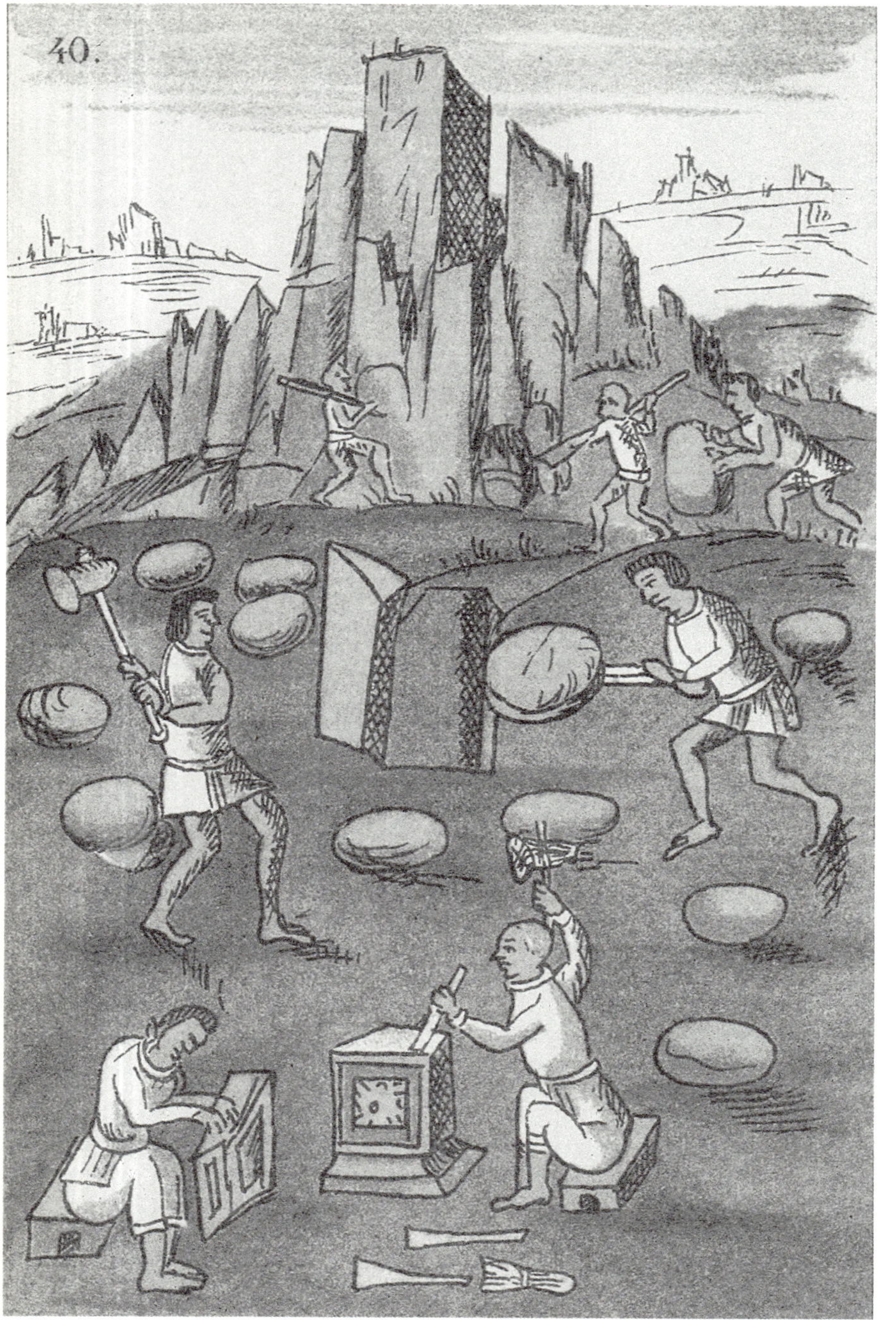

deren Tradition Ideogramme, mit deren Hilfe sie der indianischen Bevölkerung die neue Lehre besser verständlich machen konnten. Schließlich mühten sich die Missionare sehr früh schon, die Botschaft in der Sprache der Indianer zu verbreiten. Auch dabei mußten sie auf Sprachbilder zurückgreifen, die schon in vorchristlicher Zeit gebräuchlich waren. Und immer, wenn sie auf vorspanische Beispiele und Instrumente zurückgriffen, akzeptierten sie notgedrungen auch einen Teil der damit verknüpften Vorstellungen. Das gleiche Instrument, mit dem sie den Indianern das Verständnis zum Christentum erleichterten, öffnete auch den vorchristlichen Gedanken den Weg in die neue Lehre.

Der Synkretismus bezog auch die Rituale des Todes ein. Obwohl von den Glaubensvorstellungen kaum ein härterer Gegensatz als der zwischen vorspanischen indianischen Religionen und Christentum zu denken ist, boten sich Brücken, über die der Synkretismus sich entwickeln konnte:

Es gab einige überraschende Ähnlichkeiten in den Ritualen beider Religionen. So kannten auch die indianischen Religionen eine Art Taufe und eine Beichte, rituelle Mahlzeiten, die der Eucharistie vergleichbar waren usw. Unter den Missionaren war die Frage dieser Ähnlichkeiten sehr umstritten; während die einen sie für die Missionierung nutzten und zur Vorstufe einer vergleichenden Religionsgeschichte ausbauten, stritten andere sie schlicht ab, da sie jedes Aufgreifen vorspanischen Gedankengutes für gefährlich und schädlich hielten.

Obwohl das Bestimmungsmerkmal des christlichen und besonders des katholischen Totenkults eindeutig die Jenseitsvorstellung und die Heilslehre ist, boten sich auch in diesem Bereich einige Übereinstimmungen:

In den altmexikanischen Vorstellungen ist das Leben im Jenseits, von einigen besonderen Fällen abgesehen, ungewiß. Um sich gegen diese Unsicherheit zu wappnen, entwickelten sich eine Vielfalt verschiedener Sühnerituale, die den Verstorbenen befähigen sollten, den Weg nach Mictlan, der Stätte ihres endgültigen Verbleibens, zu bewältigen und ihnen eine bessere Zukunft zu sichern.

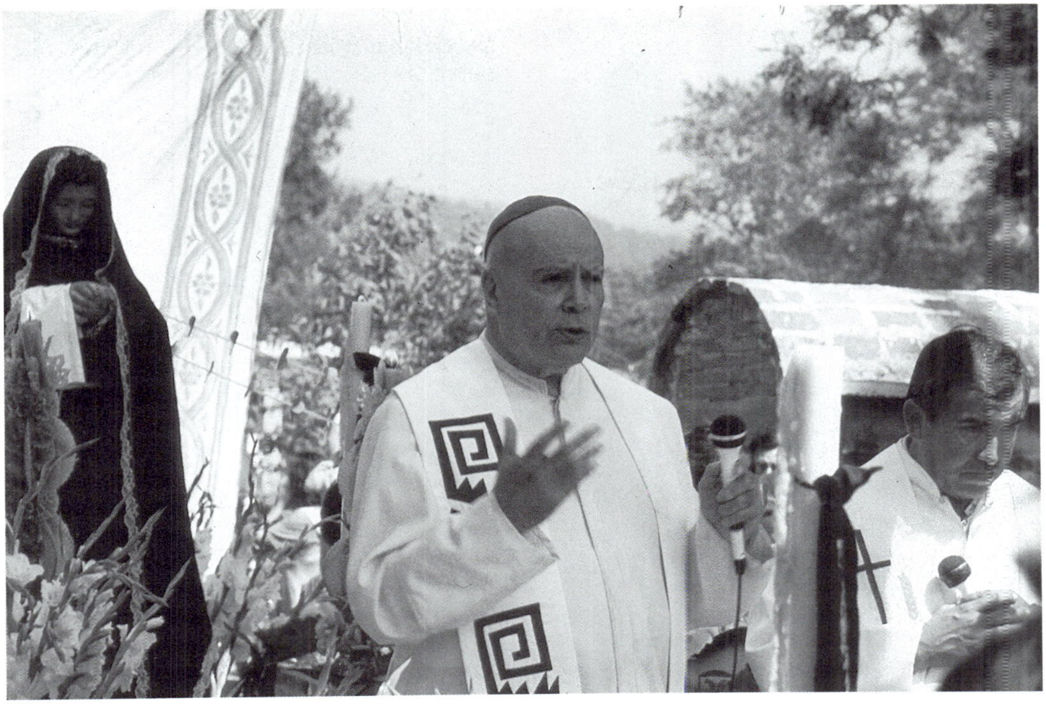

Aztekische Symbole und Guadelupe: beim Totenfest in Ocotepec ist die Nationalheilige dabei. Der Bischof trägt eine Stola mit vorspanischen Symbolen, um auf die Kontinuität des Totenfestes hinzuweisen.

Im katholischen Glauben bedeutet Tod Gericht und die Verheißung ewigen Lebens. Das Leben des Verstorbenen ist für seinen weiteren Weg entscheidend. Aber auch hier gibt es weitere Formen: Das Trienter Konzil von 1545–63 bestätigte eindeutig den katholischen Glauben an das Fegefeuer, jenem Ort, an dem sich die Seele auf den Eintritt in das Paradies vorbereitet und sich reinigt. Damit war auch die Sitte des Ablasses bestätigt, einer Sühnehandlung nicht durch Buße, sondern durch finanzielle Leistung. Auch sie ermöglichte den Genuß der ewigen Seeligkeit und ließ sich sogar für bereits Verstorbene entrichten.
Die Übereinstimmung ist nicht zu übersehen: in beiden Fällen haben die Lebenden die Möglichkeit, durch Vollzug gewisser Rituale Einfluß auf das Leben des Verstorbenen im Jenseits zu nehmen.

Die katholische Kirche feiert am 1. November alle Gerechten, die in der Gnade Gottes sind (Allerheiligen); am 2. November gedenkt sie der Toten, deren Schicksal ungewiß ist (Allerseelen). Dieser zweite Feiertag ist vom kanonischen Standpunkt gesehen von sekundärer Bedeutung, er ist kein »gebotener« Feiertag. Aber mit ihm sind die Riten für das Seelenheil verknüpft. Er schließt damit an die vorspanischen Totenfeste an. In der religiösen Praxis der Gemeinden erlangte er bald größeres Gewicht als der – vom kirchlichen Standpunkt viel wichtigere – Allerheiligen-Tag. In vielen Gebieten Mexikos ging man noch einen Schritt weiter und deutete den 1. November um als den Tag der verstorbenen Kinder.

Dies Beispiel zeigt die Flexibilität synkretistischer Entwicklungen:
Nach der vorspanischen Tradition gab es zwei Totenfeste, das für die Kinder und das für die Erwachsenen.
Nach christlicher Überzeugung geht, wer getauft ist und keine Sünden begangen hat, unmittelbar in das Paradies ein. Auf wen könnte das schon eher zutreffen als auf kleine Kinder? Die Bestattung von Kindern ist in Mexiko, bei aller Trauer und Verzweiflung der Hinter-

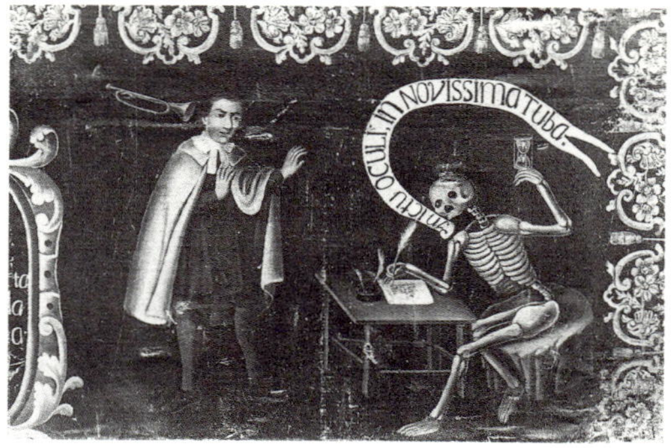

In den Städten herrschte die europäische Kulturtradition. Dieser Ausschnitt aus einem »Totentanz« Mexikos weist alle Symbole gleichzeitiger europäischer Darstellungen auf.
Pira Funeraria, Museum von Toluca, Estado de Mexiko.

bliebenen, oft eine Art Freudenfest – ihre Zukunft im Jenseits ist gewiß. Insofern »passen« die beiden Vorstellungen zueinander: die Kinder sind Gerechte, also werden sie am Allerheiligentag gefeiert. Es ist also durchaus möglich vorspanische und christliche Überzeugungen zu vermischen und zu einer neuen Sitte zu verschmelzen.

Werden die kulturellen Entwicklungen in Mexiko untersucht, muß man gewärtig sein, daß die kulturelle Veränderung in den verschiedenen Schichten unterschiedlich stark war:
In den Städten wurde die kulturelle Entwicklung durch spanische oder kreolische (d.h. kolonialspanische) Gruppen bestimmt; ihr Vorbild war Spanien. Die Bräuche und Sitten stehen dem europäischen Vorbild nahe. Auf dem Land setzt sich die Bevölkerung aus Mestizen und Indianern zusammen. Die vorspanischen Elemente haben weit größeres Gewicht, die Kultur der Eroberer kann sich schwer durchsetzen, eine Vielzahl alter Elemente bleibt unter dem Deckmantel des Synkretismus bestehen.

Wenn selbst heute noch Riten weiterleben, die in starkem Maße auf Überlieferungen beruhen, dann ist das darauf zurückzuführen, daß diese Bräuche nie untergegangen sind. Ihr Fortbestand während der dreihundertjährigen Geschichte Neuspaniens war dank ihrer tiefen Verwurzelung in den Gemeinschaften sowie dank des Umstandes möglich, daß sie sich dem christlichen Ritus synkretisch angepaßt haben, diesem Ritus nicht offen zuwiderliefen und daher auch nicht als gefährlich angesehen wurden.

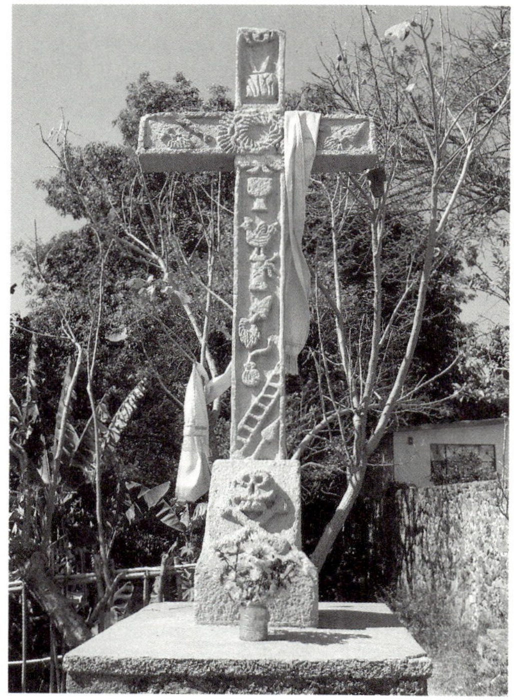

Die Atriumskreuze greifen sowohl europäische als auch vorspanische Elemente auf; sie sind ein typisches Beispiel für die Entstehung von Synkretismus.

Die Welt der bildlichen Darstellungen gehört eher zu der von den kirchlichen und zivilen Behörden sanktionierten »offiziellen« Kultur Neuspaniens. Die Synkretismen kamen hingegen vorwiegend in vergänglichen Objekten zum Ausdruck, die nur selten bis in unsere Zeit erhalten geblieben sind. Dennoch besitzen wir aus den drei Jahrhunderten zahlreiche Bildnisse, die sich auf den Tod und Rituale im Zusammenhang mit dem Tod beziehen. Bilder wie Gegenstände fügen sich, orthodox betrachtet, in die christliche Auffassung ein, doch lassen sie eindeutig eine andere Betrachtungsweise erkennen, die das Ergebnis eines typischen Synkretismus ist.

Die sogenannten »Artriumskreuze«, die üblicherweise auf den Vorplätzen der großen Klosterkirchen aufgestellt waren, sind typische bildhauerische Zeugnisse aus der Zeit der Christianisierung. Die Arme dieser Kreuze pflegen in Blumen oder Federn auszulaufen, und manche von ihnen weisen am

Schnittpunkt einen Obsidianstein auf, was der Vorstellung des yolotl, d. h. des Herzens, bei den vorspanischen Götterstatuen entspricht. Am Fuße des Kreuzes findet man häufig einen Totenschädel mit gekreuzten Gebeinen; damit wird gleichzeitig wie mit einer Glyphe (geschnittene Steinskulptur) die Kreuzigungsstätte (der Kalvarienberg) dargestellt und damit die Sterblichkeit des Menschen ins Gedächtnis gerufen. Es wird auch an Adam, den ersten Sterblichen, erinnert, über dessen Grab sich ein solches Kreuz erhoben haben soll – und schließlich soll der Sieg des Glaubens über den Tod versinnbildlicht werden. Als memento mortis erscheinen Totenschädel häufig in dem bildhauerischen Dekor der Bauten des 16. Jahrhunderts, so etwa in der offenen Kapelle von Tlalmanalco oder in den Fresken, die im Inneren der Klöster und Kirchen des 16. Jahrhunderts Tausende von Quadratmetern Wandfläche bedecken.

Das Thema des Jüngsten Gerichtes hat besondere Bedeutung: Als Gegenstand der Reflexion über den Tod und die Vergänglichkeit des Lebens sowie über die Verheißung des Erlösers und die Notwendigkeit, das Leben so zu gestalten, daß man sich dieser Verheißung für würdig erweist. Verschiedene in der Sprache der Nahua abgefaßte frühe Theaterstücke aus jener Zeit, wie etwa das von Pater Andrés de Olmos, behandeln diese Thematik. Diesem Mysterienspiel stehen auch die Motive der großen Wandmalereien in der offenen Kapelle des Klosters von Actopan und in der Kirche von Xoxoteco sehr nahe sowie die Reliefs in der Prozessionskapelle des Klosters San Miguel in Calpan. Aus einer anderen Quelle, nämlich dem Werk Petrarcas, stammt die Darstellung der Fresken im Haus des Dechanten von Puebla, die im späteren 16. Jahrhundert gefertigt wurden und von denen eines den Sieg des Todes zum Gegenstand hat.

Die Dichtung Neuspaniens greift häufig den Tod als Thema auf, etwa in verschiedenen Betrachtungen über die Vergänglichkeit des Lebens, den Sieg des Todes oder aber auch dessen Überwindung durch die verklärte Unsterblichkeit. So etwa erscheint er in Gedich-

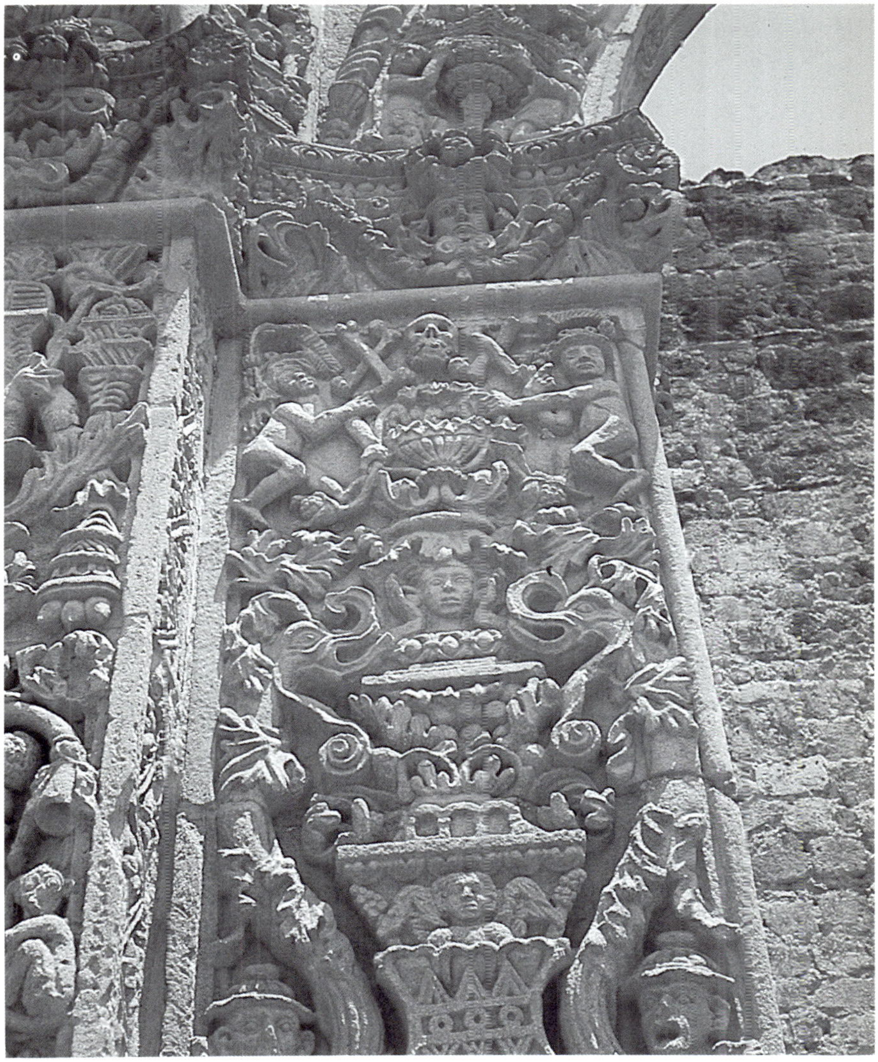

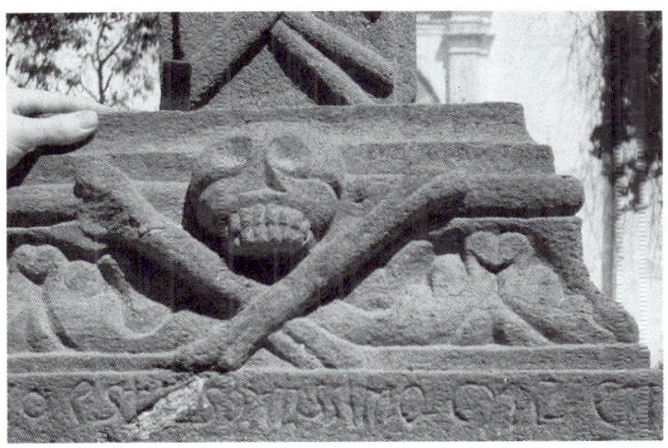

Totenkopf im Relief an der offenen Kapelle von Tlalmanalco.

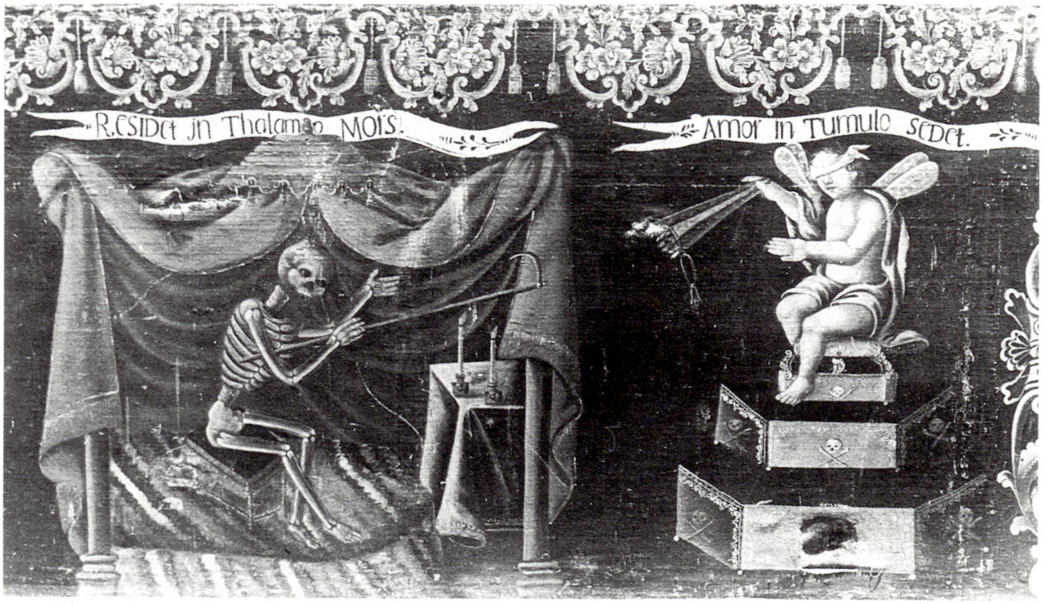
Residet in Thalamo Mors.
Amor in Tumulo sedet.

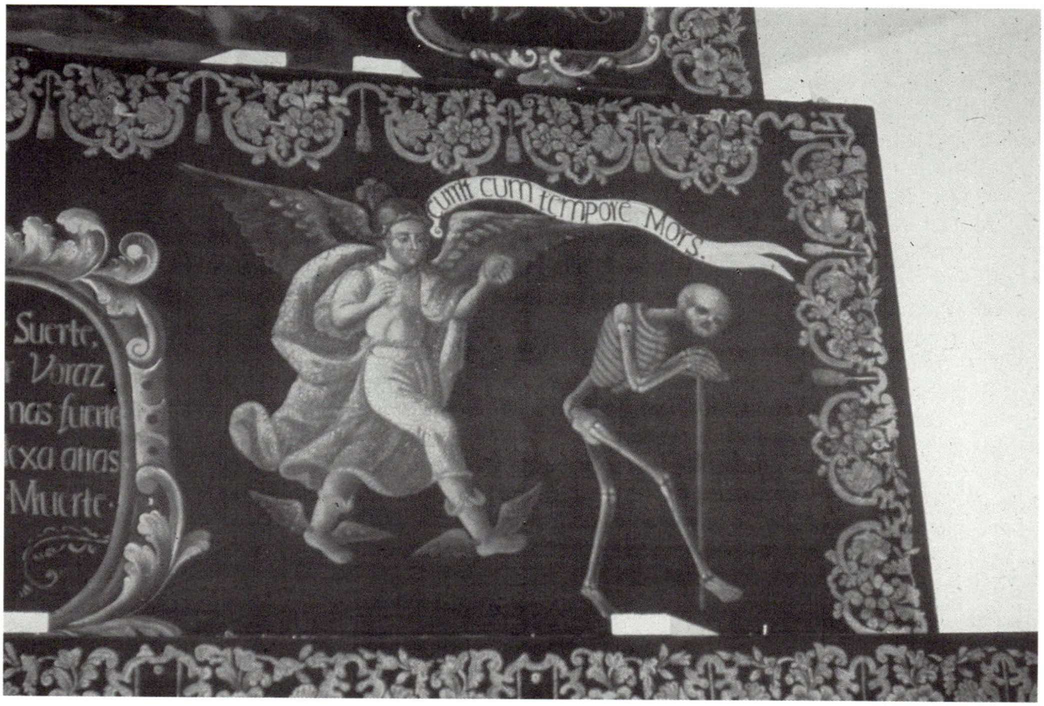
cum tempore Mors.
Suerte,
Voraz
Muerte

Die Pira Funeraria aus dem Museum von Toluca. Einfache Formen wurden nach der Beerdigung verbrannt; dieses künstlerisch besonders ausgearbeitete Exponat wurde mehrfach verwandt und blieb so erhalten.

ten von Cervantes de Salazar auf dem ersten symbolischen Grabmal, das 1559 in der Kapelle von San José de los Naturales zu Ehren Karl V. errichtet wurde.

Die anläßlich des Todes von Herrschern oder bedeutenden Persönlichkeiten errichteten »túmulos« oder symbolischen Grabmäler (sie sind mit Denkmälern vergleichbar; also Grabstellen, in denen *kein* Toter liegt!) wurden meist bei berühmten Dichtern und Malern in Auftrag gegeben und zeigten häufig Bildnisse und Beschreibungen der betreffenden Persönlichkeiten, um die Erinnerung an sie wachzuhalten. Ein Beispiel hierfür ist das berühmte Grabmal Philipps IV. in der Kathedrale von Mexiko, das 1666 nach einem Entwurf des Malers Pedro Ramíres mit Gedichten und Inschriften in spanischer und lateinischer Sprache von Isidro Sariñana ausgeführt wurde. Abgesehen von derartigen symbolischen Grabmälern, die aus einem besonderen individuellen Anlaß in Auftrag gegeben wurden, besaßen die Kirchen immer auch solche, die mehrmals verwendet wurden. Eines der eindrucksvollsten Werke dieser Art ist das im Museum von Toluca aufbewahrte Grabmal aus dem 18. Jahrhundert, dessen sorgfältig ausgeführte, vielgestaltige Malereien ein wahres kleines Traktat der Todesreflexion darstellen; ähnliches gilt auch für die Bilder des Todespolyptychons (eines kleinen häuslichen Spielzeugs in Form eines vielflügeligen Atlas) aus dem Museum von Tepotzotlán.
Wie überall in der christlich-katholischen Welt, forderte auch die in Neuspanien herrschende religiöse Anpassung, daß den Toten Achtung erwiesen werde, im Hinblick auf die Verheißung der Auferstehung allen Fleisches. Die Friedhöfe und die Beinhäuser der Kirchen erwiesen diesen gebotenen Respekt durch Motive, die zur Meditation über den eigenen Tod veranlaßten. Ein auffallendes Beispiel hierfür ist das Tor des Todes an der Pfarrkirche von Taxco, wo ein Knochenmann den Eingang zum Beinhaus krönt. In Klöstern und Heiligtümern weit verbreitet waren auch die sogenannten *de profundis*-Säle, in denen die Toten aufgebahrt wurden und deren dekorative Elemente sich mit dem Lebensende befassen.

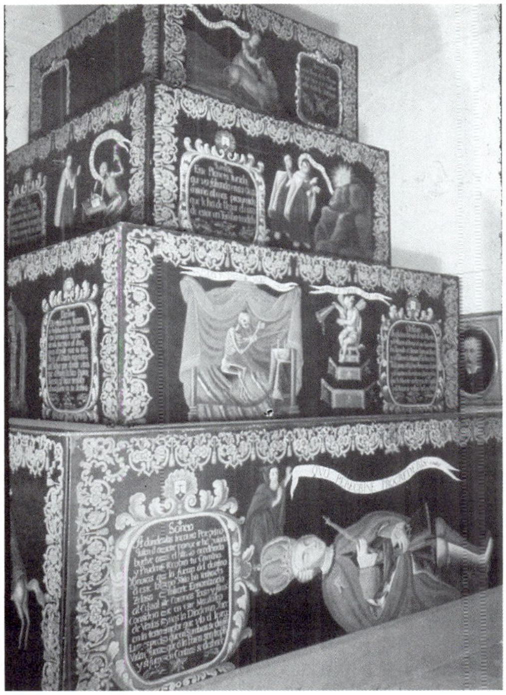

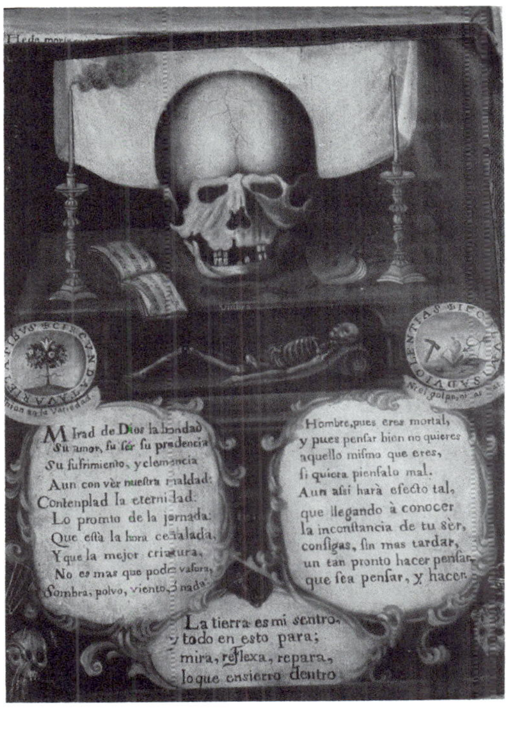

Todespolyptychon aus dem Museum von Tepotzotlan.

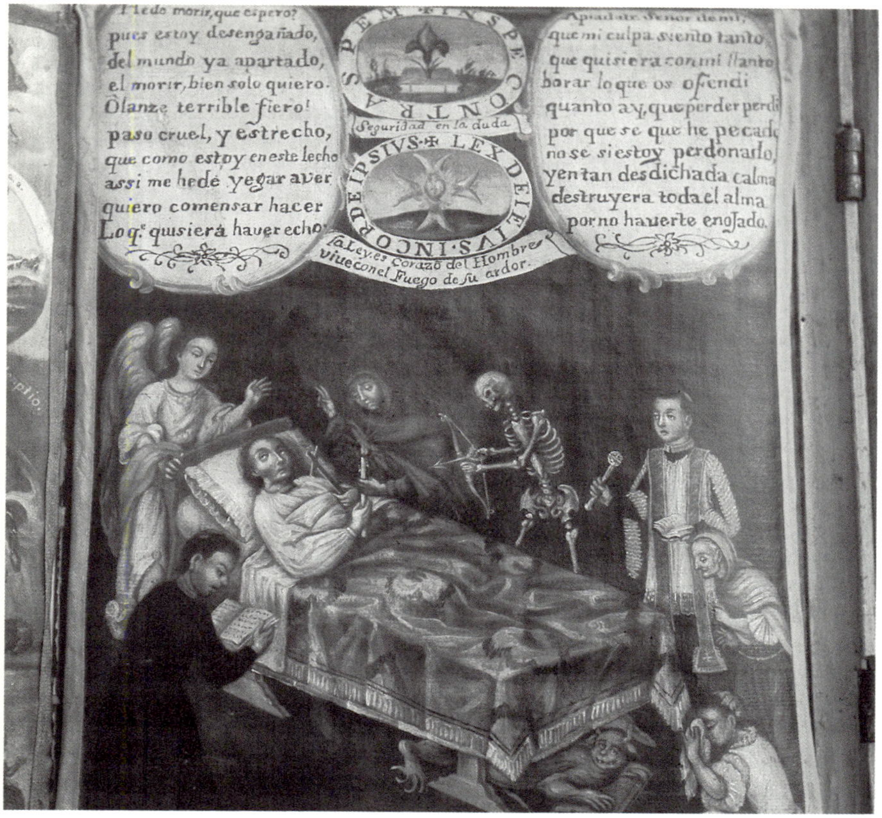

Todespolyptychon aus dem Museum von Tepotzotlan.

Starb eine Nonne, so wurde sie mit dem Kranz und dem festlichen Strauß geschmückt, die sie bei der Ablegung ihres Gelübdes getragen hatte; sofern ihre Tugenden oder ihre besondere Stellung im Kloster dies rechtfertigte, wurde ein Porträt von ihr angefertigt. Bildnisse toter Nonnen, die zugleich an das Reich des Todes gemahnten, hielten die Erinnerung an die Ordensfrauen wach und waren Ausdruck des Wunsches nach einem seligen Leben im Jenseits.

Besonders gute Beispiele sind die zahllosen bildlichen Darstellungen des Martyriums von Heiligen. Der Tod wird dort durch die Verherrlichung des Martyriums und die Erhöhung durch Gott verklärt: Sinnbild und Beispiel zugleich. Spezifisch für die mexikanischen Darstellungen ist die sehr realistische, beinahe blutrünstige Zeichnung: das Leid, nicht wie in Europa die Verklärung steht im Vordergrund. Unter all diesen Darstellungen bedeuten die des Todes Christi am Kreuze oder die Darstellung des Heiligen Grabes die Bestätigung der Auferstehungsverheißung schlechthin.

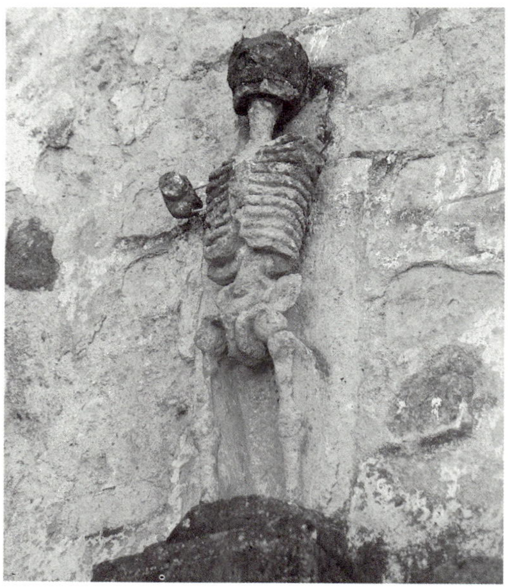

»Tor des Todes« an der Pfarrkirche von Taxco.

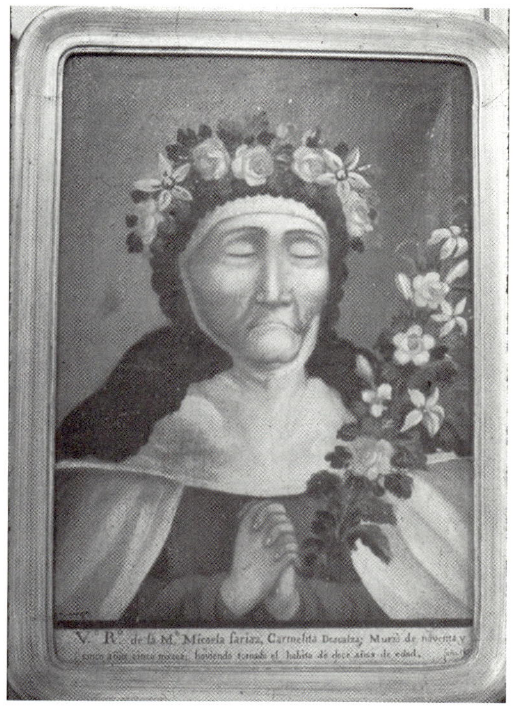

Bildnisse verstorbener Nonnen mahnten an das Reich des Todes und waren Ausdruck des Wunsches nach einem seligen Leben im Jenseits. Die europäische Tradition ist deutlich spürbar.

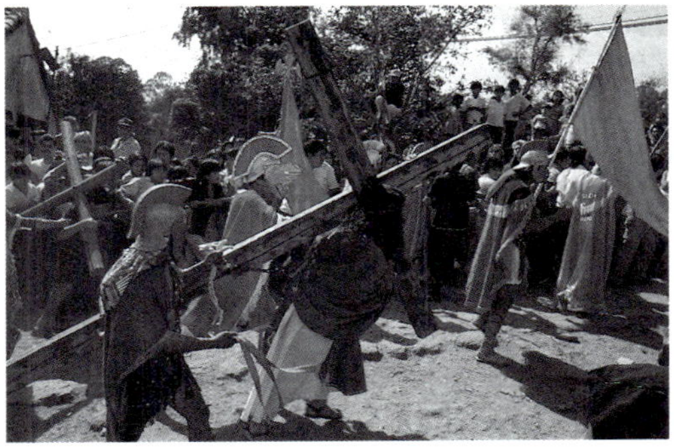

Gleich, ob in Großstädten oder in kleinen Dörfern, in Kathedralen oder in bescheidenen Kapellen, in Kreisen der kirchlichen Würdenträger und der Regierenden oder in kleinen Gemeinschaften von Indianern und Mestizen, hat man sich sowohl in den streng nach trientinischen (den Beschlüssen des Konzils von Trient) Bestimmungen ausgerichteten Ritualen wie im Rahmen stark synkretisch geprägter Bräuche in Neuspanien den Tod stets vor Augen gehalten und dabei über seine Unvermeidbarkeit, seine immerwährende Nähe und über die Verheißung eines anderen Lebens nachgedacht.

Die Ausgangspunkte waren unterschiedlich; das Konzept der indianischen Kulturen unterschied sich von dem des Christentums. Beide haben sich verschmelzen können, weil es die indianischen Kulturen verstanden, ihre Bräuche flexibel dem Christentum anzupassen. Je nach der Gesellschaftsschicht hatten christliche oder vorchristliche Elemente ein stärkeres Gewicht; schließlich aber verwoben sie zu einem Ganzen im Rahmen der katholischen Glaubensvorstellungen.

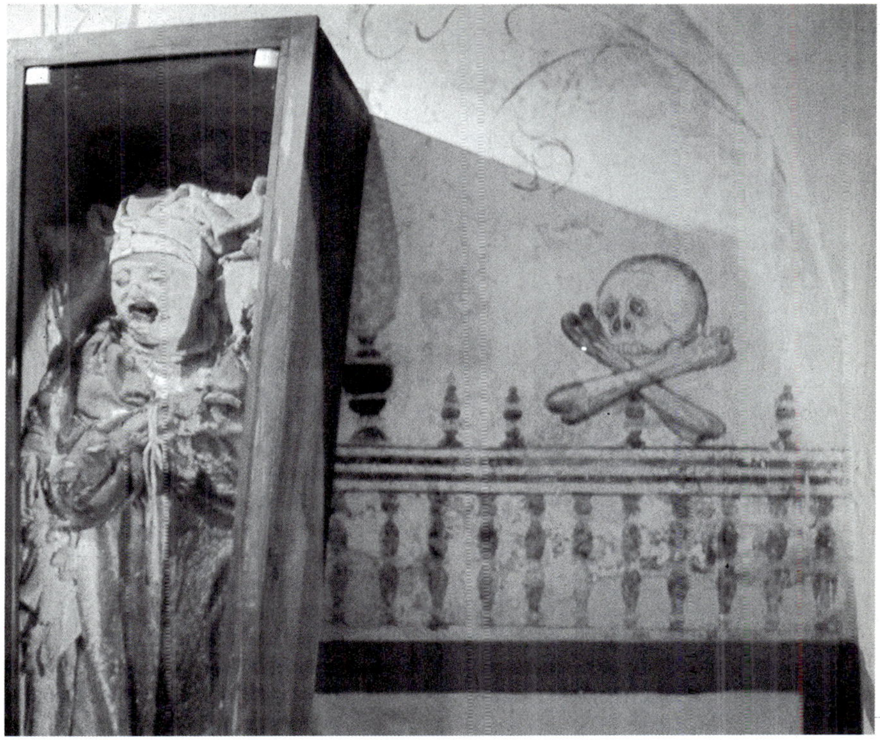

Die Karfreitagsgeschichte wird in volkstümlichen Umzügen geradezu überrealistisch dargestellt.

Eine Mumie im Kloster St. Carmen, Mexiko-City, aus dem 16. Jahrhundert. Heute ist das Kloster ein Museum. Beim Totenfest werden auch die Mumien geschmückt.

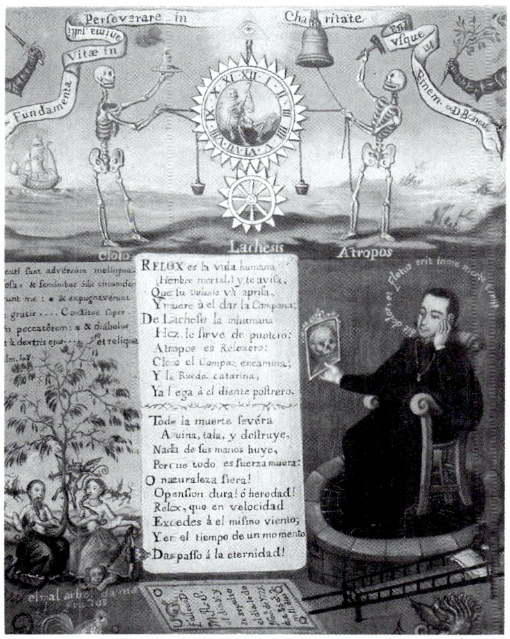
Perseverare in Charitate
Lachesis
Atropos
RELOX es la vida humana
De Lachesis la inhumana
Atropos es Relojero:
Y la Rueda catarina,
Toda la muerte severa
Nada de sus manos huye,
O naturaleza fiera!
Relox, que en velocidad
Excedes à el mismo viento;
Das passo á la eternidad!

Todespolyptychon aus dem Museum von Tepotzotlan.

Eduardo Matos Moctezuma

Präsenz des alten Gedankengutes über den Tod bei den Nahua-Völkern unserer Zeit

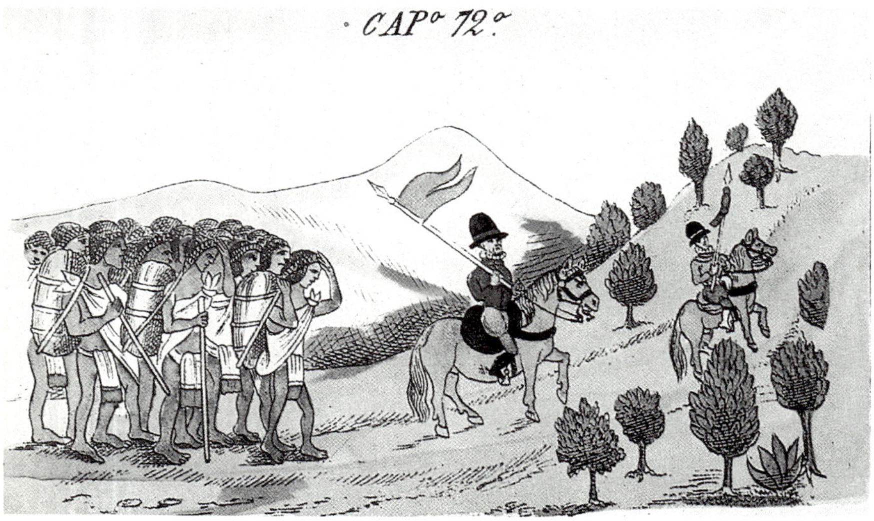

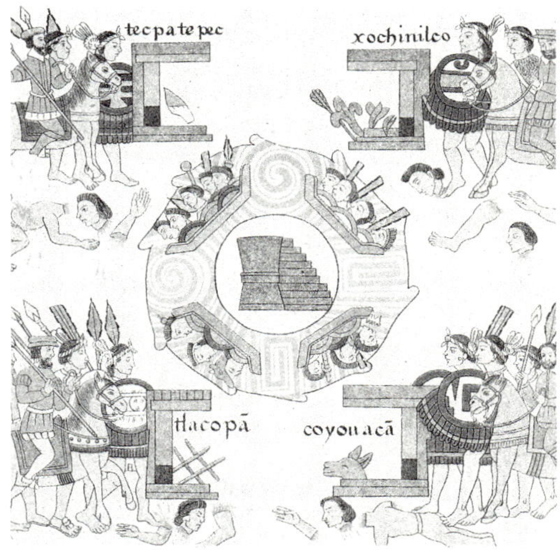

Cortez auf dem Zug nach Tenochtitlan. Die Kämpfe waren dank der indianischen Hilfstruppen oft einfacher als die Missionierung.

Für Spanien ging es bei der Eroberung Mexikos im 16. Jahrhundert nicht allein darum, die Bevölkerung militärisch zu unterwerfen, sondern auch, sie ideologisch zu erobern. Nachdem 1521 n. Chr. die erste Aufgabe, die Unterwerfung der aztekischen Streitkräfte mit der wertvollen Unterstützung von Tenochtitlan feindlich gesinnten indianischen Heeren gelungen war, oblag es der spanischen Kirche, dem ideologischen Apparat des Eroberers, die zweite Aufgabe mit Hilfe der religiösen Orden durchzuführen. Die Denkungsart der eroberten Völker sollte verändert werden. In dieser Absicht entsandte die spanische Krone die ersten Mönche nach Neuspanien, wo sie sofort mit der Christianisierung anfingen. 1524 trafen die ersten zwölf Franziskaner ein; zwei Jahre später die gleiche Anzahl Dominikaner und schließlich 1533 die ersten sieben Augustiner.

Obwohl es zu der Aufgabe der Kirche gehörte, die »heidnischen« Werke, wie etwa die Tempel und die dahinterstehenden religiösen Vorstellungen und Gebräuche zu zerstören, sind es gerade die Schriften und Chroniken der Ordensleute, die heute eine reiche dokumentarische Quelle bilden, aus denen umfassende und vielseitige Informationen über die Gebräuche und religiösen Vorstellungen der Indianer entnommen werden können. Vorstellungen, die als Machwerk des Teufels angesehen und gerade deswegen bekämpft wurden. Die Mönche des 16. Jahrhunderts wollten die verschiedenen Vorstellungen und Bräuche des »Götzenkultes« der eroberten Völker genauestens kennenlernen und aufzeichnen, damit auch andere Glaubensbrüder darüber Bescheid wüßten und sich nicht von bestimmten Riten täuschen ließen, die den Anschein erweckten als seien sie christlich, in Wirklichkeit aber Teil der alten Zeremonien zu Ehren der vorspanischen Götter waren.

Unter den vielen Themen, die die Aufmerksamkeit der Patres auf sich lenkten, waren auch die Vorstellungen über den Tod und die Toten: die Zeremonien und Rituale, die bei Eintreten des Todes durchgeführt wurden, die den Toten gewidmeten Festtage und die Vorstellungen über die Stätten im Jenseits, zu denen die Seelen der Verstorbenen gelangten. Verschiedene Chronisten haben uns Informationen hierüber vermittelt.

Als erstes ist festzustellen, daß es im Kalender der Nahua-Völker zwei Monate[1] gab, die den Toten gewidmet waren und die die Bezeichnungen Micailhuitl und Micalhuitoutli trugen. Der erste Monat war den verstorbenen Erwachsenen geweiht, der zweite den toten Kindern. In jedem dieser Monate wurden bestimmte Zeremonien durchgeführt, und dem Tod wurde als Teil des Lebenszyklus eine so große Bedeutung beigemessen, daß Leben und Tod als untrennbare Bestandteile eines fortwährenden Kreislaufes galten. Wie stark der Tod in den Alltag der Lebenden eingriff, zeigt auch, daß selbst ein Tag im Kalender mit dem Namen »mizquitli« (Tod) bezeichnet wurde.

Was geschah aber mit der Seele (teyolia) der Verstorbenen? Nach den alten Vorstellungen konnte diese im Jenseits an drei verschiedene Orte gelangen. Sie konnte einmal die Sonne am Himmel begleiten, zum anderen nach Tlalocan oder Mictlan eingehen, wo den Kriegern der beste Platz zugesichert wurde. Diejenigen, die auf dem Schlachtfeld oder auf dem Opferaltar starben, sollten die Sonne auf einem Teil ihrer Laufbahn begleiten. Die Krieger wurden auch noch dadurch besonders ausgezeichnet, daß sie vier Jahre nach dem Tod, nachdem sie die Sonne auf ihrer Laufbahn begleiteten, zu Vögeln mit prächtigen Gefiedern wurden, die den Nektar der Blüten saugten.

All diejenigen, die eine Todesart erlitten hatten, die mit dem Wasser in Verbindung stand – Ertrunkene, Wassersüchtige, vom Blitz Erschlagene usw. – gelangten in das Tlalocan oder das Paradies des Regengottes Tlaloc. Dies war eine Stätte des immerwährenden Sommers, an der Früchte aller Art gediehen. Wer aber eines natürlichen Todes starb, kam in das Mictlan – ein düsterer Ort, den man erst erreichte, nachdem man acht Wegstrekken oder Übergänge bewältigt hatte, die voller Gefahren waren.

Ganz eindeutig ist nach dem Glauben der Nahua-Völker die Todesart entscheidend für die Stätte, die dem einzelnen im Jenseits zugewiesen wird. Dies ist ein grundlegender Unterschied zu der christlich-abendländischen Vorstellung vom Tod, die von einer moralistischen Auffassung ausgeht, derzufolge der Mensch, der sich während seines Lebens wohlverhalten und nicht gesündigt hat, in den Himmel kommt, wogegen der Sünder zur ewigen Verdammnis verurteilt ist. Aus christlicher Sicht interpretierten die Mönche des 16. Jahrhunderts das Begleiten der Sonne durch die verstorbenen Krieger als Himmel und Mictlan als die Hölle.

Ein anderer grundlegender Unterschied wäre darin zu sehen, daß nach dem katholischen Glauben der Mensch mit all seinen Eigenschaften von Gott geschaffen wurde, wogegen der alten meso-amerikanischen Auffassung nach die Götter im Laufe verschiedener aufeinanderfolgender Schöpfungs- und Zerstörungsprozesse mehrfach versucht haben, den Menschen zu schaffen. Der Katholizismus ist in diesem Sinne statisch, die aztekische Religion dagegen dynamisch.

Die Begegnung dieser beiden unterschiedlichen Konzeptionen führte zwar offiziell zur Durchsetzung der einen (nämlich des Christentums) gegenüber der anderen. Dabei

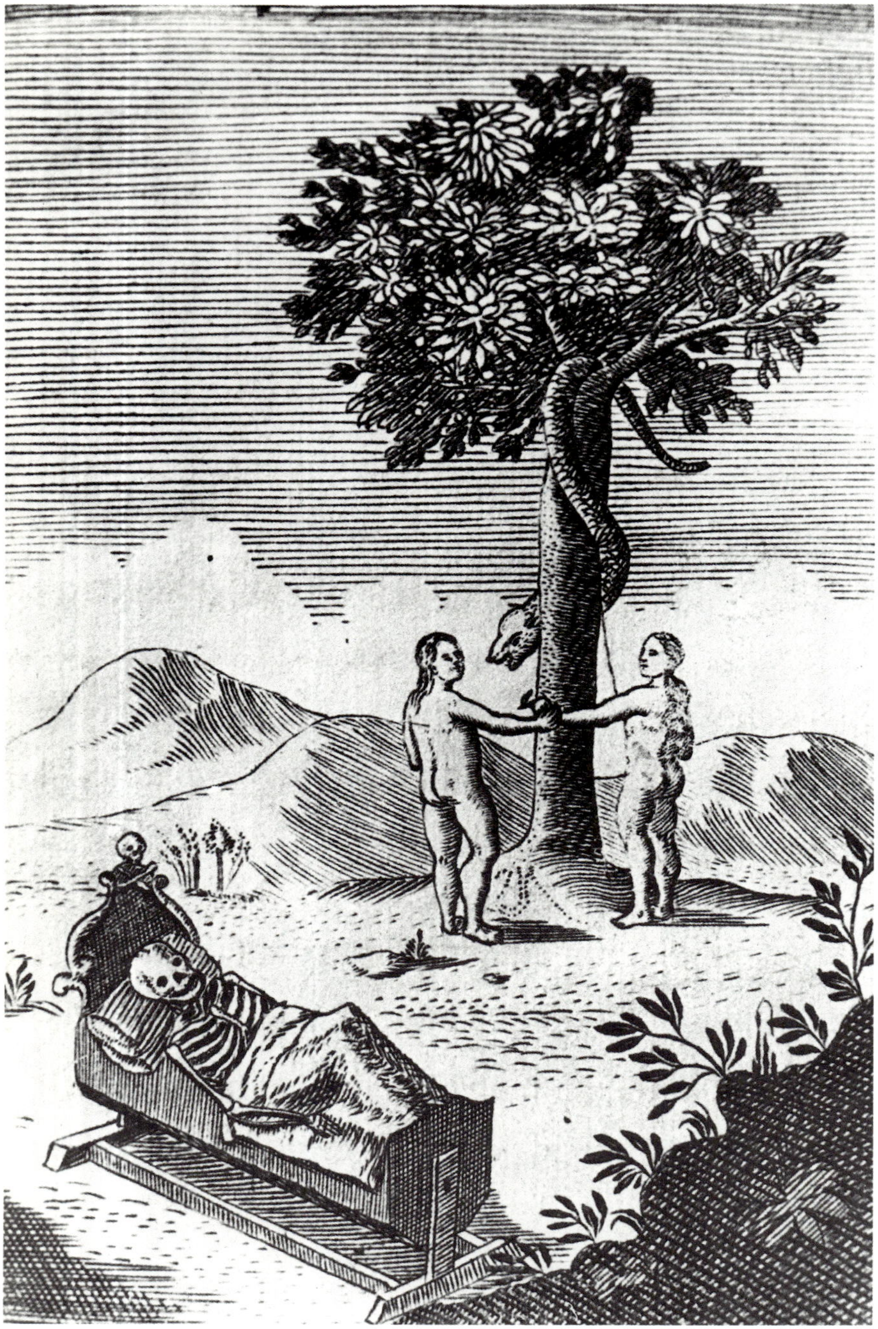

Ein typisch europäisch-christliches Konzept: der Tod kommt durch die Erbsünde in die Welt. Aber wäre er in Europa so dargestellt worden? La Muerte, 1792.

kam es jedoch weitgehend zu einem Synkretismus, der zur Folge hatte, daß bei vielen indianischen Gruppen Mexikos noch heute Reste der alten überlieferten vorspanischen Vorstellungen vom Tod weiterleben.

Fortbestehen alter Vorstellungen bei Gruppen der indianischen oder mestizischen Bevölkerung

Die katholische Kirche hat mit großen Anstrengungen seit dem 16. Jahrhundert versucht, sich gegenüber der traditionellen Gedankenwelt der Indianer durchzusetzen; sie wollte ihre Denkweisen und Vorstellungen ausrotten und die Dogmen der Kirche an ihre Stelle setzen. In vielen Fällen wurde das Ziel entweder mit Überzeugungskraft oder mit Gewalt erreicht; aber trotzdem kommt es zu »Anpassungen«, dank derer verschiedene Aspekte der alten Kultformen, besonders in ländlichen Orten und in weit von den Großstädten entfernten Gebieten fortbestehen können.

Einer der Aspekte, der erhalten blieb und fast überall in Mexiko verbreitet ist, ist das festliche Begehen des Totentages. Hierbei ist der katholische Kalender bestimmend, der den ersten und zweiten November als Feiertage zu Ehren der Heiligen und der verstorbenen Gläubigen vorsieht. Dieser Brauch reicht im Abendland bis in die Zeit des Papstes Gregor IV. im 9. Jahrhundert zurück. Die beiden Monate, die in der Glaubenswelt der vorspanischen Bevölkerung Mexikos den Toten geweiht waren, werden also in diesen beiden Tagen zusammengefaßt. Das ist auch daran zu erkennen, daß bei den Indianern und Mestizen der ländlichen Gebiete der Brauch fortbesteht, an dem einen Tag der toten Kinder und an dem anderen Tag der verstorbenen Erwachsenen zu gedenken. So heißt es noch heute in den verschiedenen Nahua-Dörfern, daß am 1. November die Seelen der verstorbenen Kinder die Erde besuchen, während die der Erwachsenen am 2. November kommen. Dies geht neben anderen Forschungsarbeiten zu diesem Thema beispielsweise

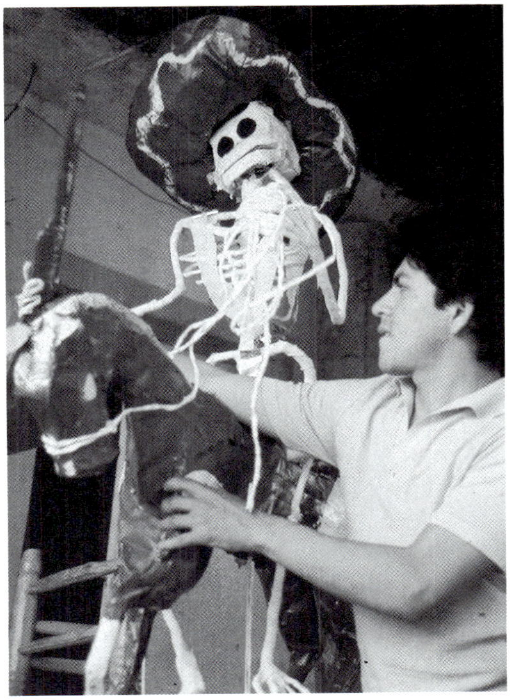

aus einer Studie hervor, die Hugo Nutini und Isaac Barry[2] 1974 über die Nahua-Stämme in den Regionen von Pueblo und Tlaxcala veröffentlicht haben.

Ein fast in ganz Mexiko verbreiteter Brauch besteht darin, daß an diesen Tagen eine Opfergabe bestehend aus Speisen und Getränken verschiedenster Art, etwa Obst, Zigaretten und anderen Gebrauchsgütern, für die Toten aufgestellt wird, was uns an die von Fray Bernardino de Sahagún beschriebene Sitte erinnert, daß zu bestimmten Zeiten nach dem Tod den Verstorbenen Opfergaben dargebracht wurden. Heutzutage sind, je nach Religion, bei diesem Brauch zahlreiche Varianten festzustellen; das Grundmuster wiederholt sich aber Jahr für Jahr.

Auch in Mexiko-Stadt hat man versucht, die Sitte des Aufstellens eines Totenaltars wieder zu beleben. Doch ist hier schon oft der ursprüngliche Sinn verlorengegangen und die Symbolik vieler Bestandteile der Opfergaben ist nicht mehr bekannt. Man könnte sagen, daß der Brauch in diesem Falle in den Bereich der Folklore abgeglitten ist, obwohl zuweilen darin das Bestreben deutlich wird, die alten Überlieferungen zu bewahren.

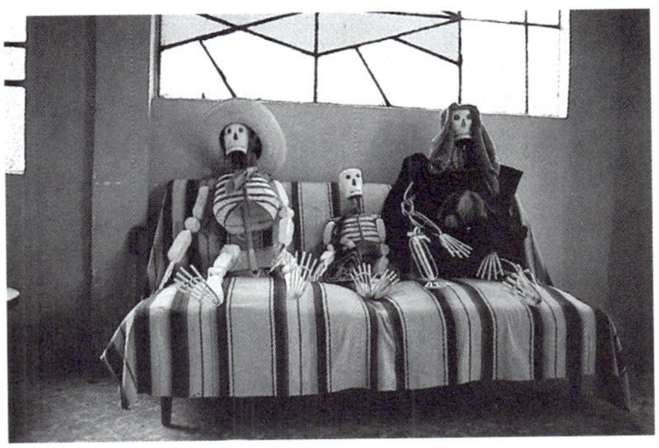

An vielen Orten gibt es solche Hinweise auf das Fortbestehen vorspanischer Vorstellungen, zahlreiche Beweise für den Synkretismus mit katholischen Glaubensvorstellungen. Dies ist eindeutig in Atla, im Staate Puebla, zu erkennen.[3] Besonders interessant sind in diesem Zusammenhang die an verschiedenen Orten berichteten Vorstellun-

Moderne Erscheinungen des Totenfestes: Revitalisierung oder nur noch Folklore?

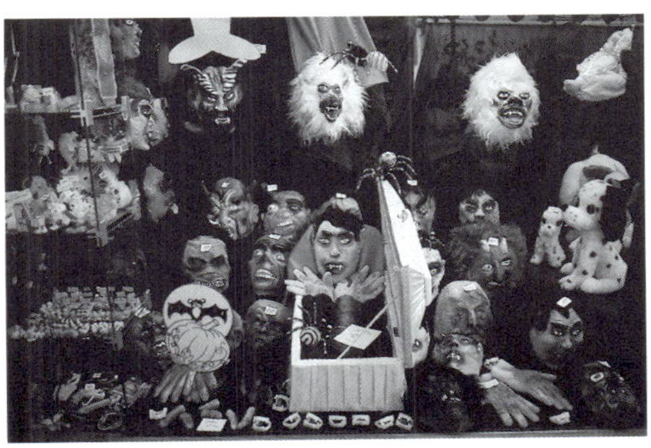

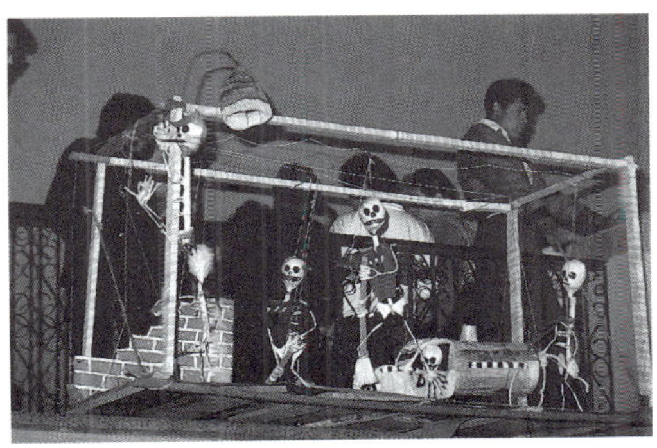

gen über den Weg in das Mictlan. Aus meinem Buch »Muerte a filo de obsidiana«[4] möchte ich folgende Passage zitieren:

»Auch das Brauchtum dieser Gruppen vermittelt uns interessante Informationen. Dies gilt beispielsweise für folgendes Märchen, das dem Lehrer Montoya von Lorenzo Dominques erzählt wurde, wobei letzterer versichert, er habe es von den Alten des Dorfes in Nahua-Sprache gehört. Das Märchen heißt ›Von Gott und den drei Brüdern‹ und handelt von drei Brüdern, die ihren Vater verloren haben und einer nach dem anderen ausziehen auf der Suche nach Arbeit. Dabei begegnen sie einem Greis, der ihnen aufträgt, einen Brief abzuliefern. Der erste der drei Brüder besteigt den Esel, den ihm der Alte anbietet, und durchquert auf dessen Rücken mehrere Flüsse; beim vierten Fluß, einem Strom aus Glut, verläßt ihn der Mut und er kehrt um. Auch der zweite Bruder trifft den Alten, und die Geschichte wiederholt sich. Er durchquert den ersten Fluß aus Wasser, den zweiten aus Eiter und den dritten aus Blut; beim vierten Strom, dem aus Glut, schließt er die Augen und schafft es auch, ihn zu durchqueren. Dann kommt er über zwei Felder mit Schafen: auf dem einen sind diese fett, auf dem anderen mager. Als nächstes gelangt er zu zwei Bergen, die zusammenstoßen; dort wagt er sich nicht hindurch und kehrt zu dem Alten zurück, nachdem er den Brief weggeworfen hat. Der dritte Bruder schlägt den gleichen Weg ein und schafft es, vom Esel geleitet, all die geschilderten Strecken zurückzulegen; danach kommt er noch an einen Ort, an dem zwei Maultiere miteinander kämpfen und gelangt schließlich zu einem wunderschönen Haus mit einer Frau. Dies ist die Jungfrau Maria, die ihn aufnimmt und ihm zu essen gibt.

Wenn wir die Geschichte zusammenfassen, stellen wir – wie die Studie von Montoya zeigt – fest, daß folgende Orte zu durchqueren sind:

a) vier Flüsse, nämlich aus Wasser, Eiter, Blut und Glut;
b) zwei Felder: eines ohne Gras, mit fetten Schafen, und ein weiteres mit Gras und mageren Schafen;
c) ein Ort, an dem zwei Maultiere kämpfen, und
d) ein Haus, in dem die Jungfrau Maria wohnt.

Es sind also insgesamt neun Etappen zu bewältigen, die uns im Falle der Flüsse, der zusammenstoßenden Berge, des Hauses am Ende der Reise an einige der Orte erinnern, die auf dem Weg in das Mictlan zu durchqueren sind.«

Es gibt zu dem Thema, das hier behandelt wird, noch andere interessante Schilderungen. In einer Untersuchung von Jesús Angel Ochoa[5] wird der eindrucksvolle Fall einer alten Einwohnerin des Dorfes Mixquic in der Nähe von Mexiko-Stadt geschildert. Hier geht es vor allem um die Rolle und Bedeutung des Hundes, der als Begleiter ins Jenseits den Verstorbenen bei der Durchquerung des Flusses behilflich sein soll, wie es den vorspanischen Vorstellungen entspricht.

Der Bericht lautet folgendermaßen:

»Meine Mutter war schon sehr alt, so um die 70, als sie starb. Wir versorgten sie und hatten sie im Sarg aufgebahrt, als sie zu atmen begann und mit Schaum vor Mund und Nase erwachte. Sie bat um Kaffee und Zigaretten und wir brachten sie ihr. Dann berichtete sie, daß sie gespürt habe, wie sie sich von ihrem Körper loslöste und in ihrer eigenen Gestalt zu einem großen Fluß mit reißendem, trübem Wasser kam. Dort stand der magere, hungrige Hund, den sie oft aus dem Haus gejagt hatte. Der Hund betrachtete sie verächtlich und rührte sich nicht. ›Hund‹, sagte sie zu ihm, ›bring mich auf die andere Seite, denn ich bin tot.‹ Der Hund sah sie verächtlich an und rührte sich nicht. ›Hund‹, sagte sie, ›mein Körper wird kalt. Bring mich auf die andere Seite, denn ich bin tot.‹ Der Hund sah sie verächtlich an und sagte: ›Ich soll dich an das andere Ufer bringen? Hast du mir etwa jemals Fressen, Wasser oder Süßigkeiten gegeben? Hast du mich nicht vielmehr getreten und mir das heiße Wasser von deiner Wäsche nachgeschüttet? Was hatte ich dir ge-

tan, daß du mich zu Lebzeiten so mißhandelt hast? Ich kann dich nicht hinüberbringen; du warst böse zu mir. So bleibst du eben hier, schweifst durch dein Viertel, wanderst über die ›chinampas‹, als ruhelose arme Seele.‹ Da hat meine Mutter tief eingeatmet und sich umgedreht; ihr Körper wurde zusehends kälter, aber noch roch sie den Kaffee und die ›tamales‹** und sie dachte, wenn ich den Kaffee und die ›tamales‹ rieche, heißt das, daß ich eine Seele bin; bringt mich aber der Hund nicht hinüber und wird mein Körper kalt, so werde ich ruhelos umherziehen müssen, und meine Familie wird sich ärgern.‹ Darauf wälzte sie sich auf der Erde und erblickte Jesus Christus und San Andrecito, und da geschah es, daß sie mit viel Schaum vor dem Mund erwachte. Danach ermahnte sie uns: ›Seid gut zu den Hunden, denn ihr werdet sie noch brauchen.‹ Deshalb gibt es so viele Hunde in Mixquic.«*

Aus diesen beiden Beispielen lassen sich die Beziehungen zur vorspanischen Zeit deutlich erkennen; doch bedarf es noch weiterer gründlicher Untersuchungen, um unterscheiden zu können, was tatsächlich aus der vorspanischen Zeit stammt, was von Spaniern seit dem 16. Jahrhundert eingeführt wurde und was sich daraus im Laufe der Jahrhunderte entwickelt hat. Geht man dabei nicht mit wissenschaftlicher Sorgfalt vor, kann es leicht geschehen, daß man über die Einstellung der Mexikaner zum Tod falsche Behauptungen aufstellt, weil man die Wurzeln mancher Bräuche unberücksichtigt läßt.

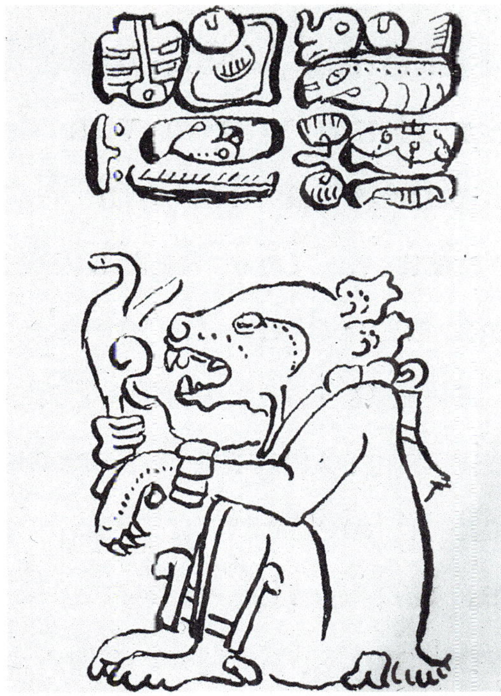

Der Totenhund leitet den Verstorbenen nach Mictlan. Wie ein Blitz kommt er herab und spaltet die Erde, um den Toten einzulassen.
Dresdner Maya-Handschrift.

Anmerkungen

1 Der Kalender umfaßte 18 Monate zu je 20 Tagen, was 360 Tage ausmacht. Die restlichen 5 Tage galten als »neumonteni«, d.h. als Unglückstage.
2 Nutini, Hugo und Isaac Barry, »Los pueblos de habla nahuatl de la región de Tlaxcala y Puebla«, INI, Nr. 37., 1974, Mexiko.
3 Montoya, Jesús, »Atla: etnografía de un pueblo nahuatl«, INAH, 1964, Mexiko.
4 Matos Moctezuma, Eduardo, »Muerte a filo de obsidiana«, SEP-Setentas, Nr. 190, 1975, Mexiko.
5 Ochoa Zazueta, Jesús Angel, »Mixquic«, an der Nationalen Hochschule für Anthropologie vorgelegte Dissertation, 1972, Mexiko.

* Ursprünglich durch Aufschüttung von Erde auf Strohmatten angelegte schwimmende Gärten im alten Seengebiet südlich der Stadt Mexiko. (Anm. d. Übers.)

** Eine Art Maispastete. (Anm. d. Übers.)

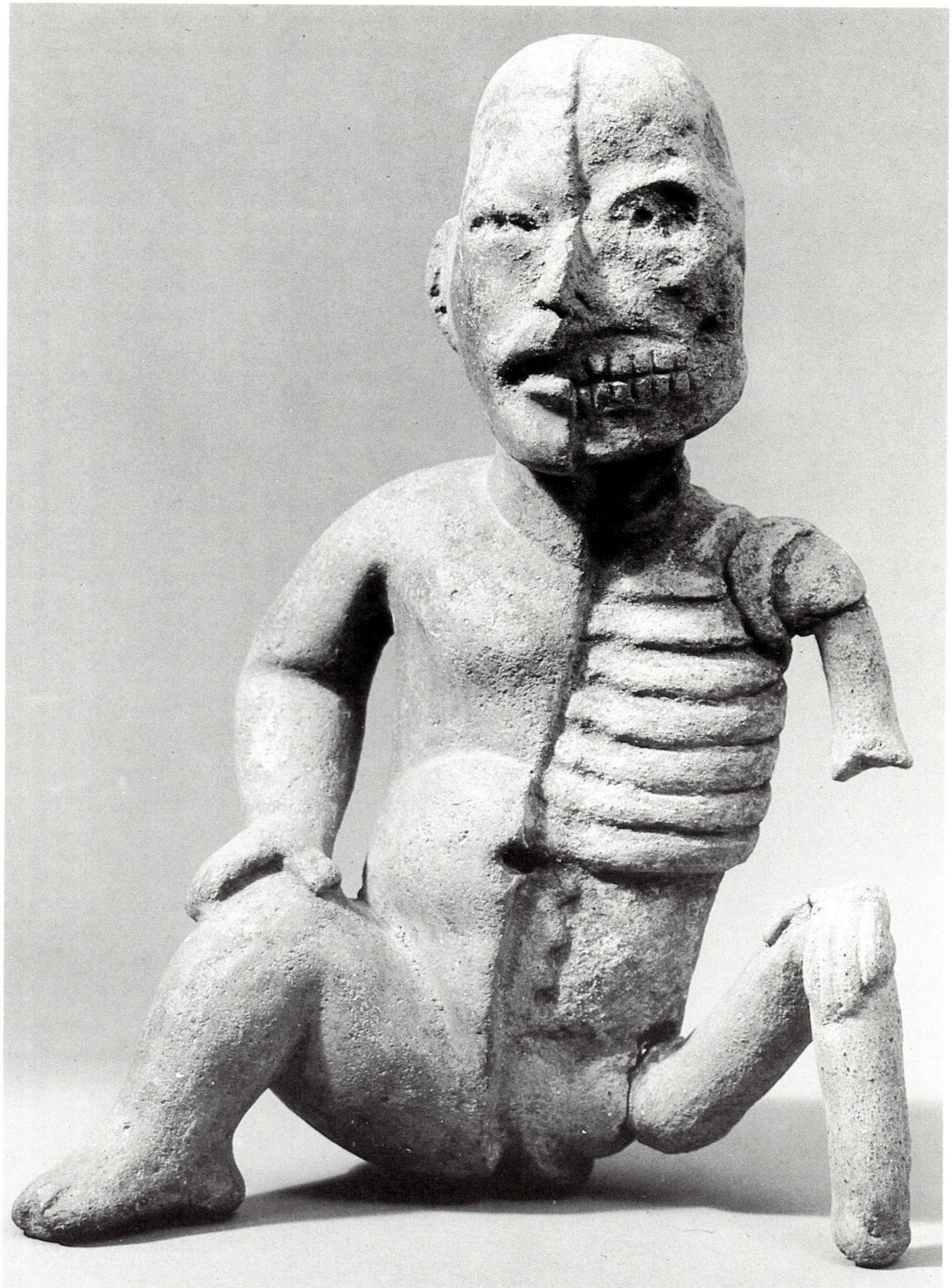

Die Dualität von Leben und Tod wurde gern in Doppelfiguren oder Gesichtern abgebildet, die halb ein Skelett, halb eine lebende Person darstellen. Dualitätsfigur, Ton, olmekisch.
Leihgabe des Rautenstrauch-Joest-Museums, Köln.

Miguel León-Portilla

Die Vorstellung vom Tode im Alten Mexiko

Tod und Leben treten im alten Mexiko wie vielleicht in keiner anderen Kultur als eine an sich allgegenwärtige und unteilbare Wirklichkeit zutage, wie zwei Erscheinungsformen ein und desselben Antlitzes. Wer die Keramik und die Bilderhandschriften oder »Codices« aus prähispanischer Zeit betrachtet, wird allenthalben auf bildliche oder plastische Zeugnisse hiervon stoßen. Häufig findet man aus Ton modellierte Gesichter, die auf der einen Hälfte ein Bild des Lebens sind, wobei die andere jedoch nur einen nackten Schädel zeigt. Auch in den aus der Baumrinde des *amate* (einer *Ficus*-Art) gemachten, leporelloartig gefalteten Büchern begegnet man häufig dem Leben und dem Tod. Dort finden wir etwa die Darstellungen von Göttern wie *Quetzalcóatl*, »Schlange von kostbarem Gefieder«, der die Gebeine der Menschen früherer Zeitalter zurückgewann, um die Welt erneut zu bevölkern und der auch unter dem Namen *Ehécatl*, »Wind« oder Lebensodem bekannt ist, Rücken an Rücken mit *Mictlantecuhtli*, dem »Herrn des Totenreiches« (*Codex Vaticanus B* 1972, 75–76 und *Codex Borgia* 1980, 56).

Auch in den in vorspanischer Tradition, jedoch bereits mit lateinischem Alphabet, ab dem 16. Jahrhundert in Nahuatl (d.h. mexikanisch oder aztekisch), in yukatekischem Maya, Quinché oder anderen Sprachen niedergeschriebenen Texten ist sehr häufig von der allgegenwärtigen doppelten Realität von Leben und Tod die Rede. Die alten Mythen, Hymnen und sonstigen Darstellungen zufolge mußten die Götter sterben, um dem Menschen das Leben zu schenken, und als Ausgleich und Entgelt hierfür wird das Leben der Götter mit dem Opfertod der Menschen gestärkt und erneuert.

Die alten Zeugnisse zum Thema Tod sind sehr zahlreich. Die religiösen Vorstellungen, die daraus sprechen, gehören nur scheinbar der Vergangenheit an und leben oft im Unterbewußten der modernen Mexikaner fort. Aus diesem reichen Schatz alter Überlieferungen und dem, was in den Werken der sogenannten »prähispanischen Kunst« Niederschlag fand, stammt einiges von dem Licht, das uns den Sinn der rätselhaften Realität des Doppelantlitzes von Leben und Tod erahnen läßt.

Ähnlich den Sätzen einer Symphonie oder eines um Leben und Tod kreisenden Tanzes entwickelt sich unser Thema in vier Abschnitten. Zuerst kommt der Tod der Sonnen und der Zeitalter der Vergangenheit, bis zum Anbruch der gegenwärtigen Epoche, wo die Götter sterben, um neues Leben zu ermöglichen. Im zweiten Satz geht es um das Wiederentstehen des Lichtes auf Erden, das Hervorkommen von Pflanzen, Tieren und dem Menschen. Mit diesem Leben hält auch der Tod Einzug, denn nur so kann unser Zeitalter und die göttliche Kraft, die es erhält, fortbestehen. Der dritte Satz bringt uns dem Reich des Todes selbst nahe: den verschiedenerlei Schicksalen, die jene betreffen können, die die Wärme der Sonne nicht mehr empfinden und deren Licht nicht mehr auf Erden schauen. Auch an jenen rätselhaften Orten, an denen die sogenannten »Entfleischten« zu Hause sind, sind noch Anklänge an Leben und Tod wahrzunehmen. Und der vierte und letzte Satz bringt unserer Gegenwart als Ausklang und Bestätigung des Mysteriums die Erkenntnisse wieder, die die Weisen des alten Mexiko, ohne mit ihrem Glauben zu brechen, nach forschender Suche in dessen Tiefe uns überliefert haben.

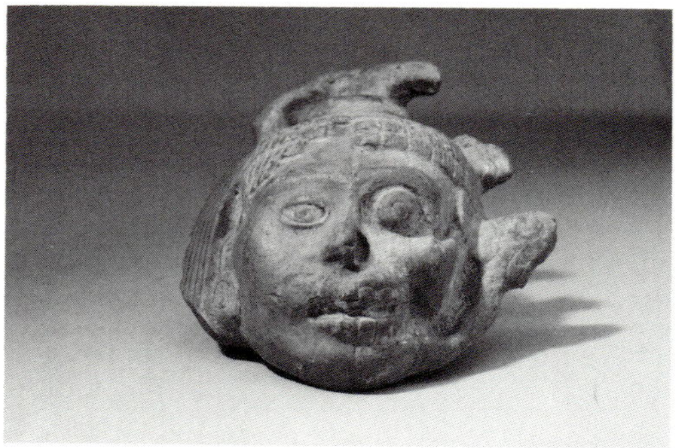

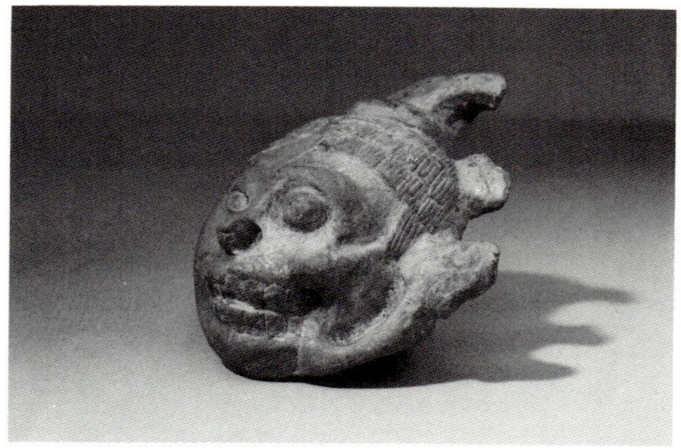

Eine Pfeife in Form des Dualitätsgesichtes; Vera Cruz, Keramik. Leihgabe des Museums für Völkerkunde, Berlin.

Tod der Welt – Opfer der Götter – Wiedergeburt der Menschen

Sonne, Mond und Erde gab es nicht einmal, sondern viermal hintereinander. In jedem kosmischen Zeitalter gab es eine Sonne, deren Licht und Wärme jeweils andere Geschicke mit sich brachte. Diese unterschiedlichen Schicksale waren durch die Kalenderzeichen des jeweiligen Tages, oder *tonalli*, vorgegeben, an dem die Götter einer jeden dieser Sonnen ihr Wesen gaben.

Jahre- und jahrhundertelang leuchteten, dem Befehl der Götter gehorchend, die Sonnen, deren Kalenderzeichen 4-Jaguar, 4-Wind, 4-Feuerregen und 4-Wasser gewesen waren. Über Jahrtausende hinweg folgten einander Geburten und Tod von Sonnen, Monden, Erden, Pflanzen, Tieren und menschlichen Wesen (*Anales de Cuauhtitlan*, 1975, 5). *Tezcatlipoca*, der Gott mit dem »Spiegel, der die Dinge zum Leuchten bringt«, *Quetzalcóatl*, der weise Herr, der zuweilen unter der Maske des Lebens und des Windes als *Ehécatl* in Erscheinung tritt, und *Tláloc,* der Regengott, mit seiner Gefährtin *Chalchiuhtlicue*, der »Frau mit dem Rock aus Jade«, Gebieterin der Gewässer des Festlandes, haben nacheinander diesen Sonnen ihr Wesen verliehen und dann auch deren Tod bestimmt (*Historia de los mexicanos por sus pinturas*, nicht datiert, S. 233–234).

Rätselhaftes Pulsieren verbunden mit der Ausstrahlung von Licht und Farbe, gefolgt von Dunkelheit – Leben und Tod –, dies war der Inbegriff für alles, was auf der Welt besteht. Und wieder einmal, »als es noch Nacht war, als es nicht tagte, als es kein Licht gab...« (*Codes Matritense*, 1905, VI. Fol. 180) bemühten sich die Götter, eine neue Sonne, einen Mond und eine Erde mit Pflanzen, Tieren und Menschen zu erschaffen. Diese Sonne sollte die unsrige sein, die Sonne des Zeitalters, in dem wir leben, die Sonne, die bereits die Weisen des Toltekenreiches kannten.

Diese Sonne nahm ihren Anfang in Teotihuacan, dem »Ort, wo man zum Gott wird«, doch solches geschah in einem uranfänglichen und archetypischen Teotihuacan, das in der Welt der Götter bestand, noch lange bevor es wieder Sonne, Mond und Erde gab. Dort taten die Götter Buße, »erwarben Verdienste«: *tlamacehualiztli*. Und nach den vier archetypischen Tagen des Ursprungs, da es noch keine Sonne gab, kein Morgenrot, kein Licht, erklärten sich zwei von ihnen bereit, sich in ein großes göttliches Feuer, das *teotexcalli*, zu stürzen. Es waren dies der kleine, pestbeulige Gott *Nanahuatzin*, der, von den Flammen verzehrt, zur Sonne wurde, wogegen es dem stolzen »Herrn der Schnecken«, *Tecucistécatl*, bestimmt war, aus Angst vor dem Feuer zu zögern und schließlich zum Monde zu werden. Doch dann, als weder Sonne noch Mond sich bewegten, mußten alle Götter den Opfertod sterben. »Damit erwarben sie Verdienste um uns«, *otopan tlamaceuhqueh*, erklären die alten Überlieferungen, und wegen dieses Uraktes der Aufopferung *(tla-macehua-liztli)* heißen wir Menschen *macehualtin*, die durch das Opfer der Götter »Verdienten« (*Leyenda de los soles*, 1975, S. 122).

Diese 4-Bewegung *(Nahui-Ollin)* genannte, fünfte in der Reihenfolge der Sonnen, sollte eine von Leben erfüllte sein, jedoch auch nicht ohne Gefahren, allzeit von Tod und Untergang bedroht:

> 4-Bewegung heißt diese Sonne,
> sie ist unsere Sonne,
> da wir nun leben...
> Sonne der Bewegung heißt sie,
> denn sie folgt ihrem Wege, bewegt sich,
> und wie die Alten sagen,
> wird es in ihrer Zeit Bewegungen der Erde geben,
> und Hungersnot,
> und damit werden wir untergehen.
>
> *Leyenda de los soles*, 1975, 121

Um dieses Ende und diesen Tod aller solange wie möglich hinauszuzögern, müssen die Menschen, *macehualtin*, »die durch das Opfer der Götter Verdienten«, auf ihre Weise den Opfertod nachvollziehen, ihn ständig wiederholen. Mit Menschenblut muß das Leben der Sonne, der Fortbestand der Götter selbst gesichert werden.

Wohl kam es in dem Maße, in dem die gesellschaftliche und politische Organisation der mesoamerikanischen Völker an Komplexität zunahm, zu einer Unterscheidung zwischen *macehualtin*, als den »Leuten vom Volk«, und *pipiltin*, d.h. jenen »von Stand, den Adligen«, doch in einem tieferen, universaleren Sinn wurde der Glaube beibehalten, daß alle Männer und Frauen, gleich ob sie den gehobenen Schichten angehörten oder nicht, in erster Linie *macehualtin*, nämlich durch die Sühne der Götter »Verdiente« seien.

Die eng mit der Auffassung vom *tlamacehualiztli*, dem ursprünglichen Opfertod der Götter zur Wiederherstellung des gegenwärtigen Zeitalters und der dazugehörigen Sonne in Verbindung stehende Vorstellung vom *macehualtin*, läßt die elementare Bindung der Menschen an das Göttliche erkennen. Die Götter haben Verdienste erworben, denn – so heißt es in verschiedenen indianischen Texten – sie benötigen die Menschen, damit diese sie anbeteten und für ihren Unterhalt

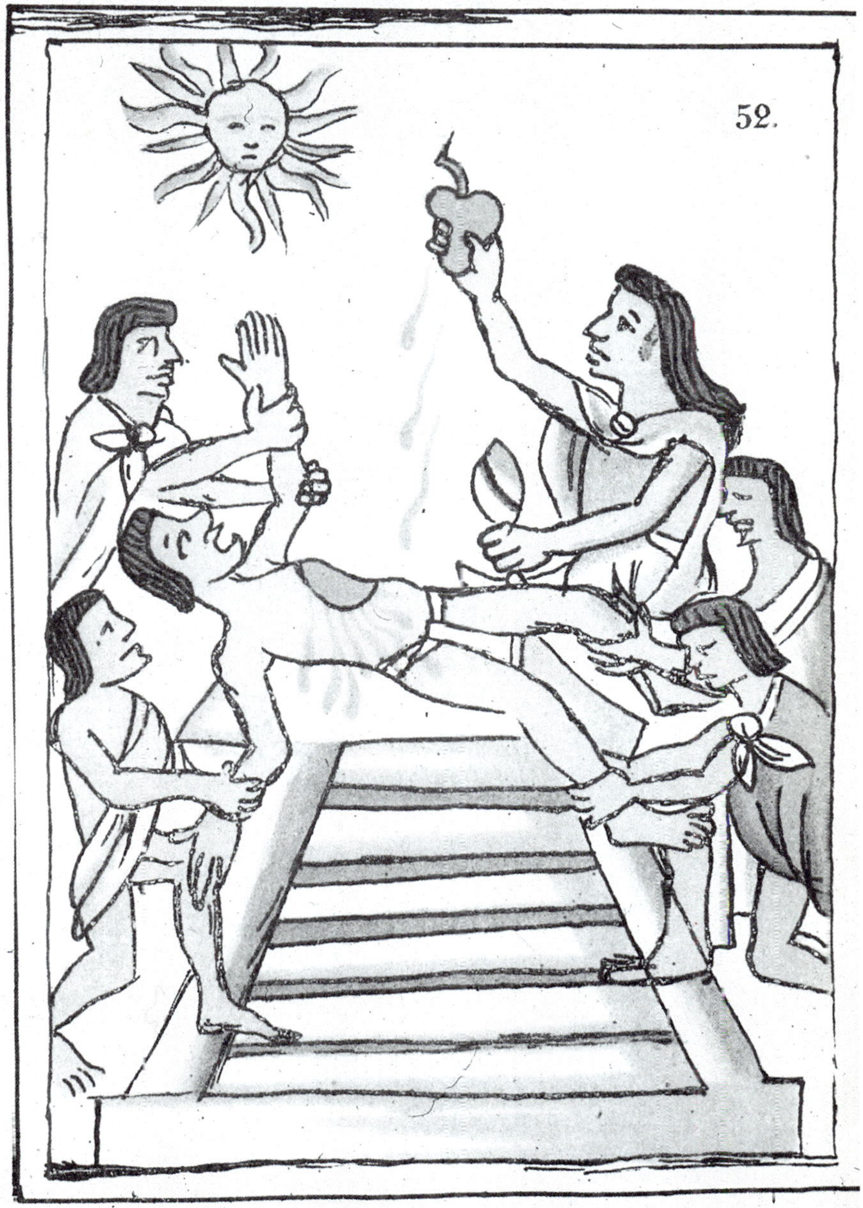

Das Blutopfer ist eine Wiederholung des Selbstopfers der Götter, die so das vierte Weltalter schufen. Die Götter haben sich damit um die Menschen Verdienste erworben, diese schulden ihnen Gegengaben. Kodex Florentino.

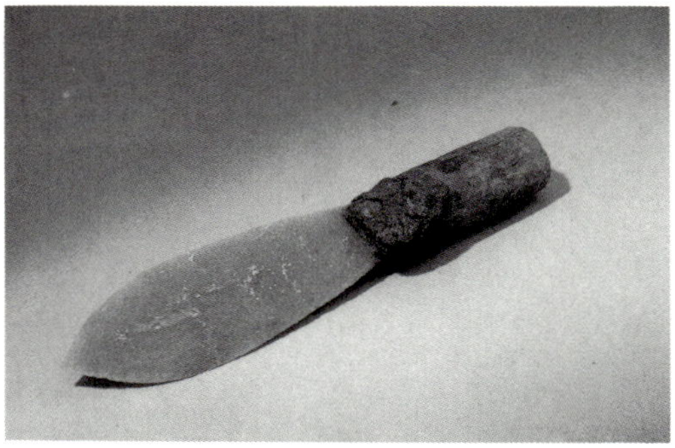

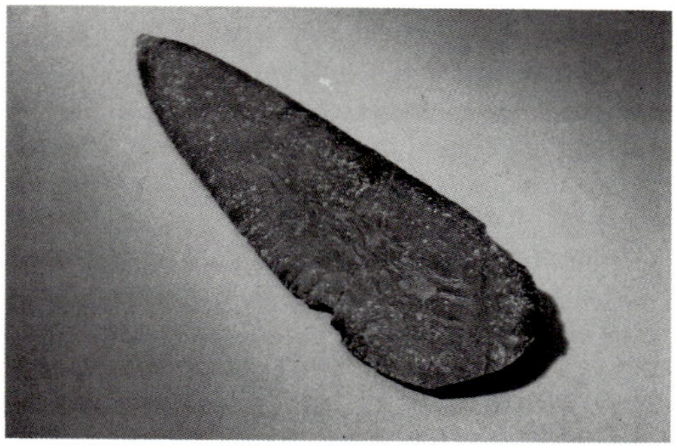

Zwei Messer, vermutlich Opfermesser. Klinge Flint, Griff Holz mit Copalharz. Leihgabe des Museums für Völkerkunde, Berlin

auf Erden Sorge trügen. Und *tlamacehualiztli*, d. h. zu opfern und selbst das Leben darzubringen, bedeutet für die Menschen nichts anderes, als dieser Bestimmung gerecht zu werden.

Durch das *tlamacehualiztli* wurde somit eine Art der Kommunikation zwischen den Göttern und den Menschen hergestellt. Mit Opfer und Tod wurde das Leben der Menschen wie auch das der Götter erlangt. Dabei muß darauf hingewiesen werden, daß die bereits erwähnten *tonalli* oder »Geschicke« innerhalb der Kalenderzählung mit mathematischer Genauigkeit vorschrieben, zu welchem Zeitpunkt die Menschen ihre verschiedenen *tlamacehualiztli*-Riten, Bußehandlungen, Opfergaben und Menschenopfer darbringen sollten, um von den Göttern andere Formen des Verdienstes zu erlangen, wobei hierunter alles fiel, was im Leben wirklich wichtig war:

Kinder, Grund und Boden, Ernten, Siege im Kampf, Gesundheit und wirtschaftlicher Wohlstand. In der Tat wird der Ausdruck *i-macehual*, »ihr Verdienst«, sehr häufig in dem Sinne verwendet, daß er die primäre und fortwährende Beziehung beschreibt, die darin besteht, daß man von den Göttern etwas als »Verdienst« erhält oder daß man mit menschlichem Handeln hierfür zahlt.

Die Welt der *macehualtin* wird damit zum Schauplatz für Leben und Tod: Gabe und Gegenleistung, Opfer und Wiederherstellung alles Bestehenden.

Wiedererstehen des Lebens: das Zeitalter der Sonne 4-Bewegung

Und noch einmal haben die Götter gehandelt. Diesmal fiel der Auftrag *Tezcatlipoca* und *Quetzalcóatl* zu. Von der Höhe brachten sie *Tlalteuctli* herab, Gott und Göttin der Erde. Dieses Wesen glich einem Ungeheuer, einer Verbindung von Fisch und Echse. Sein Körper war voller Augen und Münder. Beide Götter verwandelten sich in Schlangen und wanden sich um das Erdungeheuer. Sie drückten es mit aller Kraft und teilten es in zwei Teile, aus deren einem sie den Himmel machten und aus dem anderen die Erde.

Die Gott-Göttin der Erde wehklagte, und um sie zu trösten, machten *Tezcatlipoca* und *Quetzalcóatl*, daß aus ihr Pflanzen, Gras, Blumen und Bäume entsprangen. Ihre Augen wurden zu Grotten und Quellen. Und die Alten sagen, es sei eben diese mütterliche Göttin, die uns allen das Leben schenkt, die man zuweilen in den Nächten jammern hört. Sie weint und klagt, weil sie menschliche Herzen begehrt und keine Frucht mehr tragen will, wenn man sie nicht mit menschlichem Blute nährt (*Teogonía e historia de los mexicanos*, 1963, S. 105–106).

Der Gott *Quetzalcóatl* selbst stieg sodann hinab in das *Mictlan*, »die Region der Toten«, um dort die »kostbaren Gebeine« der Menschen zu suchen, die während früherer Zeitalter gelebt haben. Als er dort war, sprach der Herr des Todes, *Mictlantecuhtli*, mit *Quetzal-*

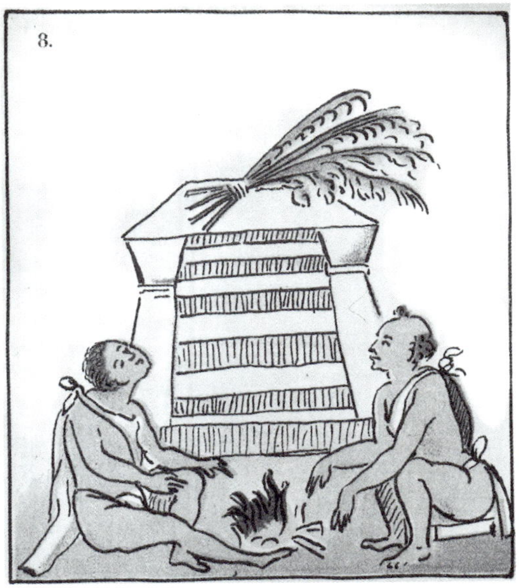

Die Götter haben die Menschen geschaffen, damit sie Nahrungsmittel produzieren und ihnen helfen. Der Mensch ist zum Opfer verpflichtet. Kodex Florentino.

cóatl. Zuerst stimmte er zu, daß dieser die kostbaren Gebeine mitnähme, doch dann widersetzte er sich. Schließlich aber erreichte *Quetzalcóatl*, Sinnbild göttlicher Weisheit, sein Ziel:

> Er brachte die Gebeine nach *Tamoanchan*
> – dem Ort unseres Ursprungs –
> und als er dort angelangt war
> zermahlte sie
> die Göttin *Quilaztli,* die keine andere ist
> als *Cihuacóatl,*
> – nämlich Unsere Mutter –
> und füllte sie in eine kostbare Schale.
>
> *Quetzalcóatl* stach sich sodann
> in sein Glied und brachte es zum Bluten
> und sogleich taten
> die anderen Götter Buße,
> – *tlamacehualiztli* – erwarben
> Verdienste...
> Und sie sagten:
> Es wurden, oh Götter,
> die *macehualtin,* »die Verdienten«
> geboren,
> denn um unserethalben
> haben die Götter Opfer gebracht.

Leyenda de los soles, 1975, S. 120–121

Und wiederum war es *Quetzalcóatl*, der daraufhin zum *Tonacatepetl*, dem »Berg unseres Unterhalts« zog, wo die Maiskörner früherer Zeitalter aufbewahrt waren. Eine Ameise wies ihm den Weg und der Regengott sandte einen Blitz auf den Berg herab, so daß dieser sich öffnete und *Quetzalcóatl* den Mais zurückzugewinnen vermochte. Zuerst aßen die anderen Götter von ihm und dann legte er den ersten Menschen davon in den Mund, »damit sie heranwüchsen und stark würden« (*Leyenda de los soles,* 1975, S. 121).

Der erste Mann, *Oxomoco*, und seine Frau, *Cipactónal*, waren sehr weise. Sie lernten es, mit den Maiskörnern umzugehen und – so berichten die Mythen – beobachteten auch die Bewegungen der Sonne, des Mondes und des großes Sternes (der Venus). Es heißt, sie hätten so die Rechnung der Tage und der Jahre erfunden, die Kalender. Achtzehnmal zwanzig und am Ende fünf unheilvolle Tage, so lautet die heilige Zeiteinteilung. Nach ihr richtete sich der Zyklus der Bodenbestellung und auch die Liturgie der Festtage und Opferungen. Zwei Zwanzigtagemonate waren in einigen Gebieten besonders der Toten gewidmet. Es waren dies der neunte Monat, *Miccailhuitontli* oder »Kleines Totenfest« genannt, und der zehnte, *Huey miccailhuitl* oder »Großes Totenfest« (*Codex Matritense*, 1905, v. 251 r). Doch neben diesem speziellen Gedenken der Verstorbenen war die Präsenz der *teomicqueh*, der »göttlichen Toten«, nämlich der Geopferten, mit denen »Verdienste« erworben wurden, ein wesentliches Element sämtlicher Monate. Um das Leben der

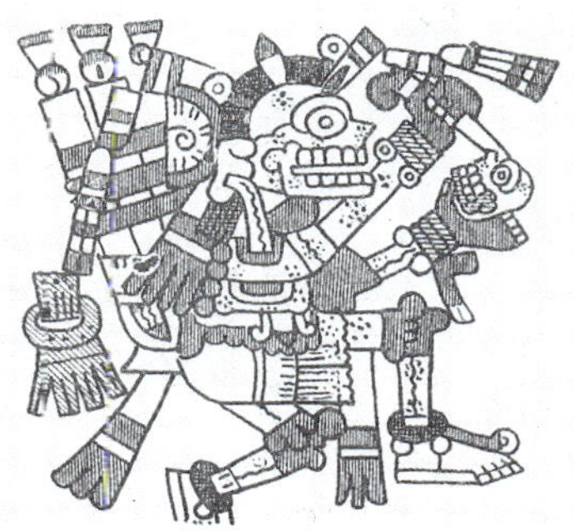

Mictlantecutli, der Herr der Unterwelt. Kodex Vaticanus.

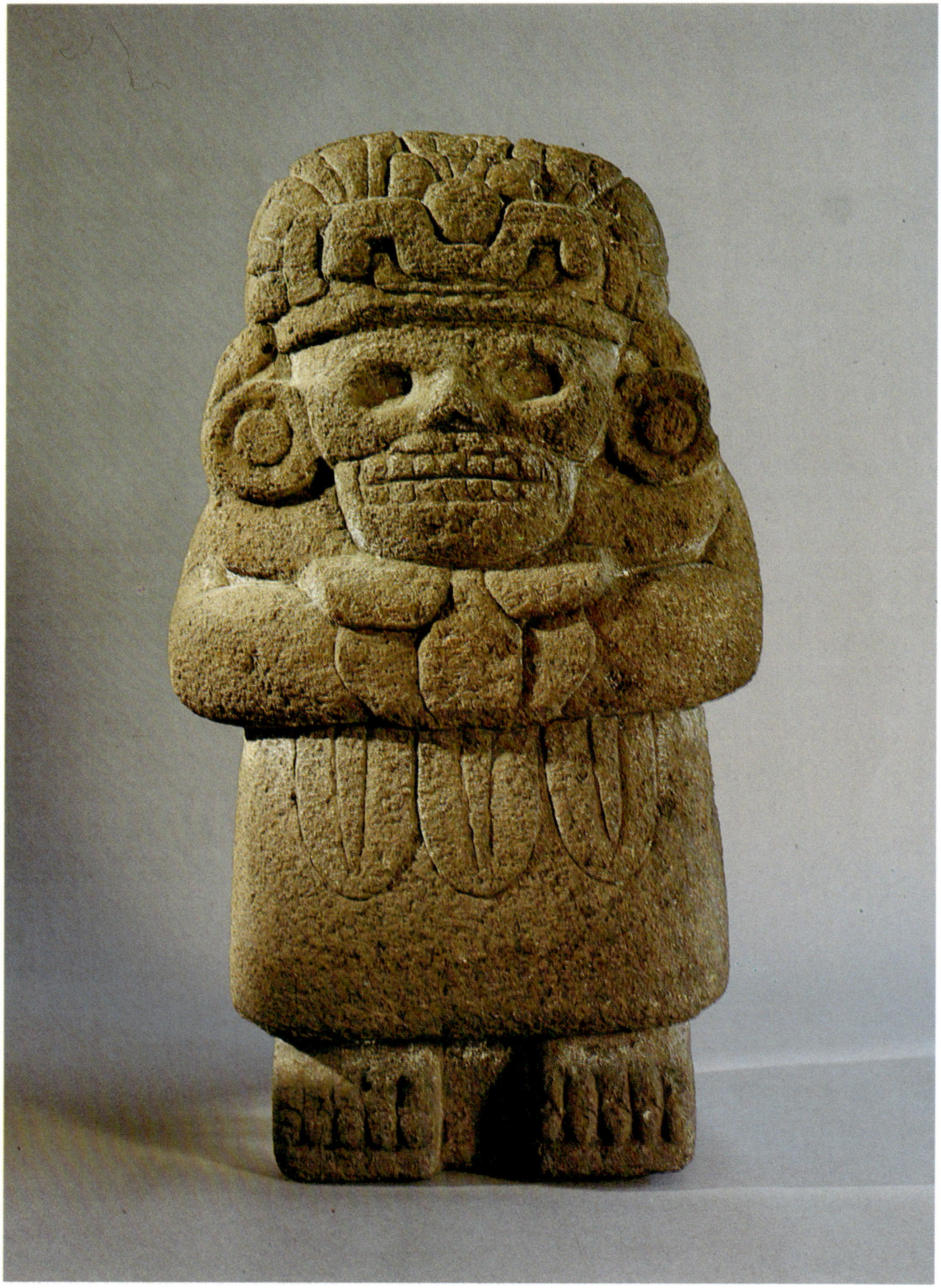

Mictecaciuatl, die Todesgöttin.
Sie beherrschte das Totenreich Mictlan, in dem die Gebeine der Verstorbenen ruhen, bis sie in einem neuen Weltalter für die Erschaffung der neuen Menschen wiederverwendet werden.
Aztekisch, grauer Stein.
Leihgabe des Museums für Völkerkunde, Berlin.

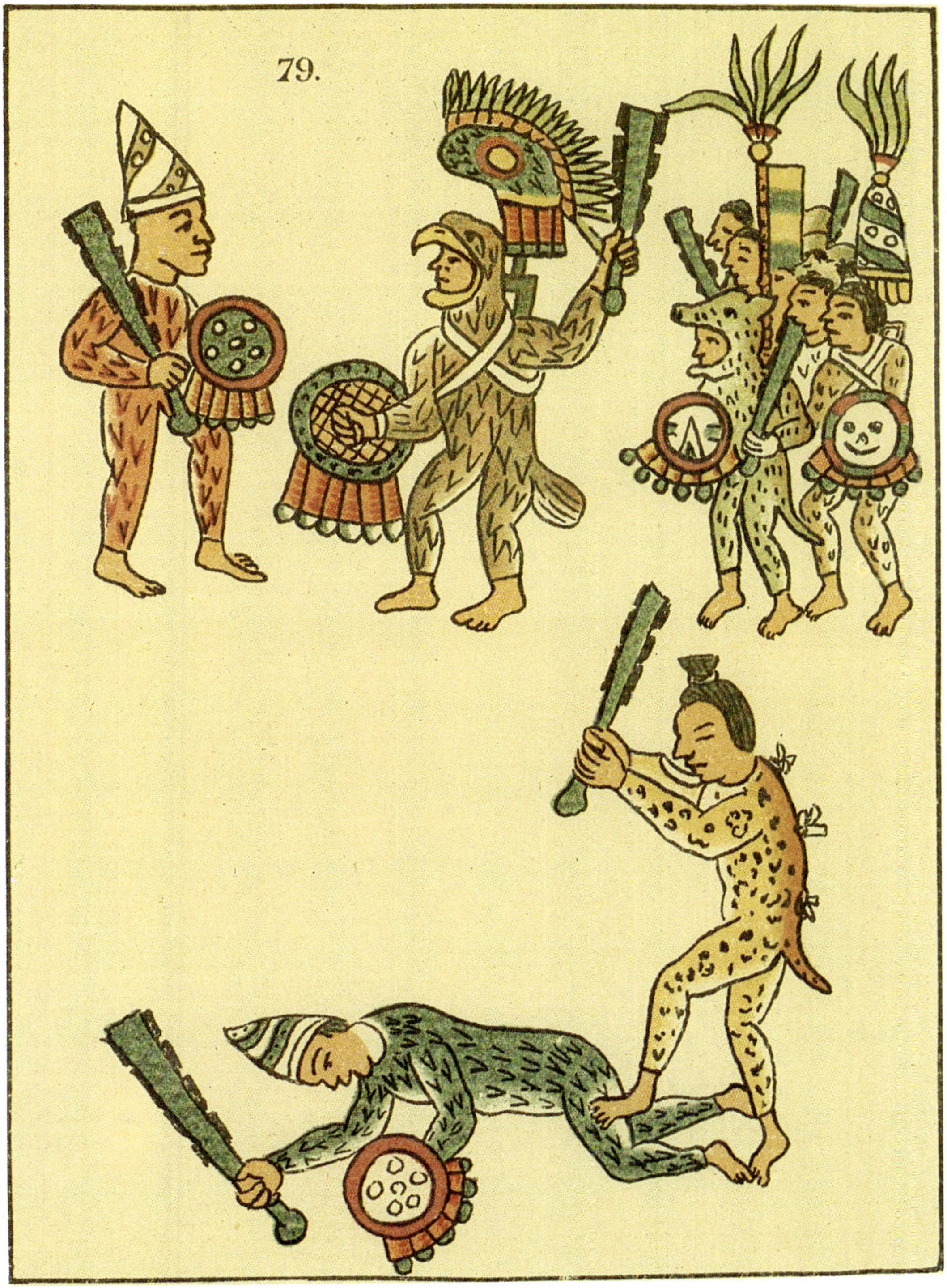

Auch der Tod in der Schlacht ist ein »guter Tod«, mit dem sich der Mensch Verdienst um die Götter erwirbt. Kodex Florentino.

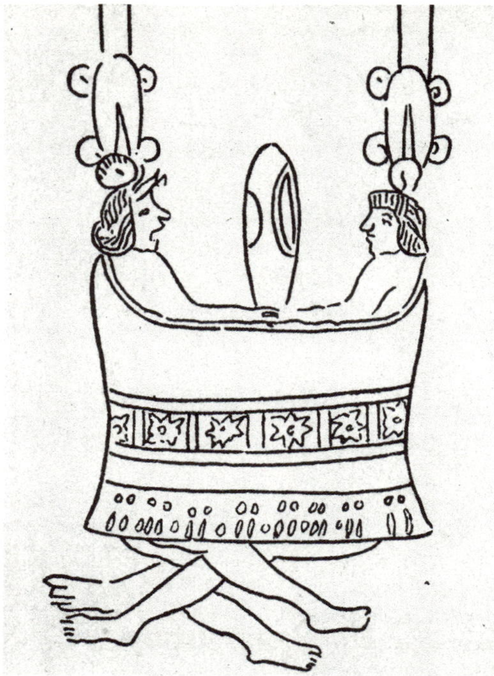

Sonne und der Welt zu erhalten, mußten viele sterben, einschließlich jener, die auf den Schlachtfeldern das Leben verloren und von denen es hieß, sie hätten einen »glücklichen und seligen Tod« gefunden (Durán, 1967, II, S. 445).

Die heiligen Hymnen, die bei derartigen Zeremonien angestimmt wurden, waren Gesänge von Leben und Tod. Mit folgenden Worten wandte man sich an *Ixcozauhqui*, den »Gelbgesichtigen«, den Feuergott, wahrscheinlich in dem dieser Gottheit geweihten Wachstumsmonat *Izcalli:*

> ... Sieh da, es ist Zeit,
> mit Masken hinauszuziehen.
> Im Tzonimolco
> – dem Tempel des Feuergottes –
> muß ein *macehualli,* ein »Verdienter«
> als Opfer dargebracht werden.
> Schon geht die Sonne unter!
> Schon geht die Sonne unter!
> Es sei ihr ein *macehualli*
> als Opfer dargebracht.
>
> *Codex Matritense*, 1905, 276 r .

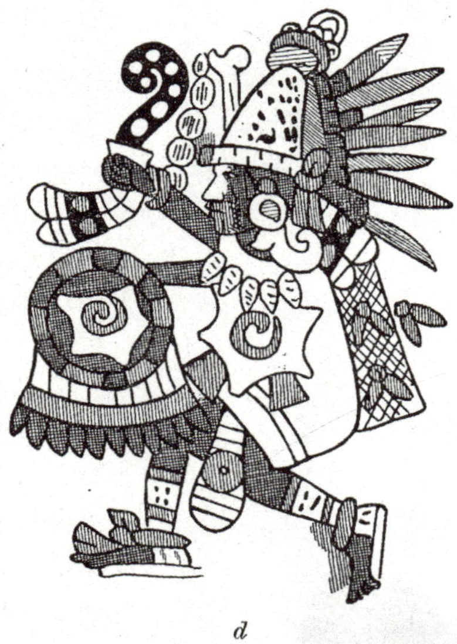

Quetzalcoatl, der »Gott des Windes« und Sinnbild der Weisheit, brachte die »wertvollen Gebeine der Menschen« aus Mictlan, um sie mit seinem Blut zum Leben zu erwecken und so die ersten Menschen des vierten Weltalters zu schaffen.
Kodex Vaticanus und Kodex Magliabecchiano.

Aufgabe der »Adler« und »Tiger« und wichtigster Auftrag der Krieger war es, im Kampf Gefangene zu machen, um diese den Göttern weihen zu können. Auf diese Weise erweiterte sich das Herrschaftsgebiet der Völker des alten Mexiko. Bei den Mexica oder Azteken, die ihren Schutzgott *Huitzilopochtli* verehrten, nahmen die Menschenopfer einen nie dagewesenen Aufschwung. An den bisher freigelegten Teilen ihres Haupttempels befinden sich verschiedene Lebenssymbole: paarweise angeordnete magnetische Schlangen, wie jene, die es ermöglicht haben, daß Pflanzen, Blumen, Bäume der Erde entsprangen. Auch Frösche, Schnecken und Jadestücke sind zu sehen, die in Beziehung zum Wasser und dementsprechend zum Leben standen.

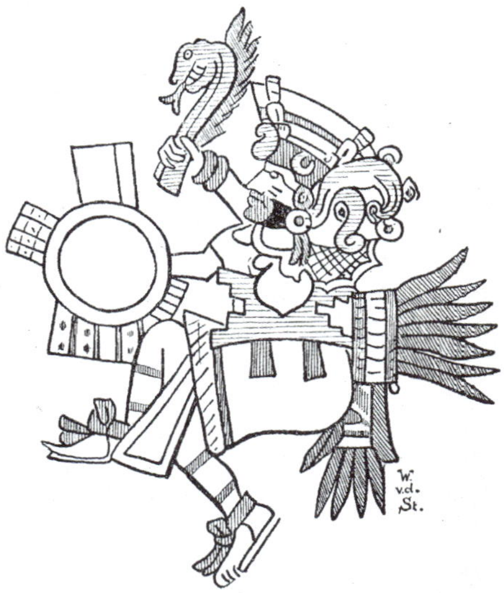

Xiuhtecutli, Gott des Feuers.
Kodex Magliabecchiano.

Aber auch der Tod ist gegenwärtig: die *Huitzilopochtli* feindlich gesinnte Göttin *Coyolxauhqui* liegt dort enthauptet und zerstückelt; der mit Reihen aus Stein gemeißelter Totenschädel bestückte *Tzompantli* (Schädelaltar) befindet sich nördlich des Tempels; Opfergrabstätten mit menschlichen Gebeinen schließen auch Knochenfunde von Kindern mit ein.

Die Wege, die zu den Wohnstätten der Toten führen

Ein ums anderemal verweisen die alten Texte auf die Vergänglichkeit des menschlichen Daseins: »Selbst wenn er aus Jade wäre, oder aus Gold, müßte er dennoch dahinziehen in die Region des Mysteriums...!« (*Cantares mexicanos,* 1904, 51 r.) Auch die rituellen Worte wurden überliefert, die alle hörten, die sich um die Leiche eines soeben Verstorbenen versammelten. Was aus diesem Anlaß gesagt wurde, galt dem Gedenken und dem Dialog mit dem Tode:

Du, oh mein Sohn, hast das Sehnen gekannt,
hast gelitten;
Unser Herr hat sich deiner nun schon erbarmt.
In Wahrheit ist unsere Bleibe nicht hier
auf Erden.
Nur einen Augenblick, eine kurze Weile
haben wir Wärme und Licht der Sonne
hier empfangen.
Nur dank seiner, dank Unseres Herrn,
sind wir gekommen, unsere Gesichter
zu erkennen.

Nun ist der Herr des Totenreiches,
Mictlantecuhtli, dir erschienen,
Acolnahuácatl, »der von der Biegung des
Wassers«, der *Tzontémoc* genannt wird,
daß heißt »der, welcher den Kopf senkt«
– die nächtliche Sonne –
und auch die Herrin der Toten, *Mictecacíhuatl*.
Sie sind gekommen, dir Ruhe zu bieten,
einen Ruheplatz, denn in Wahrheit
ist dort unsere gemeinsame Heimstätte
des Sterbens,
dort wird die Erde weit,
dort ist sie ganz zu Ende.

Du bist hingegangen an den Ort
»wo man sich irgendwie befindet«

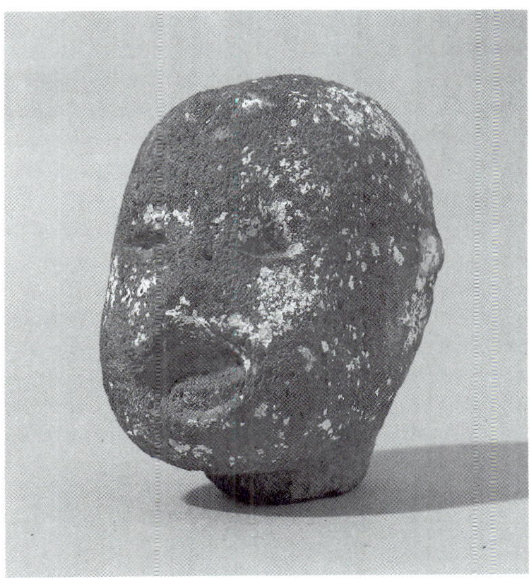

Steinkopf mit Maske, vermutlich Xipe. Solche Masken aus der Haut der Geopferten trugen auch die Priester. Leihgabe des Museums für Völkerkunde, Berlin.

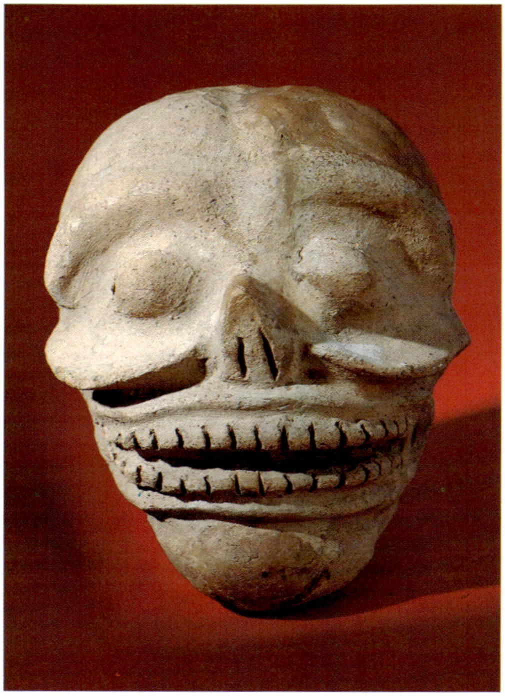

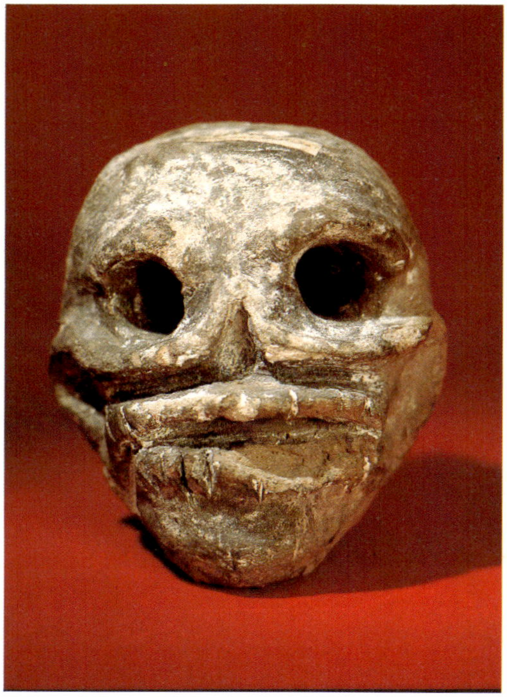

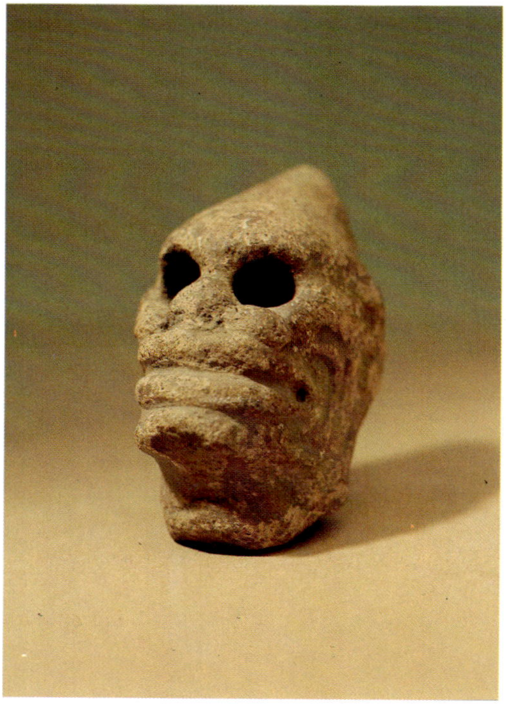

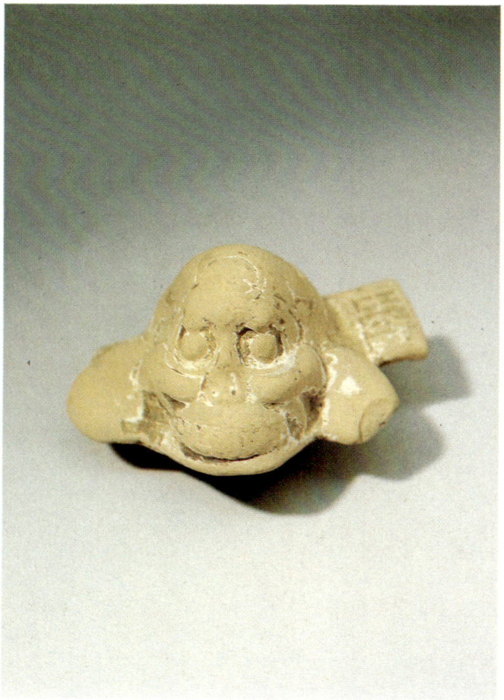

Leihgabe des Museums für Völkerkunde, Berlin:
Schädelmaske (Cempoala)
Schädel (Pyramide von Cholula)
Affen- oder Totenkopf (Vera Cruz)
Totenkopf aus Ton (Tuxtla)
Totenköpfe wurden teilweise serienmäßig als allgemeine Gebrauchsgüter erstellt. Sie zeigen die Dualität von Leben und Tod.

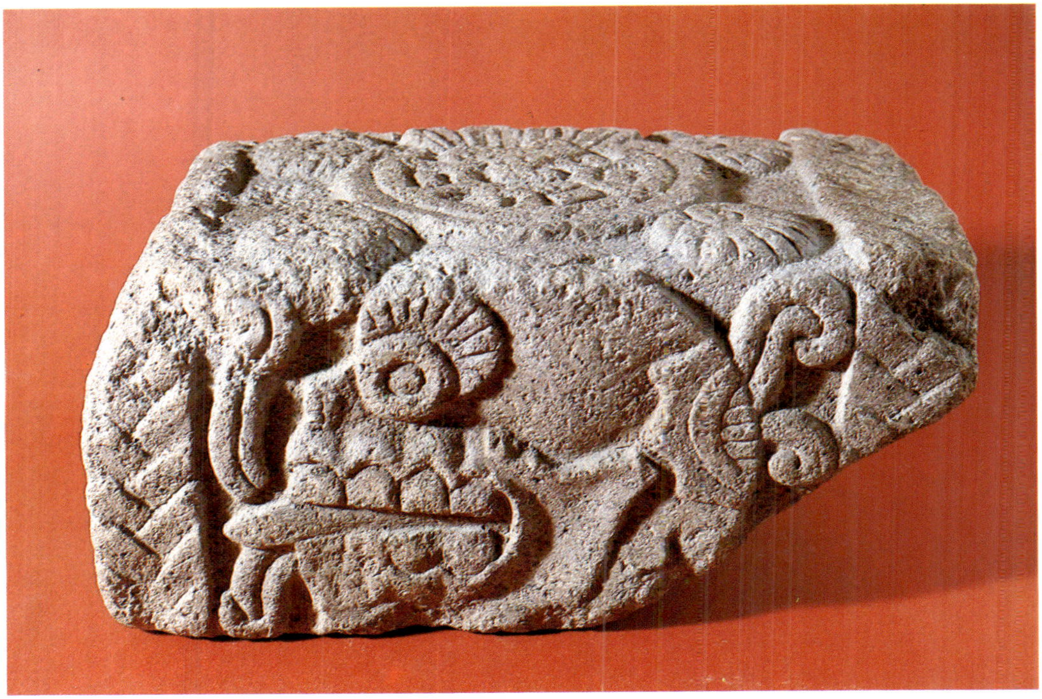

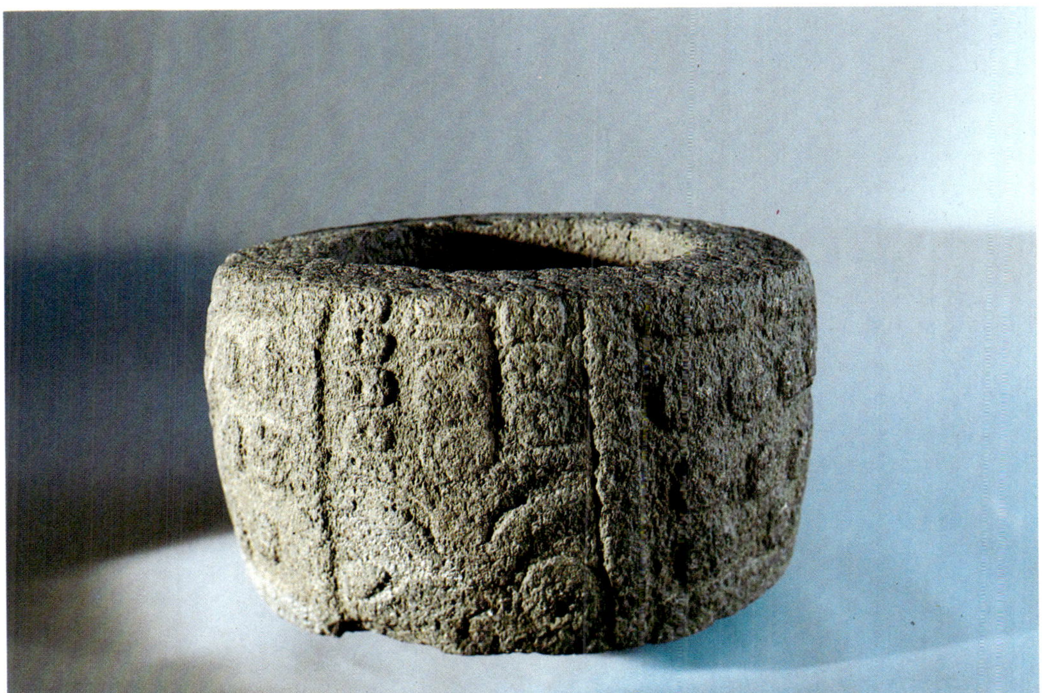

Steinsitz mit Totenschädel im Relief
Steinschale mit Blumen-, Feder- und Kopfrelief.
Beide Objekte gehören vermutlich zum Opferritus.
Leihgabe des Museums für Völkerkunde, Berlin.

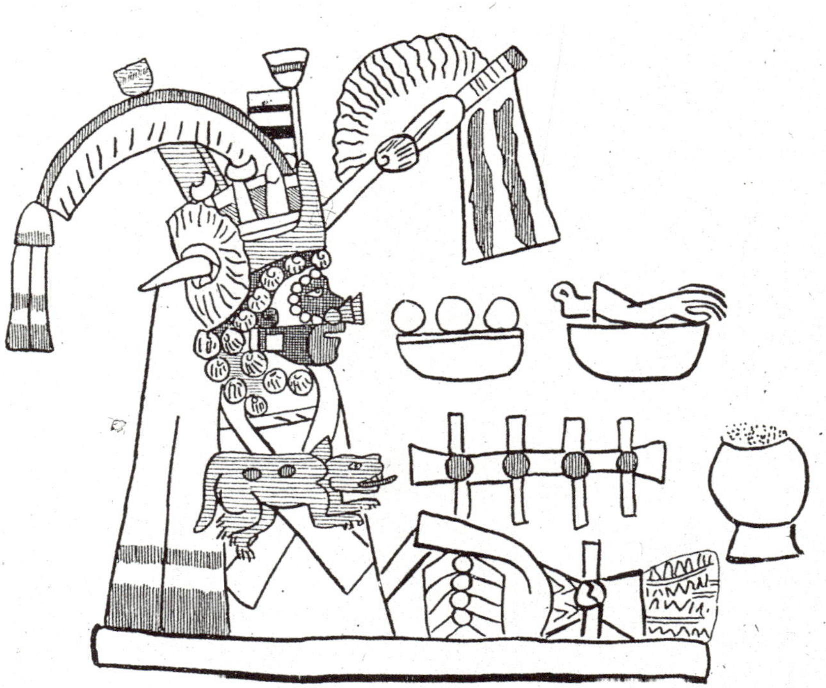

Mumienbündel eines toten Kriegers. Er ist mit Opfergaben ausgestattet, um den Weg ins Totenreich bewältigen zu können. Deutlich sichtbar der Hund, den er benötigt, um den siebenarmigen Totenfluß überqueren zu können.
Kodex Magliabecchiano.

(Quenamican), den Ort der Entfleischten
(Ximohuayan), den Ort, wo man ankommt
(Huilohuayan), den Ort ohne Feuerstätte
(Ahtlecalocan)...

Niemals wird es deine Wiederkehr,
deine Umkehr geben.
Niemals mehr wirst du dessen gedenken,
was du zurückgelassen hast...
Wir werden dich einholen, wir werden
zu dir kommen, in fünf oder zehn (Tagen,
Monaten oder Jahren...)

Codex Florentinus, 1979, Buch III, Anhang, Kapitel I

Im gleichen Text wird geschildert, wie der Tote geschmückt wurde. Mit Papierstreifen, die sie schnitten, wurde er wie in ein Gewand neuer Art gehüllt. Auch pflegte man den Verstorbenen Papierfahnen mitzugeben. Diese Fahnen und anderer Papierschmuck bedeutete – wie aus verschiedenen Codices, u.a. dem *Féjerváry-Mayer* (1971, 17–18) und dem *Magliabecchi* (1970, 66–69) hervorgeht – den Auszug aus dieser Welt. Ein altes Sprichwort in Nahuatl bringt eine endgültige Trennung in dieser Form zum Ausdruck:

Onimitzpanti, onimitzteteuh.
Ich habe dir die Fahne gegeben, ich habe
dich mit Papier geschmückt.

Codex Florentinus, 1979, Buch VI, Anhang

Die gedankliche Verknüpfung der Papierfahnen mit dem Tode ließe sich vielleicht als linguistische Verbindung erklären: *pánitl*, »Fahne«, mochte den Gedanken an das Verb *pano*, »einen Fluß oder einen See überqueren«, nahelegen. Und wer starb, hatte eben *Chicnauapan*, »die neun Seen«, zu überqueren.

In dem gleichen Text des Codex Florentinus ist auch eine Beschreibung der unmittelbar auf den Tod folgenden Zeremonien enthalten: Es mußte ein Hund getötet werden, damit er den Toten ins Jenseits begleite; neben der Leiche wurden am Ort der Verbrennung einige Gegenstände des persönlichen Gebrauchs des Toten aufgebaut: etwa seine Insignien als Krieger, Pfeile und Schild, oder, wenn es eine Frau war, ihre Spindel oder ihre Körbe... War der Tote ein Würdenträger gewesen, wurden nach der Verbrennung und der Beisetzung der Asche in einem Tongefäß einige seiner Sklaven geopfert, damit sie ihm auch im Jenseits zu Diensten wären.

Für die Verstorbenen gab es im Jenseits verschiedene Orte, an die sie gelangen konnten. Für die alten Mexikaner hatte das Schicksal nach dem Tode nicht unbedingt mit dem

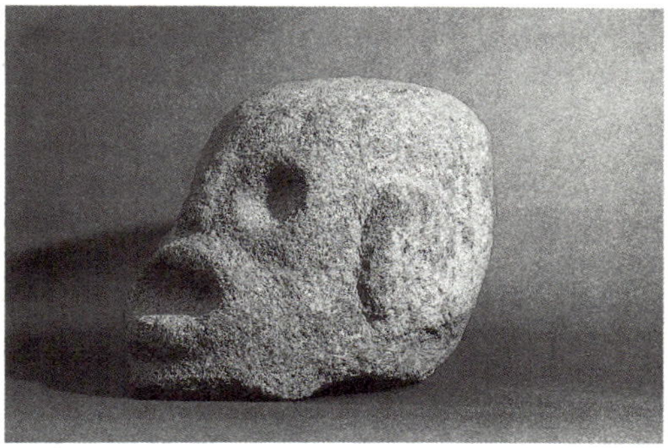

Steinschädel, wahrscheinlich Totenschädel, aztekisch.
Leihgabe des Musées Royaux d'Art et d'Histoire, Brüssel.

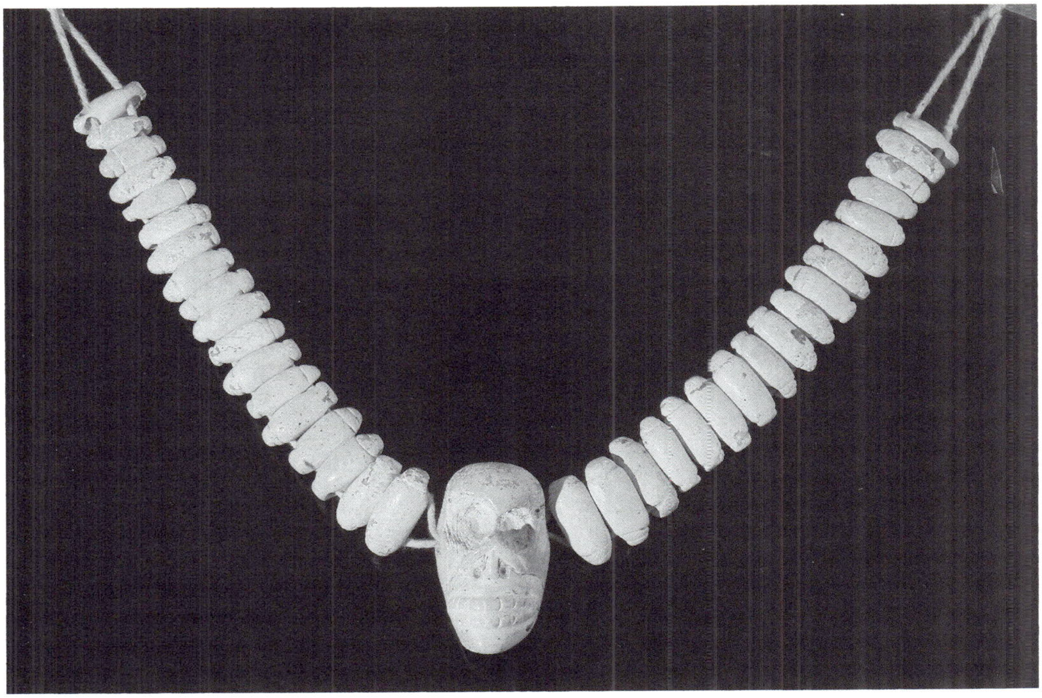

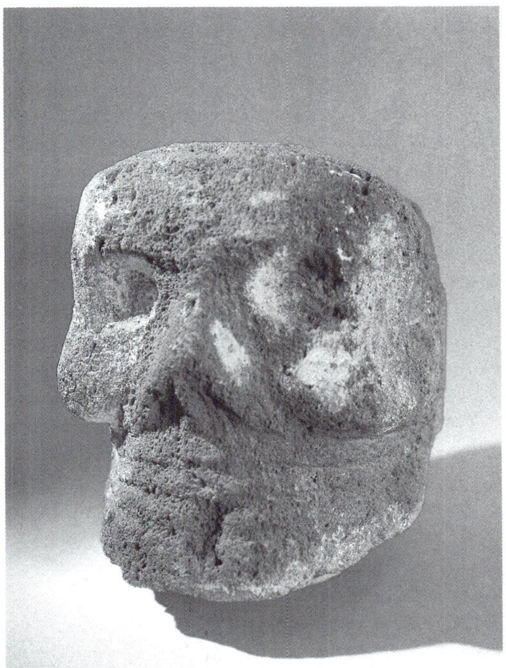

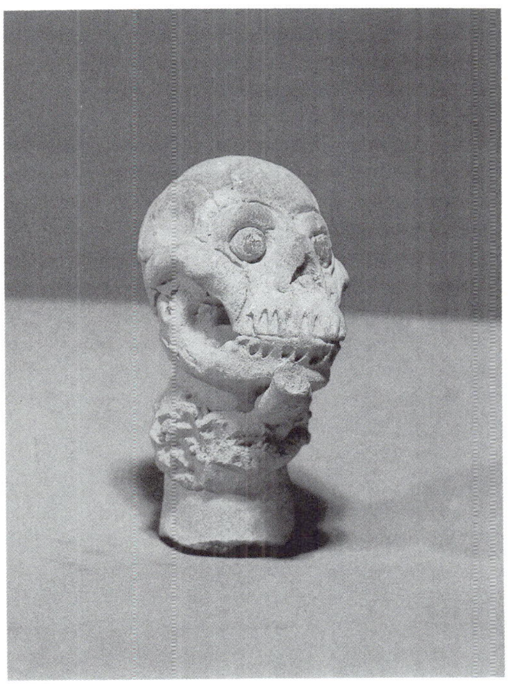

Der allgegenwärtige Tod als Ausdruck des Dualismus:
Kette mit Totenschädel, Vera Cruz, postklassisch, Huasteken-Kultur, Leihgabe des Musées Royaux d'Art et d'Histoire, Brüssel.
Steinkopf, Leihgabe des Museums für Völkerkunde, Berlin.
Affenschädel, Übersee Museum.

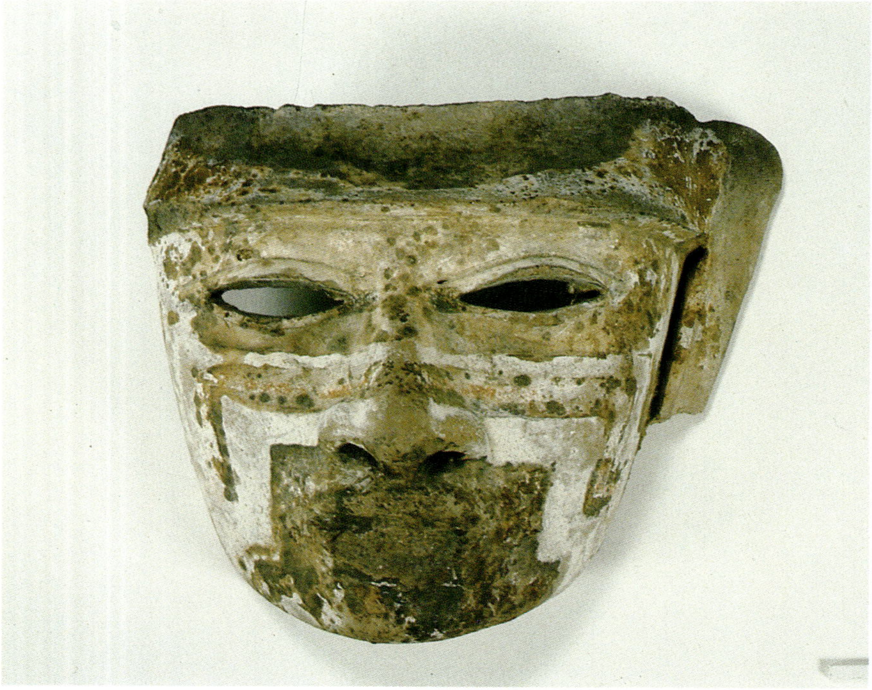

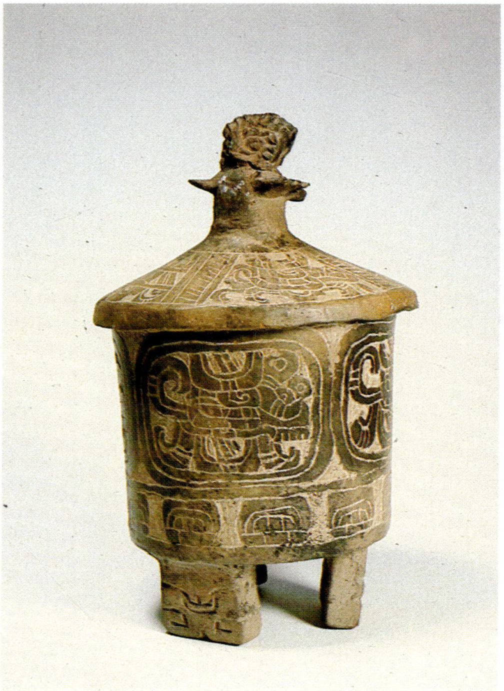

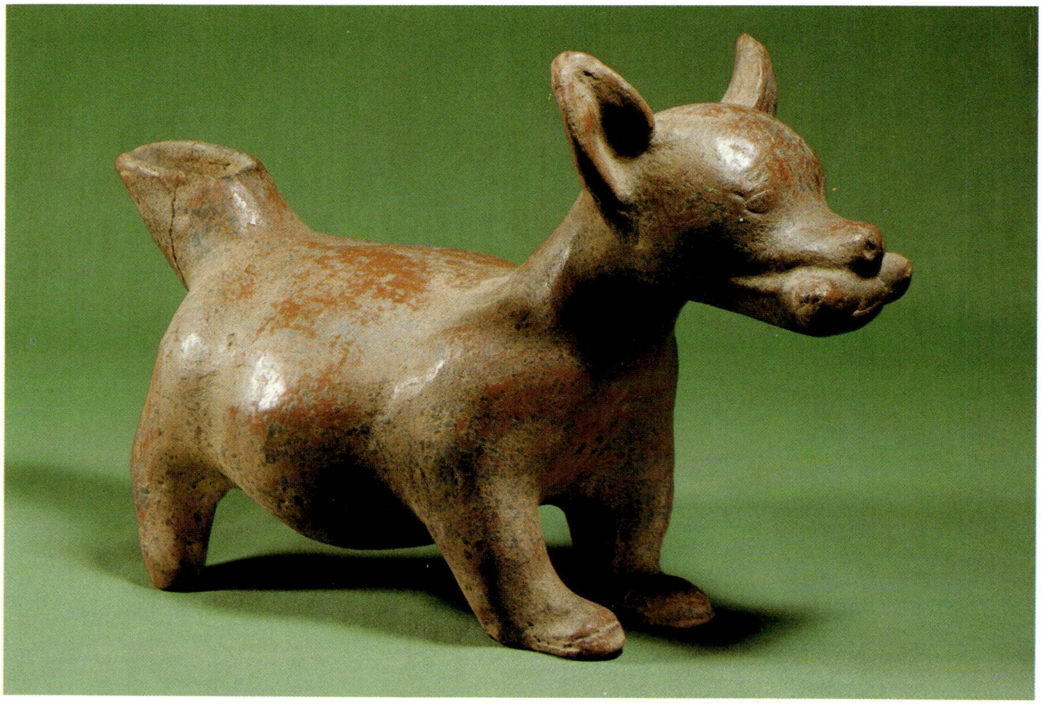

Der Hund war nicht nur ein wichtiges Nahrungsmittel, sondern unerläßlich, um in das Totenreich zu kommen. Keramik. Leihgabe des Nationalmuseums Kopenhagen.
Urne und Maske, Keramik. Sie wurden bei den Grabungen von Linne in Wohngebäuden von Tlamimiloplan in der Nähe von Grabstellen gefunden, wahrscheinlich Grabbeigaben.
Leihgabe des Etnografisca Museet, Stockholm.

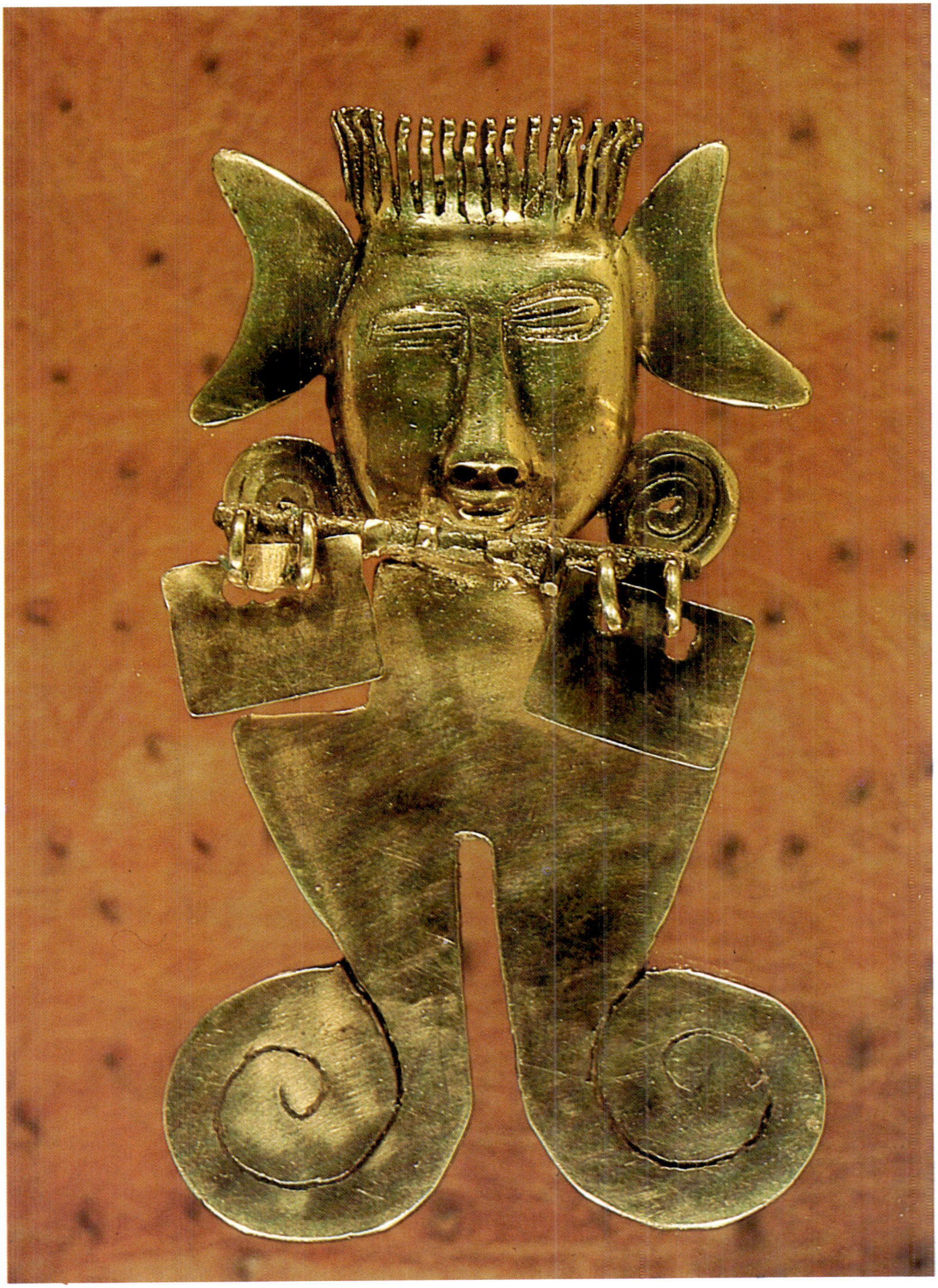

Gold war für die Indianer wichtig, aber nahm in ihrer Wertschätzung keineswegs den ersten Platz ein. Erst durch die Spanier lernten sie eine andere Einstellung kennen.
Anhänger, Tolima-Stil, Kolumbien, vorspanisch. Goldschatz Übersee-Museum.

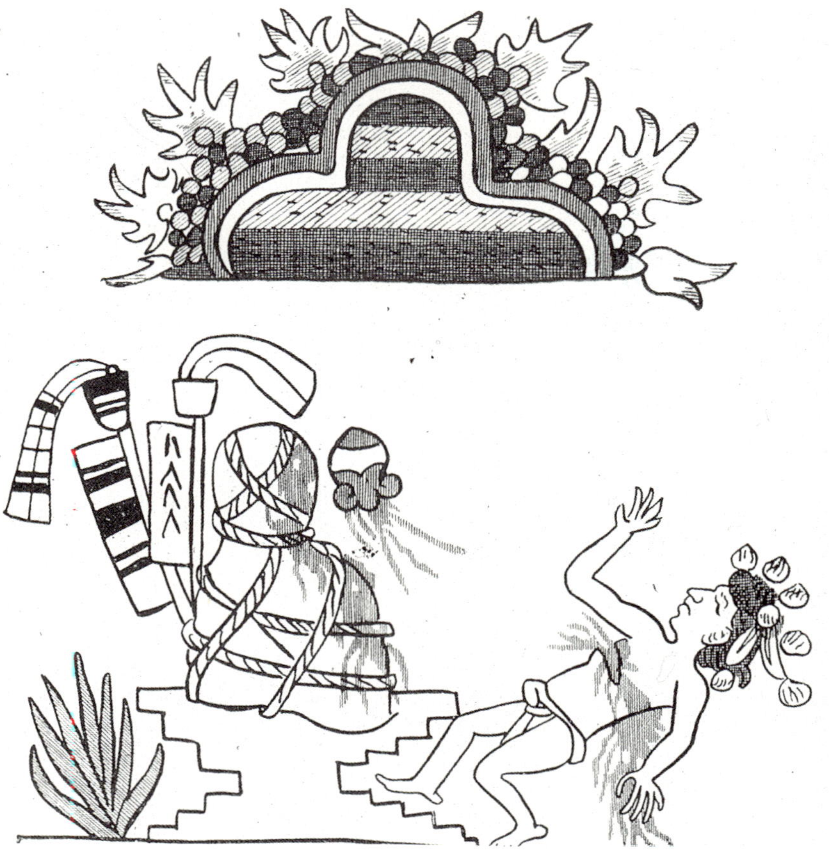

Die Leiche des Königs auf dem Scheiterhaufen. Er sitzt auf einem geschnitzten Holzstuhl. Davor ein Menschenopfer.
Kodex Florentino.

moralischen Verhalten zu tun. Während des irdischen Daseins gab es eine gewisse immanente Form der Gerechtigkeit und des Ausgleichs. Alle, die die alten Normen über das »Angemessene«, das »Richtige«, einhielten, vermochten ihre Persönlichkeit entsprechend zu entfalten: Sie entwickelten »ein weises Antlitz und ein gutes, starkes Herz.« Dadurch waren sie glücklich und genossen Ansehen. Die hingegen, die diese alten Normen und Sitten mißachteten, zerstörten ihre eigene Menschlichkeit: Sie verfehlten die Richtung ihres Herzens und ihr Gesicht wurde zu einer widerwärtigen Realität, die einen jeden abstieß.

Die Geschicke im Jenseits hingen vor allen Dingen von der Todesart ab. Diejenigen, die im Kampf bei dem Versuch das Leben verloren, Gefangene zu machen, um sie den Göttern darzubringen, und jene, die geopfert wurden, sowie Frauen, die bei der Entbindung starben – d.h. mit einem künftigen Krieger im Schoße –, erwartete ein ruhmreiches Schicksal. Sie gelangten in das Haus der Sonne, um diese am Himmel zu begleiten.

Jene, die als vom Regengott Auserwählte einer Todesart erlagen, die man mit jenem in Verbindung brachte, erwartete ein anderes Geschick: Die Ertrunkenen oder vom Blitz Erschlagenen, oder solche, die an Wassersucht oder einer in ähnlicher Weise als »wässrig« angesehenen Krankheit starben, kamen nach *Tlalocan,* in das Paradies des Regengottes *Tláloc,* von dem eine bildliche Darstellung aus dem 5. Jahrhundert n. Chr. in einem der Paläste von Teotihuacan erhalten ist. Im Schatten eines großen Baumes, der in diesem Paradies wuchs, versammelten sich die Kinder, die noch vor dem Alter der Vernunft starben. Aus den Zweigen des Baumes troff Milch, die die Kinder ernährte.

Wer eines natürlichen Todes starb, gelangte in das *Mictlan*, dem »Ort der Toten«, auch *Ximoayan*, d.h. »Ort der Entfleischten«, oder *Tocempopolihuiyan*, »unser gemeinsamer Ort des Sterbens« genannt. Eben dorthin, in das *Mictlan*, war *Quetzalcóatl* hinabgestiegen, um nach der Wiederherstellung der Welt im fünften Zeitalter die Gebeine der früheren Menschengenerationen zu suchen, mit denen er, dank der erworbenen Verdienste, die Menschheit unseres Zeitalters hervorbrachte.

Um dorthin zu kommen, mußten verschiedene Proben bestanden werden, bei denen wenigstens der kleine Begleithund hilfreich sein sollte. So etwa mußte der Ort durchquert werden, »wo zwei Berge zusammenstoßen«; dann mußte der Weg beschritten werden, »den die Schlange bewacht«; weiter ging es zum Ort, »wo sich die grün-blaue Echse befindet«; danach mußten »acht Ebenen und acht Hügel« überquert werden, sowie der »Ort des Obsidianwindes« und die »neun Seen«, bis man schließlich vor den Herrn des Totenreiches gelangte. Diesem händigte der bis dahin entfleischte *macehualli* all das aus, »was auf Erden sein Schmuck und sein Schicksal gewesen war...«

Codex Florentinus, 1979, Buch III, Anhang, Kapitel I

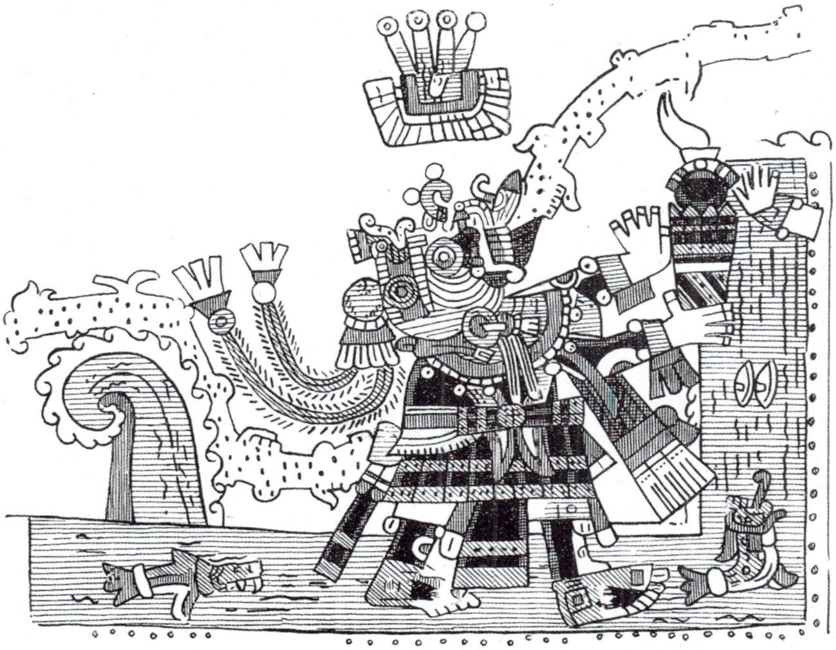

Tlaloc bildete zusammen mit Huitzilopochtli die höchste Dualität. Er wurde mit der Erde, Huitzilopochtli mit der Sonne identifiziert.
Kodex Vaticanus.

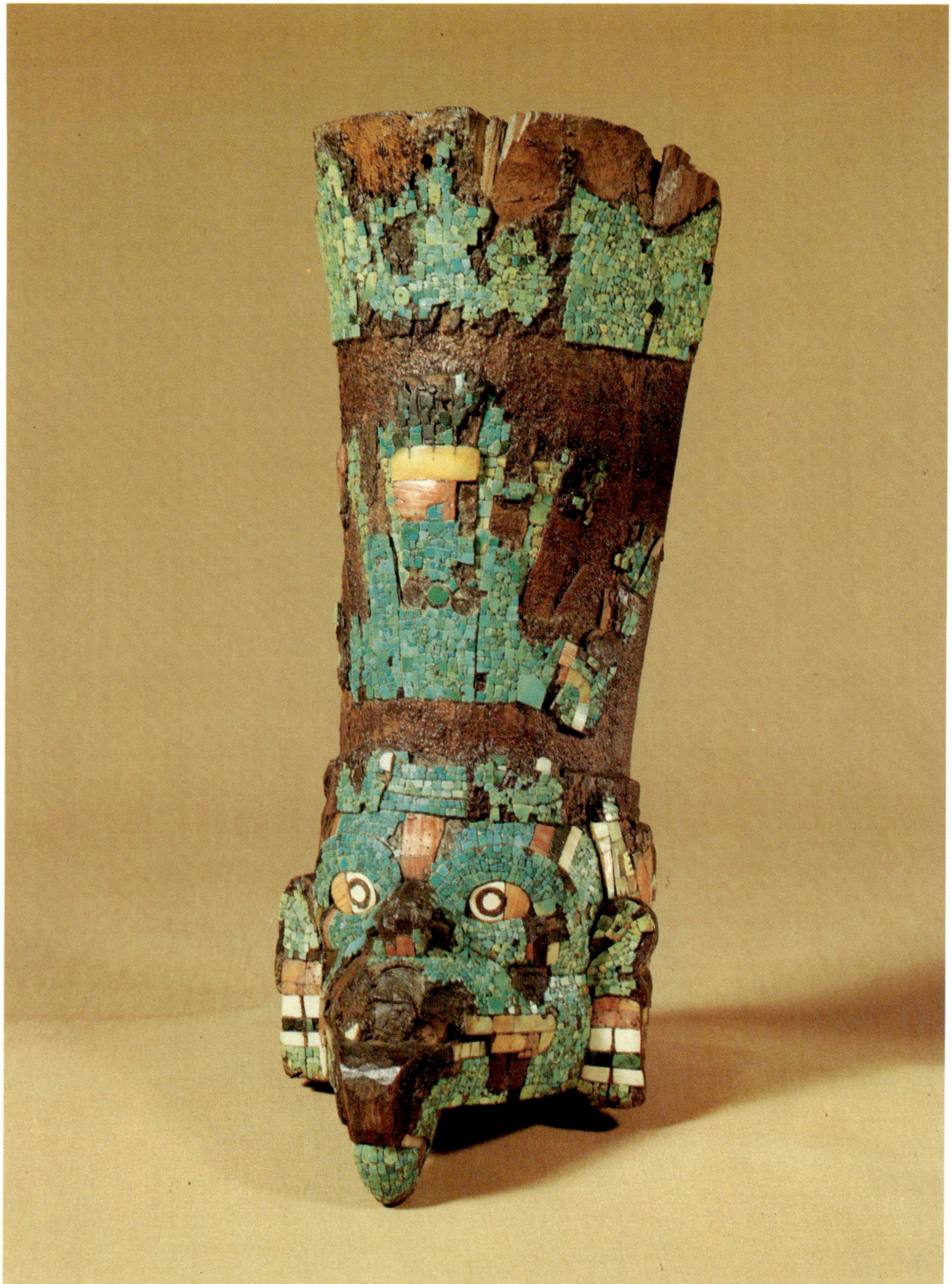

Tlaloc, Gott des Regens, ist gleichzeitig der Herr des dritten Totenreichs. Nach dem Glauben der Nahuatl-Völker kamen die, die durch »Wasser« starben (Ertrunkene, vom Blitz Erschlagene und die Opfer bestimmter Seuchen) nach Tlalocan, das von allen Jenseitsvorstellungen unserem Paradies am meisten ähnelt. Holz mit Steinmosaik belegt. Leihgabe des Nationalmuseum Kopenhagen.

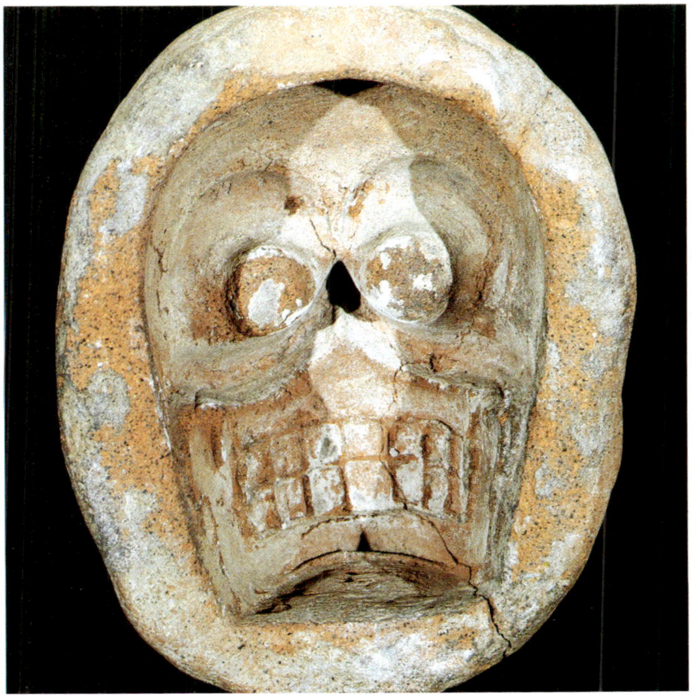

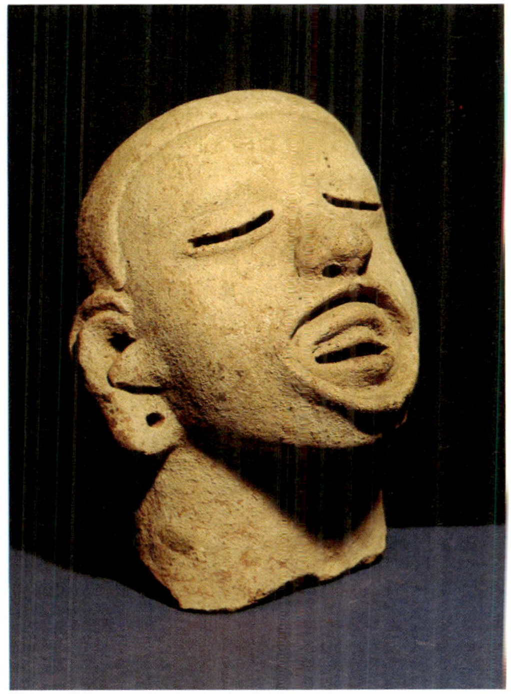

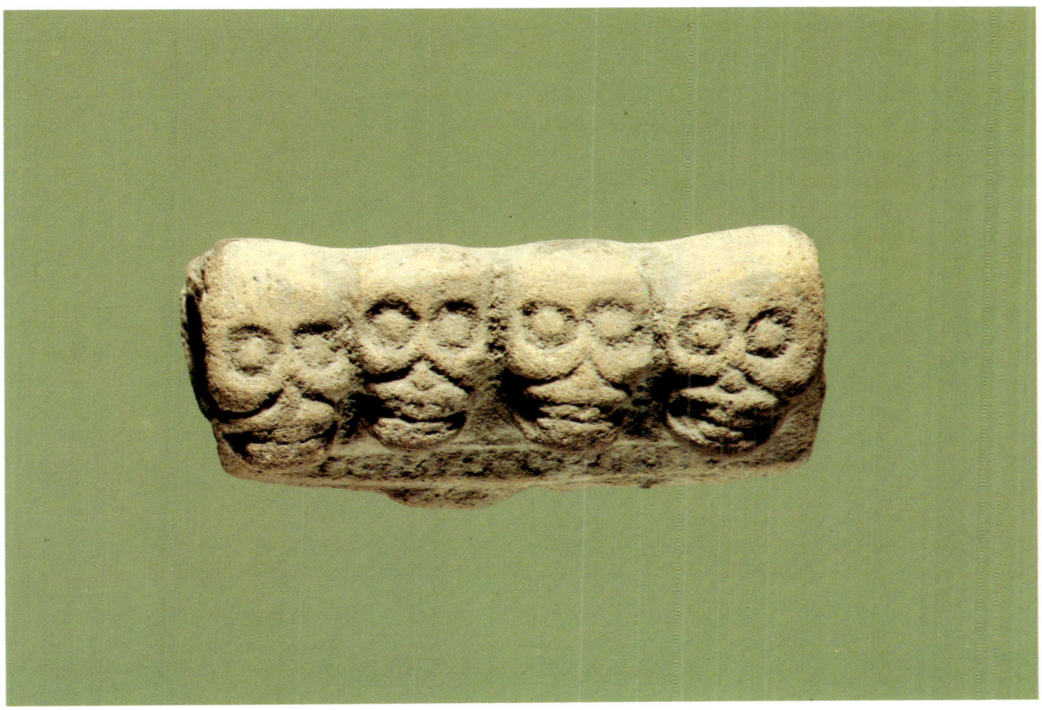

Ring des Huitzilopochtli, des Kriegergottes.
Leihgabe des Nationalmuseum Kopenhagen.
Form zur serienmäßigen Herstellung von Totenschädeln aus Keramik. Diese Form beweist, daß Schädel keineswegs nur in Tempeln etc. zu finden waren, sondern ein größerer Markt bestand. Aztekisch.
Leihgabe des Musées Royaux d'Art et d'Histoire, Brüssel.
Xipe-Kopf, Ton.
Übersee Museum.

Modell des Doppeltempels, in dem Huitzilopochtli und Tlaloc verehrt wurden.
Anthropologisches Museum Mexiko-City.

Man kann sich hier nach dem Sinn der verschiedenen Schicksale nach dem Tode fragen. Selbst wenn man davon ausgeht, daß die unterschiedlichen Todesarten mit dem endgültigen Geschick im Jenseits zu tun haben, so gibt es in diesen Glaubensvorstellungen doch auch einen Begriff, der auf eine Vereinheitlichung hinzuweisen scheint. Es ist bekannt, daß man sich im religiösen Denken der vorspanischen Zeit die Götter nicht nur paarweise vorgestellt hat, wie den »Herrn und die Herrin der Erde«, sondern daß sie vom Wesen her auch auf ein oberstes Prinzip der Dualität bezogen wurden, *Ometecuhtli* und *Omecihuatl,* »Herr und Herrin der Zweiheit«.

Aus diesem obersten Gott der Dualität gingen – wie die alten Texte versichern – sämtliche *tonalli*, »Schicksale«, und *to-macehual*, »unsere Verdienste« hervor. Doch so, wie unser oberster Gott der Zweiheit, »unsere Mutter und unser Vater«, Ursprung aller Dinge ist, ist er auch das Ende und Ziel, zu denen das Leben und alles Bestehende heimkehren. So bedeutete für die große Mehrheit der Menschen der Tod nicht eine Strafe, sondern die Heimkehr zu dem Gott der Dualität in der Gestalt als »Herr und Herrin des Totenreiches« *(Mictlanteuctli* und *Mictlanctihuatl*).

Daneben gab es jedoch auch noch andere Formen der Heimkehr und Wiederbegegnung. Bei den Azteken war die Bedeutung von *Huitzilopochtli* (Erscheinungsform von *Tezcatlipoca*, der wiederum eine Verkörperung des Dualitätsprinzips war) und von dem Regengott *Tláloc* Anlaß für die Errichtung eines diesen Gottheiten geweihten Doppelheiligtums auf der Spitze ihrer Haupttempelpyramide. In der Tat waren für die Azteken der mit der Sonne in Verbindung gebrachte *Huitzilopochtli* und der als Befruchter der Erde mit dieser in Beziehung gesetzte *Tláloc* Sinnbild der höchsten Dualität. Und die anderen beiden Bestimmungen im Jenseits bestanden gerade darin, entweder in den Himmel der Sonne oder in das Paradies des Tláloc einzugehen. Dies entsprach wiederum der Begegnung mit anderen Erscheinungsformen der höchsten Dualität.

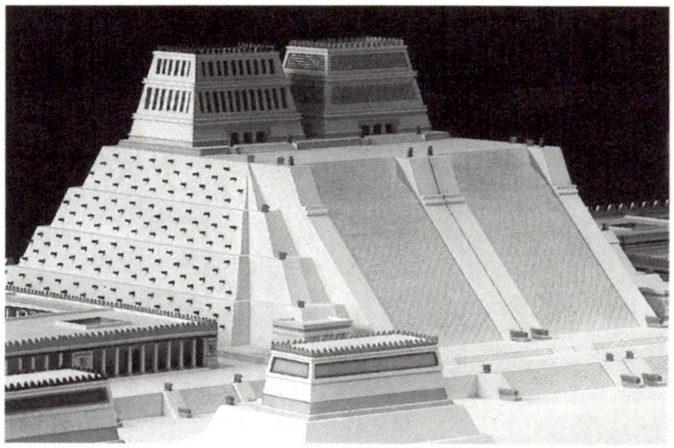

So würde die Kommunikation der Menschen mit den Göttern auf der Grundlage der *tonalli* (»Schicksale«) und des *to-macehual* (»unser Verdienst«) mit dem Tode ihren letzten Sinn als Wiederbegegnung mit »unserer Mutter, unserem Vater«, dem Ursprung allen Lebens erhalten.

In das *Mictlan*, den *Himmel der Sonne* oder das Paradies des *Tláloc* einzugehen, war für die alten Mexikaner – entsprechend ihrer sozusagen »offiziellen« Glaubensvorstellungen – die Vollendung der Bedeutung, die sie ihrem Erdendasein beimaßen. Dies hinderte jedoch manche ihrer Weisen nicht daran, sich aus eigenem Antrieb auf die Suche nach anderen Erkenntnissen zu machen, um das große Mysterium von Leben und Tod zu erhellen.

Gedanken über den Tod in der Dichtung der Weisen

Unter den von tiefem Gefühl geprägten Vorstellungen, die am häufigsten in den Gesängen der vorspanischen Tradition zutagetreten, stoßen wir vor allen Dingen immer wieder auf die Feststellung, daß alles auf Erden vergänglich sei und unausweichlich im Tod sein Ende finde. Diese zuweilen von bekannten Persönlichkeiten, wie etwa dem berühmten Herrscher Nezahualcóyotl (1402–1472), verfaßten Gedichte und Gesänge wurden bei verschiedenen Festlichkeiten vorgetragen und kamen so auch dem Volke zu Ohren. Auf diesem anderen Weg wurden also Reflexionen über den Tod an die *macehualtin* herangetragen:

Es stimmt sehr wohl: führwahr wir gehen,
wir gehen fürwahr;
Blumen und Gesänge lassen wir auf Erden
zurück.
Fürwahr wir gehen!

Cantares mexicanos, 1904, 61 v.

Mit der ein ums anderemal wiederholten Feststellung, daß niemand für ewig auf Erden leben wird, werden in diesen Gesängen auch häufig Fragen nach dem Schicksal des Menschen im Jenseits aufgeworfen. Was bedeutet es wirklich, in das *Mictlan*, das Totenreich, zu kommen? Gibt es dort eine andere Form des Lebens?

Dort, wohin wir gehen:
Werden wir dort tot sein oder von neuem
leben?
Wird es dort wieder Leben geben?
Wird uns der Lebenspender
von neuem Freude schenken?

Cantares mexicanos, fol. 6 v.

Auf Fragen wie diese scheinen die Äußerungen in anderen Gesängen zu erwidern, aus denen vielleicht mehr Resignation spricht und die sich strenger an das halten, »was die Alten uns hinterließen«:

Ein zweitesmal nicht werden wir
zur Erde kommen,
oh Freunde!
Verjagt die Trauer,
in Sein Haus werden wir eingehen,
– das Haus Unseres Herrn –
hier nicht ist unsere Bleibe!

Romances de los Señores de Nueva España, fol. 16 v.

So war es auch keine Seltenheit, daß bei Festlichkeiten, wenn Adel und gemeines Volk sich um die Tänzer scharten, um Musik und Gesang zu genießen, das Thema des Todes aufkam. Das Erdenleben bedeutet Leiden. Weisheit angesichts des Todes heißt, diesen anerkennen und hinnehmen, daß er uns jederzeit ereilen kann; bedeutet, ihn als die andere Seite des Lebens anzusehen:

Mögen eure Herzen nicht trauern,
meine Freunde,
so wie ich es weiß,
wissen auch sie es:
Nur einmal
geht unser Leben von uns.

Cantares mexicanos, 25 v.

Tod der Sonnen und der kosmischen Zeitalter. Opfertod der Götter. Wiedergeburt des Lebens: Annäherung des Menschen an das Universum der göttlichen Realitäten. Wir alle sind dank dem Opfer der Götter auf diese Welt gekommen und alle haben wir ein bestimmtes Schicksal. Der Tod auf dem Altar, im Kriege oder im Kindbett bei der Hervorbringung neuen Lebens bedeutet Verdienst und Belohnung. So besteht das Leben der Sonne und der Welt fort. Es kann kein Licht geben, wenn es nicht zuvor Dunkelheit gab, und Blumen können nur sprießen, wo zuvor welke Blätter waren. Die Welt ist ein Abbild der höchsten göttlichen Dualität. Sie ist ein Januskopf: Ohne den Tod kann man das Leben niemals verstehen.

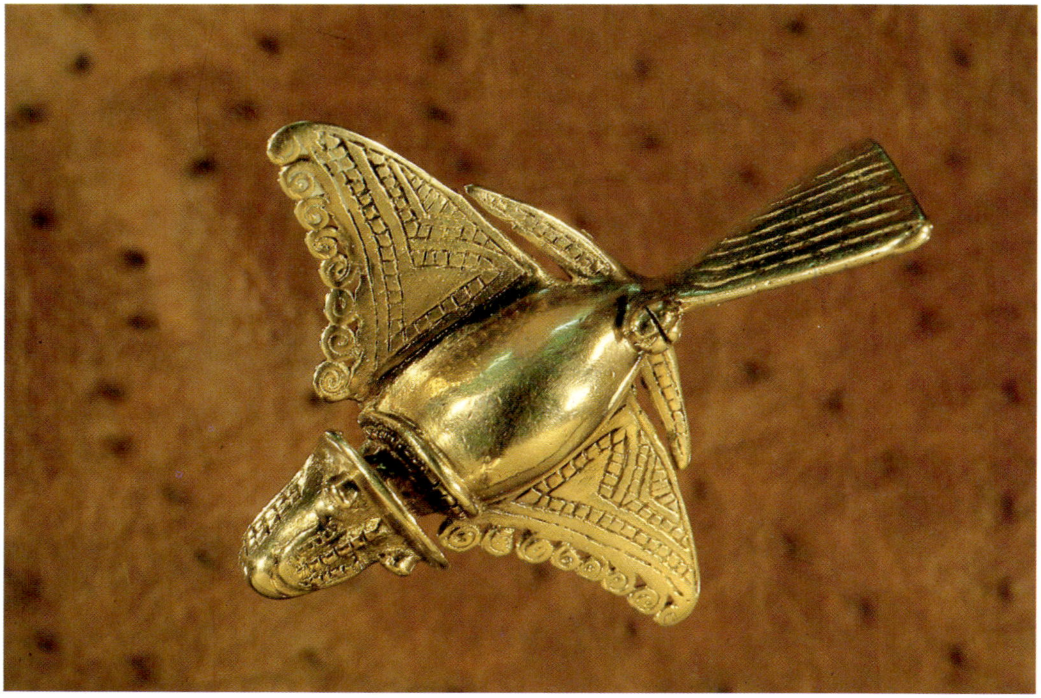

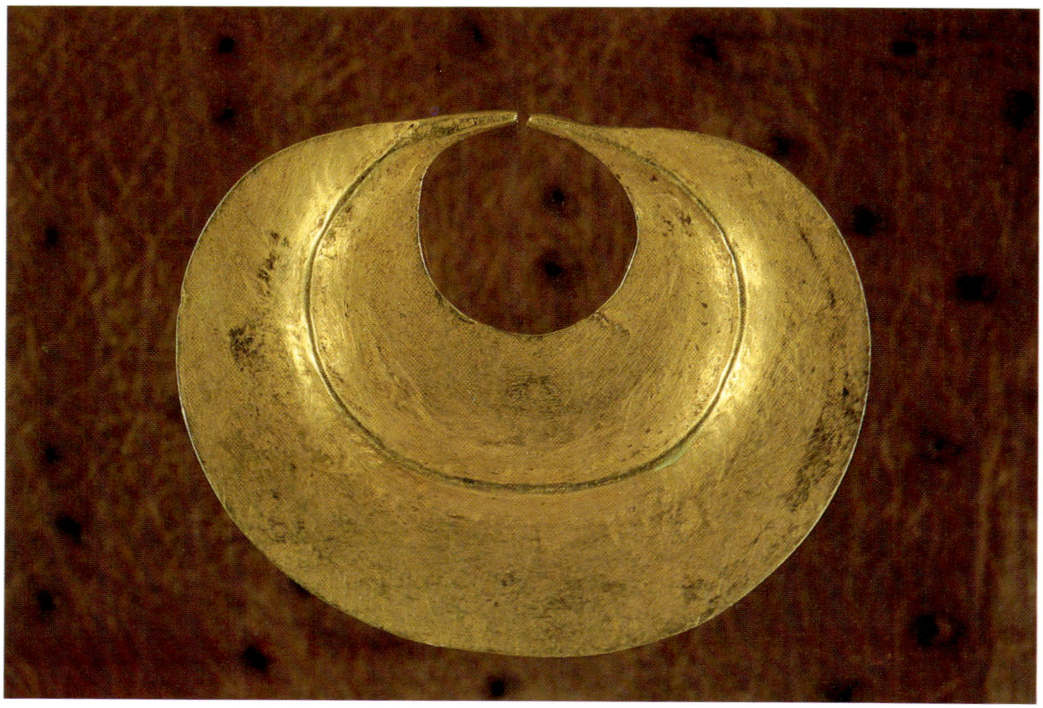

Anhänger in Gestalt eines geflügelten Krokodils, Tolima Stil
Nasenring.
Goldschatz Übersee Museum, vorspanisch, Kolumbien.

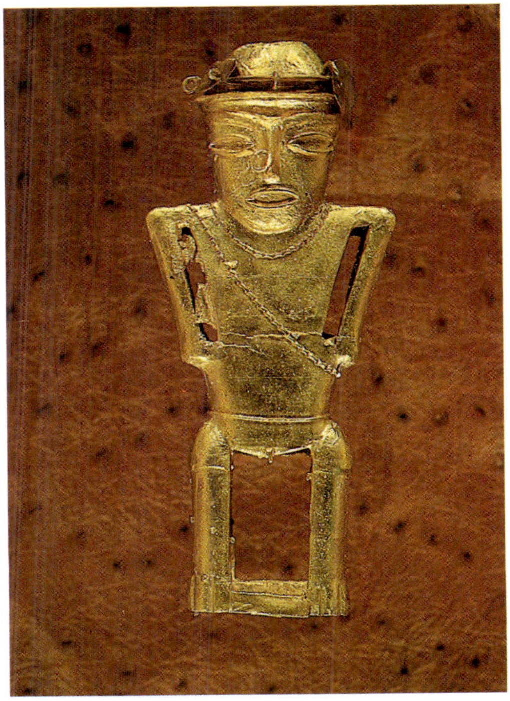

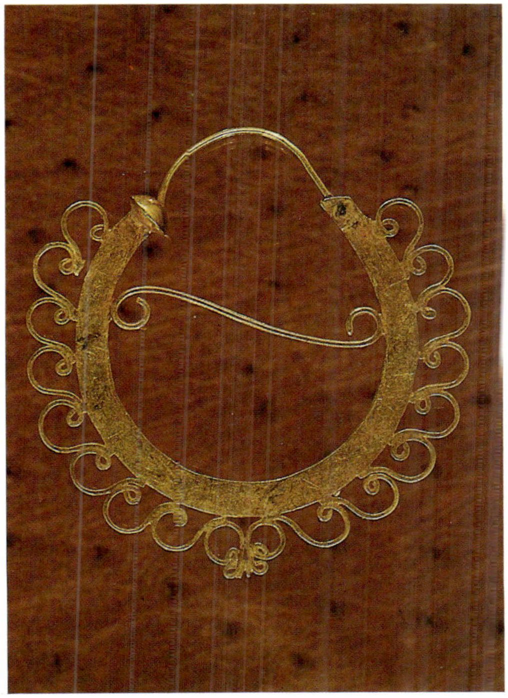

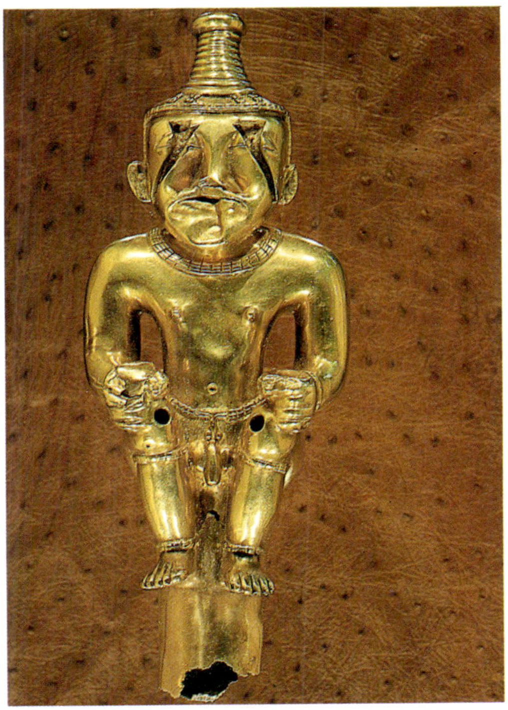

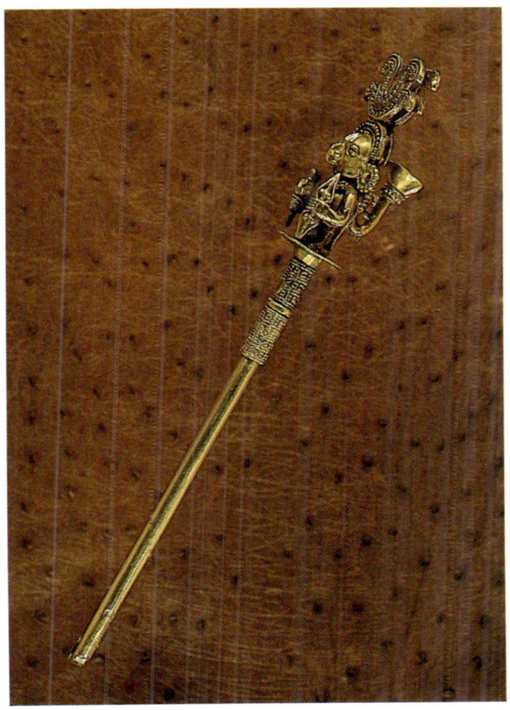

Votivgabe, Musica-Stil
Ohrring, ggf. Kolonialzeit
Gefäß, Quimbaya-Stil
Nadel, Calima-Stil
Goldschatz Übersee-Museum, Kolumbien, vorspanisch.

Götz Mackensen

Wie sie den Tod sich schufen

Komm nun, höchstes Fest auf dem Weg
zur ewigen Freiheit,
Tod, lege nieder beschwerliche Ketten
und Mauern
unseres vergänglichen Leibes
und unserer verblendeten Seele,
daß wir endlich erblicken, was hier
uns zu sehen mißgönnt ist.
Freiheit, Dich suchen wir lange
in Zucht und in Tat und in Leiden.
Sterbend erkennen wir nun im Angesicht
Gottes dich selbst.

D. Bonhoeffer, ca. 1940 A. D.

Tod, wo ist Dein Stachel – Hölle, wo ist Dein Sieg?

Korinther 15, 55, ca. 50 A. D.

Die Auseinandersetzung mit dem Tod zieht wie ein Leitmotiv durch das Denken unserer Kultur.
Wir haben nicht die Absicht eine Geschichte der Eschatologie, der Lehre von den »letzten Dingen« zu schreiben. Bis heute sind alle Interpretationen umstritten, es gibt keine endgültige Antwort. Nur einige Grundfragen sind hier wichtig.

Der Ausgangspunkt der christlichen Überzeugung zum Tod ist einfach:
Der Tod kommt durch die Erbsünde in die Welt; die Verfehlungen im Paradies die Erbsünde, ziehen ihn nach sich.
Er wird aufgehoben durch die Kreuzigung und das Selbstopfer des Jesus von Nazareth; wer an ihn glaubt, wer in ihm lebt, wird des ewigen Lebens teilhaftig. Bis in das 19. Jahrhundert hinein wuchsen deshalb viele Kruzifixe aus dem Totenschädel, finden wir zahlreiche entsprechende Grabsteine. Das 19. Jahrhundert fand den Schädel unanständig und sägte ihn ab. Es gibt heute nur noch wenige Beispiele dieser Art. Aber das ist eine andere Geschichte.
Nur: in der Frage des ewigen Lebens sind Evangelien und Apostel nicht sehr eindeutig. Einige der Unklarheiten:
Ewiges Leben nur für die Gäubigen oder für alle – nur an verschiedenen Orten?
Einzug in Paradies und Hölle direkt nach dem Tod oder erst nach dem »Jüngsten Gericht«?
Auferstehung des Leibes? Oder wartet der neue Leib im Paradies (Paulus)?
Was geschieht mit denen, die zwar als Christen, aber in Sünde sterben?

Der theologischen Wissenschaften ergeben sich hieraus immer neue Fragestellungen; der Kirche boten sich Möglichkeiten, in Interpretationen sich an die gesellschaftlichen Begebenheiten anzupassen

Das Mittelalter war, soweit es seine religiösen Vorstellungen anbetrifft, lebensfeindlich. Die Welt, mitsamt ihrer teuflischen Versuchungen und Anfechtungen Produkt des Sündenfalls, ist ein Jammertal. Wohl kann der Mensch dank der Kreuzigung und der Taufe auf das Heil hoffen; aber nur, wenn er ein Leben voller Anfechtungen und Fallstricke besteht ohne zu straucheln. Das Leben ist eine Vorbereitung und Prüfungszeit für das Jenseits.

Seit der Jahrtausendwende hatte die Kirche die Gläubigen gemahnt: »Memento mori«,

»Gedenke des Todes, bedenke, daß Du sterblich bist«.
Nicht der Tod als Ende des Lebens, das Gericht im Jenseits war die Gefahr. Denn das Leben auf Erden ist zeitlich begrenzt und wenig wichtig; das ewige Leben *nach* dem Tode ist entscheidend. Nur wer ohne Sünde starb, konnte hoffen, das Tor zum Jenseits unbeschadet zu durchschreiten; das Gericht zu bestehen. Nur er kann ins Paradies gehen; unklar blieb nur, ob er das Paradies sofort erreichen oder bis zum Jüngsten Gericht nur in eine Art Vorparadies gelangen konnte.
Wer als Gläubiger, aber mit ungebüßten Sünden verstarb, mußte sie im Fegefeuer büßen. Einem in grellen Farben geschilderten Ort voll der peinlichsten Qualen, der sich von der Hölle, Zielort aller wirklich schlimmen Sünder, nur durch seine zeitliche Begrenzung unterschied. Durch die Buße im Fegefeuer, aber auch durch die Fürbitte der noch Lebenden in Totenmessen und im Ablaß konnte der Sünder gereinigt und für das Paradies bereit gemacht werden.
Es gab in der kirchlichen Lehre wie in den Volksvorstellungen einige weitere Orte; so die Vorhölle mit verschiedenen Abteilungen, eine davon für Kinder, die vor der Taufe verstorben waren.

Wichtig ist hier zweierlei:
Für das Seelenheil war der Zustand beim Tode wesentlich. Hatte der Sterbende keine untilgbaren Todsünden auf sich geladen, konnte er durch Beichte und Buße das Paradies erreichen. Die Zeiten waren nicht sicher; jeder mußte mit einem plötzlichen Tod rechnen. Er sollte ständig auf ihn vorbereitet sein; also keine ungebeichteten und ungebüßten Sünden mit sich tragen. Deshalb: Gedenke Deines Todes – Memento mori!

Die Lebenden konnten und mußten den Toten helfen, wollten sie das eigene Seelenheil nicht gefährden. Sie waren verpflichtet, für die Toten zu Gott zu beten und zu bitten; im 14. Jahrhundert dehnte die Kirche den »Ablaß« auch auf Tote aus, so daß auch in dieser Form etwas für sie getan werden konnte. Alle Handlungen richten sich auf Gott, der über die Kirche angesprochen wird – *nicht* unmittelbar an den Toten! Mit ihm ist keine Kommunikation möglich.

Die zweite Pflicht der Lebenden gegenüber den Toten besteht in der Bestattung. Der Tote geht nicht direkt ins Paradies, Fege- oder Höllenfeuer; er hat einen langen Weg zurückzulegen. Die Entdeckungsfahrten des 16. Jahrhunderts haben die Phantasie beflügelt: das Paradies stellte man sich beispielsweise auf einer Insel nahe Sri Lanka (Ceylon) vor.

Auf diesem Weg nun ist der Tote gefährdet. Die Mächte der Hölle versuchen ihn vom guten Weg abzubringen, in ihr Reich zu zerren. Er bedarf aller Hilfe der Lebenden und der Kirche, um in der Todesstunde und auf seiner Wanderung standzuhalten und schließlich von einem Engel – oft das eigene, bessere Ich – zum Bestimmungsort geleitet zu werden.

Die Hinterbliebenen sollen ihm eine möglichst schnelle Bestattung (am gleichen Tag, wenn für die Seelenmesse Zeit blieb) und eine Reihe von Gottesdiensten für sein Seelenheil

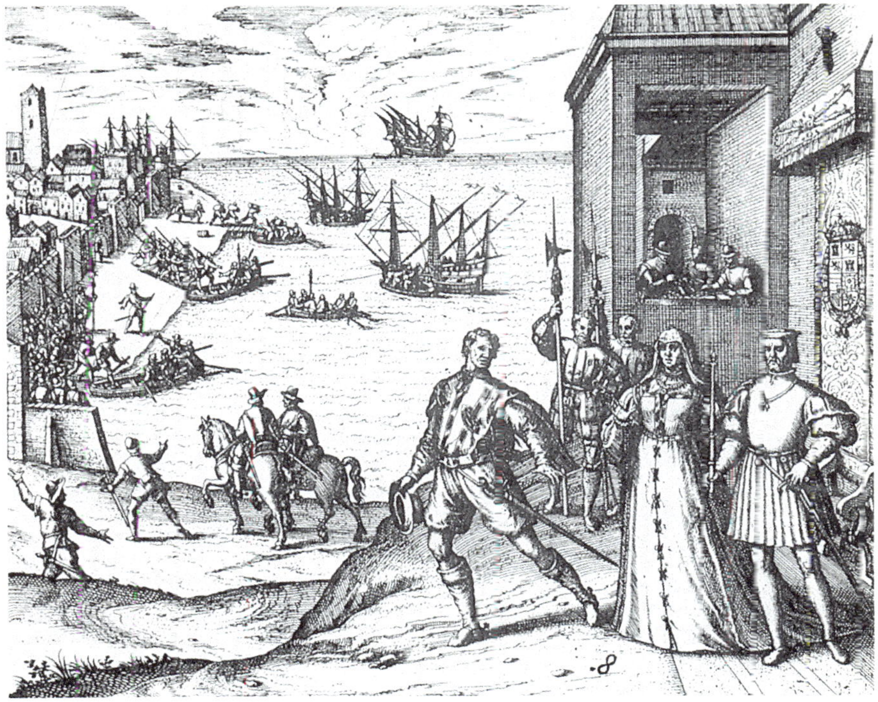

Die »Entdeckungsreisen« beflügelten auch die religiöse Phantasie; das Paradies wurde in die »neue Welt« verlegt. Columbus nimmt Abschied vom spanischen Hof.
Americanae 1590.

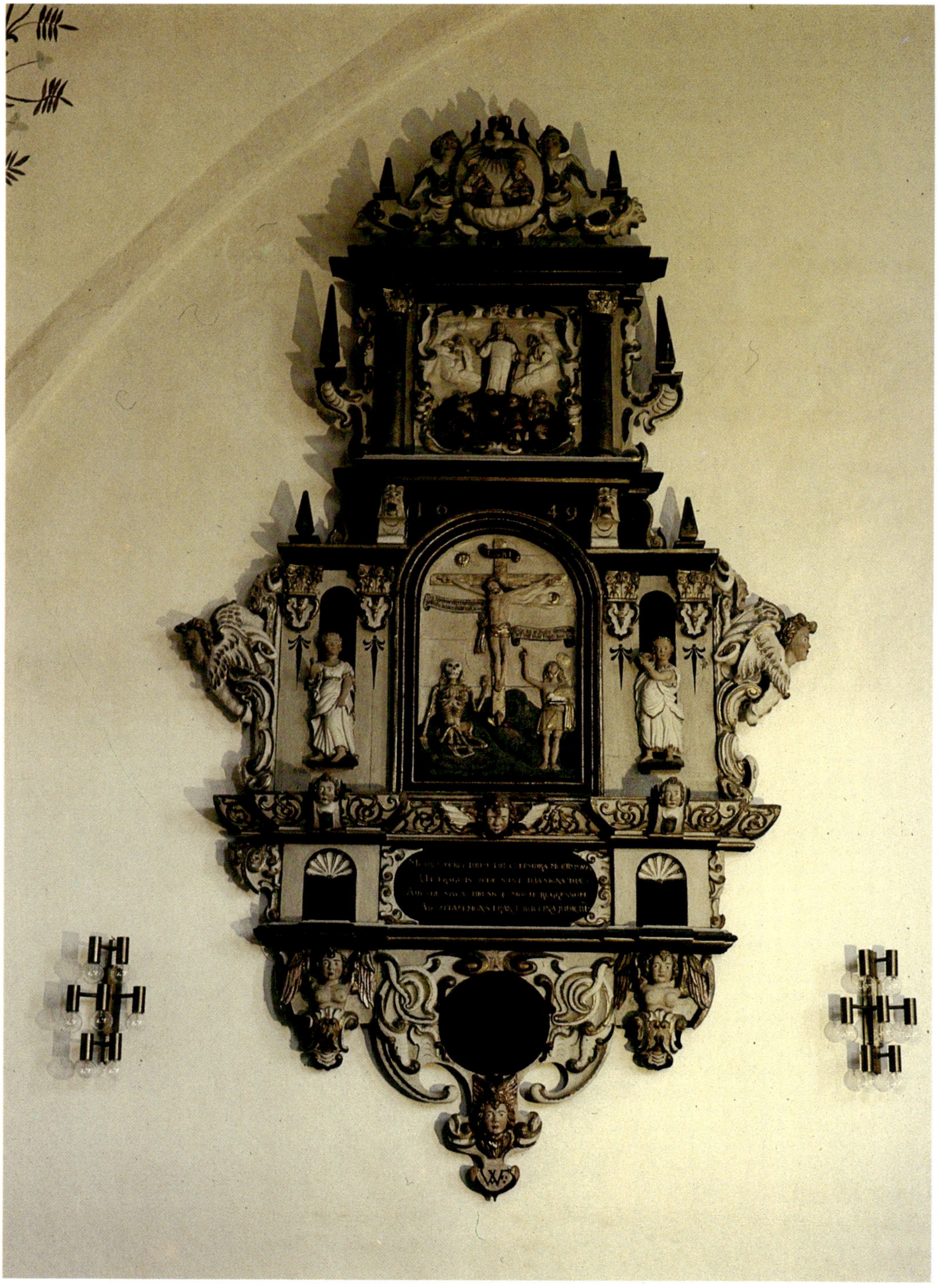

Berne, Epitaph, 1649:
Bedeutungsvoll und vermutlich einzigartig ist der zentrale Teil der Darstellung: eine Komposition von Kruzifix, Johannes dem Täufer und Tod. Im Brustkasten des Todes sitzt ein Mensch, der klagt: »Ich elender Mensch, wer wird mich erlösen von dem leib meines todes?« (Römer 7). Johannes weist auf das Kreuz und spricht: »Siehe, das ist Gottes lamb, das der welt sünde tregt« (Johannes 1). Über dem Kruzifix steht: »Ich tilge deine übertretungen und gedencke deiner sünden nicht« (Esaja 43).
Der Epitaph ist eindeutig protestantisch. Es wurde vermutlich von einem lokalen Künstler erstellt.
Leihgabe der evangelisch-lutherischen Kirchengemeinde Berne.

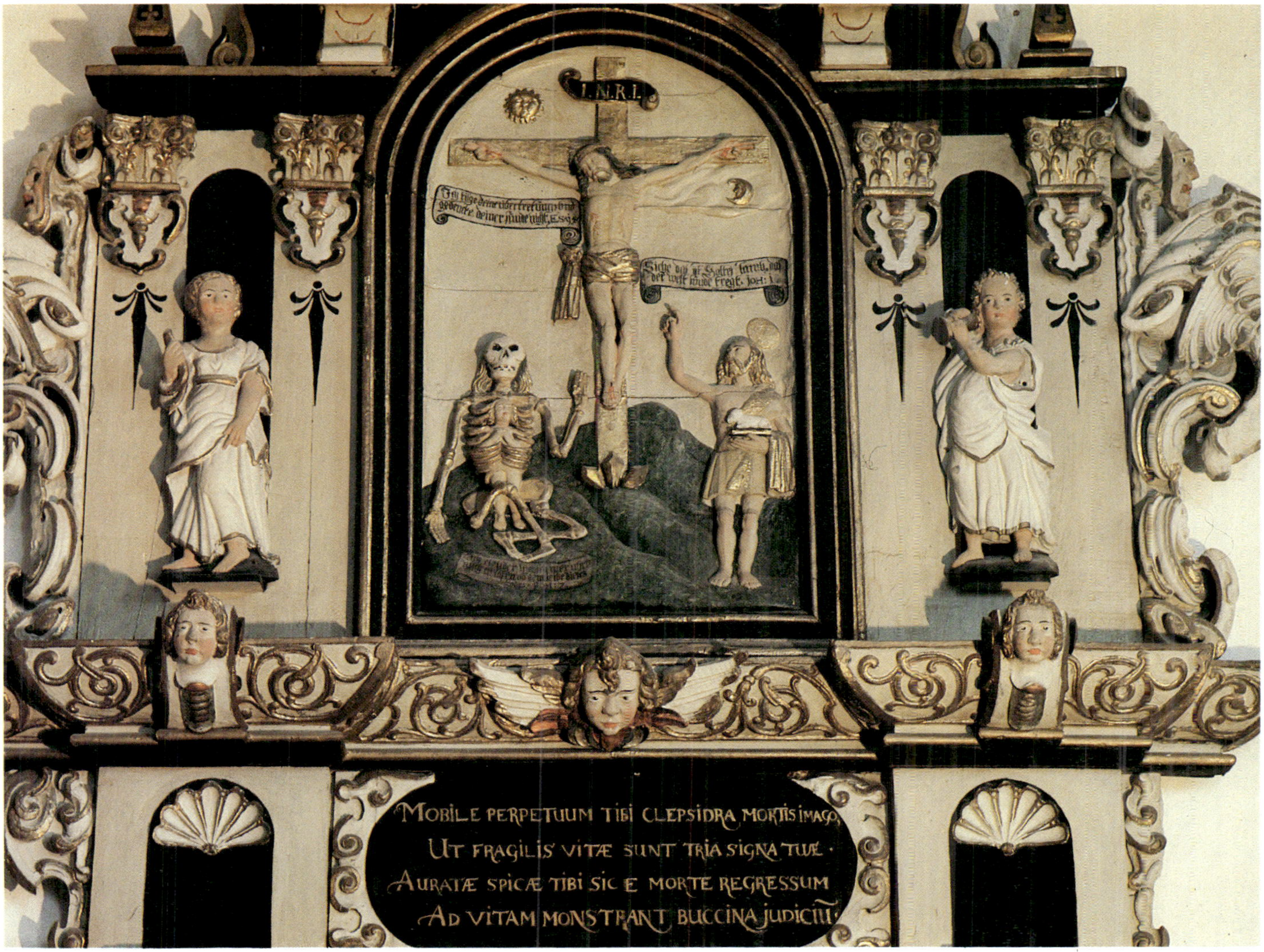
I.N.R.I.
MOBILE PERPETUUM TIBI CLEPSIDRA MORTIS IMAGO,
UT FRAGILIS VITÆ SUNT TRIA SIGNA TUÆ ·
AURATÆ SPICÆ TIBI SIC E MORTE REGRESSUM
AD VITAM MONSTRANT BUCCINA JUDICII

Berne, Epitaph, Ausschnitt.
Leihgabe der evangelisch-lutherischen Kirchengemeinde Berne.

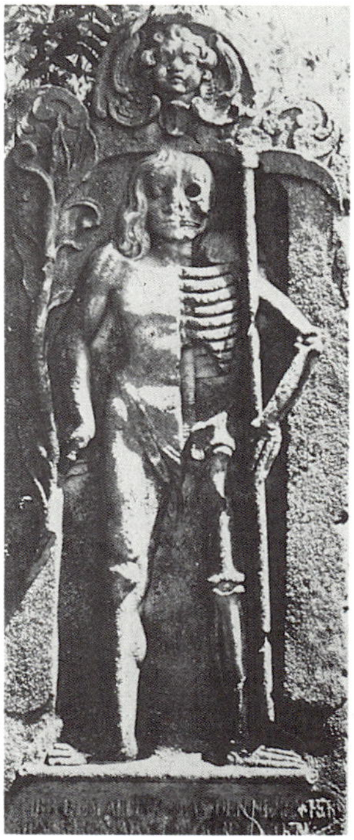

Grabstein, Wende 17. auf 18. Jahrhundert, Jade:
»Stirb dem alten Menschen ab,
Las den neuen herfürgehen,
Denck im Leben an das Grab...«

ausrichten. Damit endet die Fürsorge für den Körper: er ist in geweihter Erde bestattet, auf überfülltem Friedhof. Grabpflege, Gedenken am Grab gibt es nicht; nur für die Reichen und Kirchenoberen gibt es Grabsteine – und auch das erst seit der Wende zum 13. Jahrhundert.
Der Körper ist unwichtig.

Soweit die »offizielle« Position. Wir sollten nicht in den Fehler verfallen, sie als einzig reale anzusehen. Der »Volksglaube« bestand daneben und hatte sein eigenes Gewicht, das auch von der Kirche akzeptiert und in ihre eigenen Interpretationen aufgenommen wurde.

Die Lebenden müssen den Toten helfen. Sie wenden sich an Gott, nicht an den einzelnen Verstorbenen. Und die Toten fordern diese Pflichten ein; sie erscheinen den Lebenden und bestehen auf die Erfüllung.

Theoretisch war der »Weg ins Jenseits« die Zeit, in der die Toten noch mit den Lebenden sprechen konnten. Hielte sich der Volksglaube an solche Restriktionen, wäre die Kommunikation nur für einige Tage oder Wochen möglich.

Dies stimmt aber nicht. Die Verstorbenen, die bereits die Qualen des Fegefeuers erleiden, melden sich häufig und bitten die Lebenden um Beistand. Die lokalen Sagensammlungen sind voll von Begegnungen mit Toten, die noch etwas auf Erden abzubüßen haben (theologisch ganz unmöglich!) oder als Bittsteller um Hilfe erscheinen. Das Fegefeuer stellte man sich in lebensnahen Plätzen vor: das Murmeln und Gluckern des Wassers am Brückenbogen, das Quietschen der Türangeln sind die Stimmen der Gemarterten; in Mooren, Wäldern, unheimlichen Orten konnte man ihnen begegnen. »Gar grausig ist es...«, die Dichtung des romantischen 19. Jahrhunderts hat viele dieser Lokalsagen zur »Literatur« und zum Allgemeingut gemacht.

Auch hier handelt es sich um Begegnung mit den Toten allgemein; nicht oder selten um Verwandte. Einzelne Tote, die erscheinen,

sind meistens Bösewichter ohne jede verwandtschaftliche Bindung zum Erlebenden. Auch sie symbolisieren die Allgemeinheit der Toten und die Strafen im Jenseits.
Weit öfter sind ganze Gruppen angesprochen; beispielsweise die Seelen der ungetauft gestorbenen Kinder, die als Glühwürmchen erscheinen und um ein Gebet für ihre Seele bitten. Die Lebenden werden der Gefahren des Gerichts und ihrer Pflichten gegenüber den Toten gemahnt; darüber hinaus reicht die Beziehung zu den Toten nicht.

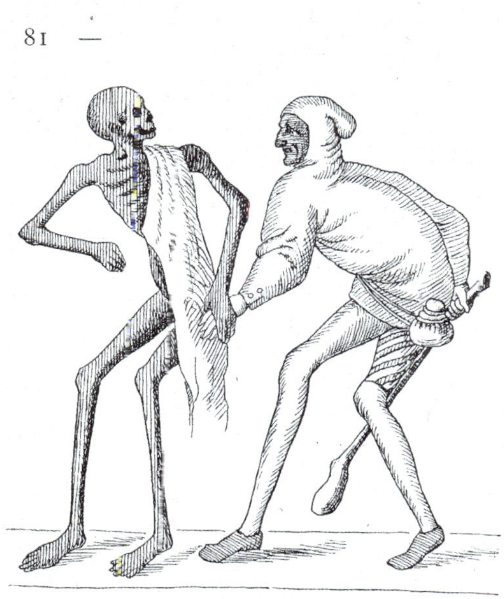

Die Kirche ist auf *diese* Formen einer Beziehung zu den Toten eingegangen. Sie bezog sie in ihre Handlungen ein. Obwohl nun nach allen Lehren Mörder oder Todsünder wirklich in die Hölle gehören, also nicht »umzugehen« haben, hat es der Kirche nie Schwierigkeiten bereitet, als Nothelfer der bedrängten Lebenden solchen Spuk (der für sie eigentlich gar nicht existieren dürfte!) auszutreiben. Indem sie auf die Volksvorstellungen einging, betonte sie die christliche Lehre, unterstrich sie das Memento mori.

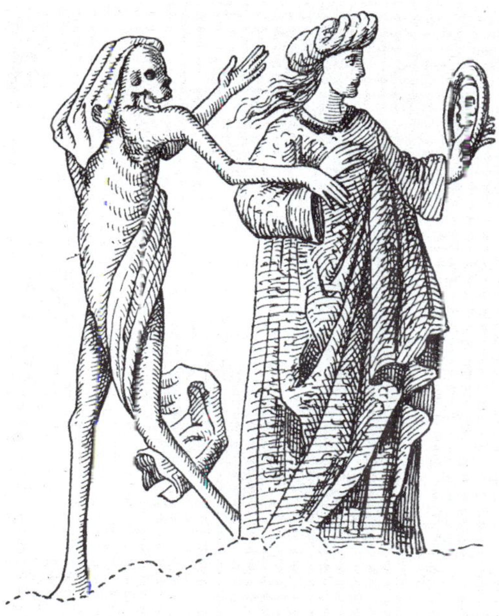

Ein weiteres Beispiel: Die Zeit ist voll von »Erbauungsbüchlein«, vermutlich Aufzeichnungen älterer Geschichten, die von Begegnungen zwischen Toten und Lebenden berichten. Als Knochengerüst, als Gespenst erscheinen die Toten und *mahnen* die Lebenden, einen gottgefälligen Weg zu gehen. Auch wenn diese Geschichten letztlich wohl nicht von Männern der Kirche stammten, sie waren wohlgelitten und dürften von vielen Kanzeln zur moralischen Erbauung der Zuhörer verbreitet worden sein. Die Toten konnten durchaus im Sinne der Kirche erscheinen – solange die Kirche als Helfer notwendig blieb.

Neben der Offizialmeinung gab es also zahlreiche lokale Varianten, mit denen sich die Kirche anfreunden konnte. Seit dem ausgehenden Mittelalter aber waren die Gläubigen nicht mehr ohne weiteres bereit, alle Positionen der Kirche zu übernehmen. Der Wohlstand war gewachsen, besonders in den Städten. Man wollte die Welt nicht mehr als »Jammertal« sehen.

Sieben kleine Totenschädel, in der Art einer ars multiplicata aus Nußbaumholz geschnitzt, sind aneinandergekettet und durch feinsten Goldemailschmuck verbunden. Im bewußt angewandten Materialgegensatz von ungefaßtem Hartholz und buntem Goldemail liegt gleich wie im diminutiven Format der besondere Reiz von Artifiziellem. Mittels goldener Häkchen lassen sich die Totenköpfchen schließen und öffnen. Die aufgeklappten Hälften zeigen Szenen – kleiner als Pfennigstücke – aus der Kindheits- und Passionsgeschichte Christi und die Heiligen Hieronymus und Antonius. Raritätenhaft sind diese Szenen aus Obstkernen geschnitzt. Bunte Federchen, mit dem Grün und Weiß des Goldemails der verbindenden Schmuckglieder korrespondierend, hinterlegen schillernd die helle Mikroschnitzerei dünngliedriger, ja fast substanzlos gebildeter Gestalten. Diese wirken so federleicht wie die Federn selbst, die von Kolibris stammen, also vom Gefieder der kleinsten Vögel der Welt, die vom Nektar leben und die in der Sprache der karibischen Indianer »die Prächtigen« heißen. Das »religiosum« des Schnütgen-Museums gehört einer ganzen Reihe ähnlich mikrohaft geschnitzter Raritäten und Altärchen an, deren Hintergründe mit Kolibrifedern ausstaffiert sind. Einige der Fassungen dieser Produktionsgruppe zeigen die Goldschmiedemarke von Mexiko. Damit ist die mexikanische Provenienz dieser in den europäischen Kunst- und Wunderkammern seit dem späten 16. Jahrhundert beliebt gewordenen Inventarstücke erwiesen. Vorbildhaft wirkte flämische Mikroschnitzerei der Spätgotik mit ihrer Produktion von Gebetsnüssen. Ein »memento mori« in der Hand des Benutzers, stellt sich die Gebetskette in den Kunstformen des Manierismus als ein interessantes Dokument für die Geistigkeit des Katholizismus in der Zeit der Gegenreformation dar.

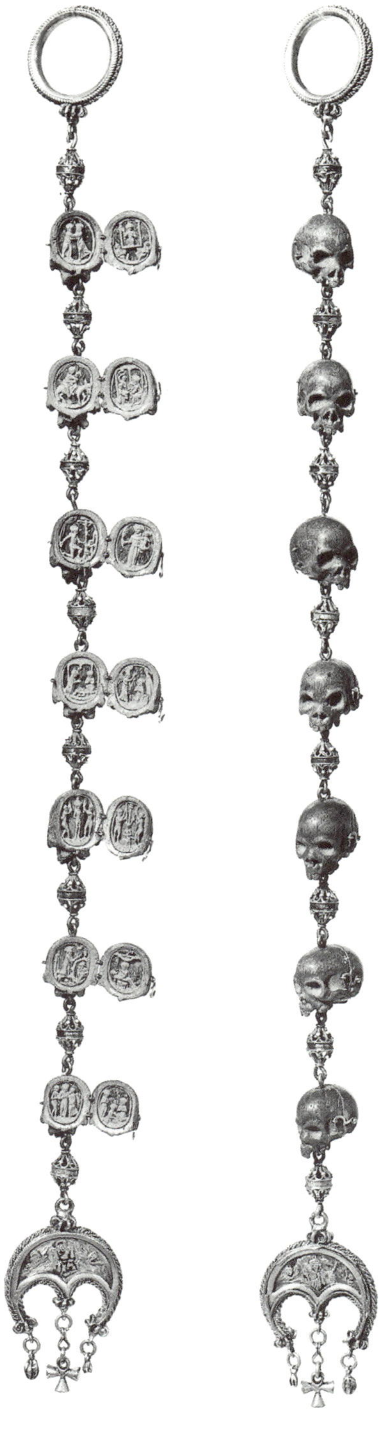

Paternosterkette
Mexiko, um 1580 (?)
Köln, Schnütgen-Museum,
Inv. Nr. A 1059.
Hartholz, Obstkerne, Silber teilvergoldet, Kolibrifedern. L. 38,5 cm

Die großen Seuchen des Mittelalters änderten das Bild des Todes. Pest und Syphilis waren nach Europa eingeschleppt worden und hielten reiche Ernte. Sie paßten nicht zum Bild des »schönen Sterbens«, das das frühe Mittelalter entworfen hatte.

Wir wissen aus vielen Beschreibungen, vor allem des Sterbens der Fugger, ziemlich genau, wie ein »schönes Sterben« ablief. Der Sterbende, umringt von seiner Familie und den Freunden, verabschiedet sich und bittet um Vergebung für seine Verfehlungen. Zu seinen Häupten ist die Priesterschaft versammelt, wer es sich leisten konnte, bat mehrere Geistliche an sein Totenbett. Sie nahmen ihm die Beichte ab, gaben ihm die letzte Ölung und beteten mit ihm; konnte der Sterbende nicht mehr selber beten, waren alle Anwesenden umso mehr verpflichtet, ihm durch ihre Fürbitten beizustehen.

Die Seuchen zerschlugen diese Sitten. Wir wissen, daß der Ausbruch einer Seuche panikartige Fluchtversuche nach sich zog; darüberhinaus waren in vielen Fällen die Lebenden kaum oder gar nicht in der Lage, der Masse der Leichen Herr zu werden. Noch einschneidender aber war die langsam dämmernde Erkenntnis, daß der Kranke oder Tote die Krankheit übertragen konnte, die Versammlung der Angehörigen um das Totenbett gefährlich für die Lebenden war. Man gründete Gilden, die sich um die Sterbenden und Toten kümmerten; vermutlich aus dieser Zeit stammt die Sitte, daß für Totenwache und Leichenzug Fremde geworben wurden; oft Arme, die sich durch diese Leistung ein Zubrot verdienten. Diese Sitte blieb bis ins 19. Jahrhundert erhalten und trug zur Finanzierung von Waisen- und Armenhäusern bei: als sie abgeschafft werden sollte, drohte vielen dieser Institutionen die Schließung wegen mangelnden Einkommens.

Die Seuchen haben das Bild vom Tod verändert. Neben das Skelett tritt in dieser Zeit der »verwesende Leichnam« auf Sarkophagen und Grabplatten, die sehr realistische Darstellung des Verwesungsprozesses. Der Tod macht nicht nur die Errungenschaften des In-

dividuums hinfällig, er wird selber, und nicht nur durchs jüngste Gericht, zu Drohung.
Aber trotz oder vielleicht sogar wegen der Seuchen und der mit ihnen verbundenen Hungersnöte: es war eine Zeit, in der man das Leben genießen wollte. Das Leben war durchaus nicht mehr nur Durchgangsstation, Prüfungszeit für das Jenseits; es wollte genossen sein. Man tanzte gern; der Tanz war eines der wesentlichen Vergnügen des Lebens, wichtiger Ausdruck der Lebensfreude. Aus bildlichen Darstellungen wissen wir, daß er geradezu Symbol des Lebens war: wir kennen Darstellungen des Paradieses mit Jesus als Tanzführer ebenso wie der Hölle mit dem Teufel in dieser Funktion. Die Drohung der Seuchen und der Wunsch nach Leben verbinden sich zu einer neuen Form: dem wilden, beinahe ekstatischen Tanz als Mittel gegen die Seuche.

Vermutlich hieraus haben sich die Totentänze entwickelt, die seit dem 14. Jahrhundert als Schauspiel wie als Bilder ganz Europa überziehen. Zunächst ist es der Tanz der Toten mit den Lebenden; ein Reigentanz, in dem die Toten die Lebenden an den Händen fassen und sie zum Tanzen nötigen. Sie stimmen überein mit Sagen der tanzenden Toten auf Friedhöfen, die die vorwitzigen Lebenden zum Tanz zwingen, in dem diese entweder sofort oder nach einer bestimmten Frist sterben. Jeder wird von den Toten in den Tanz einbezogen, sei es nun Kaiser, Priester, Bürger oder Bettler; kein Geld, keine Schönheit, keine Jugend kann ihm helfen; kein Bitten um Aufschub. Ob der Lebende mit sich im Reinen ist oder nicht, ob er noch beichten müßte – es ist egal, mitgehen muß er. Memento mori: gedenke des Todes!
Erst im 15. und 16. Jahrhundert wird aus dem Tanz der Toten schließlich der des Todes; wird der Tod personifiziert, ausgestattet mit Symbolen wie Sichel, Sense, Pfeilen oder Stundenglas.

Die Kirche hat die Totentanzvorstellungen gefördert, auch wenn sie den wilden Tänzen gegen die Seuchen mehr als skeptisch gegenüberstand und die ausufernde Lebensfreude nicht billigte. Solange der Gedanke an

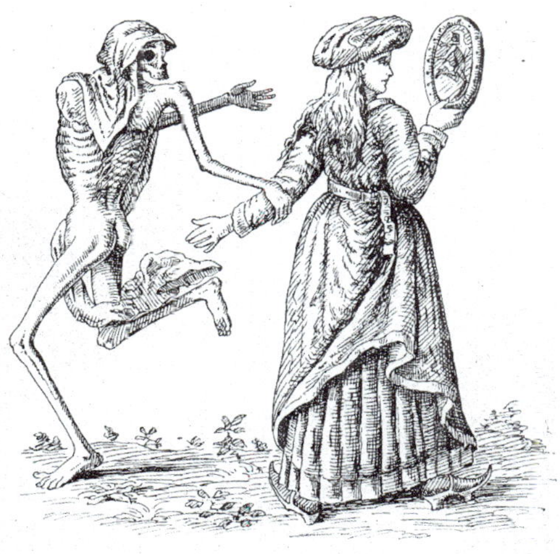

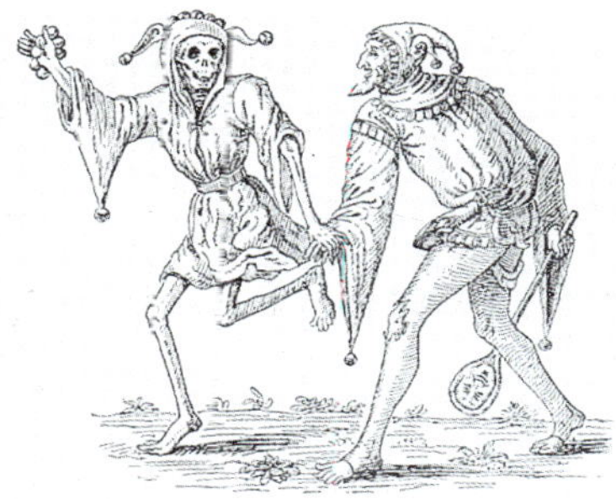

Tod mit (als!) Narr und mit Edelfräulein, Großbaseler Totentanz.

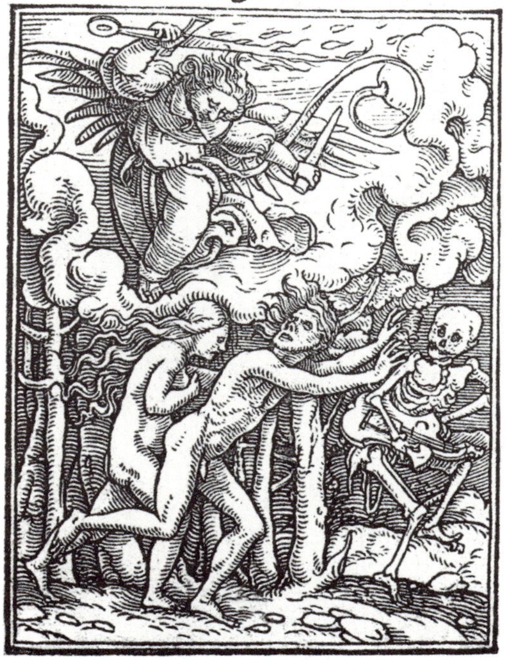

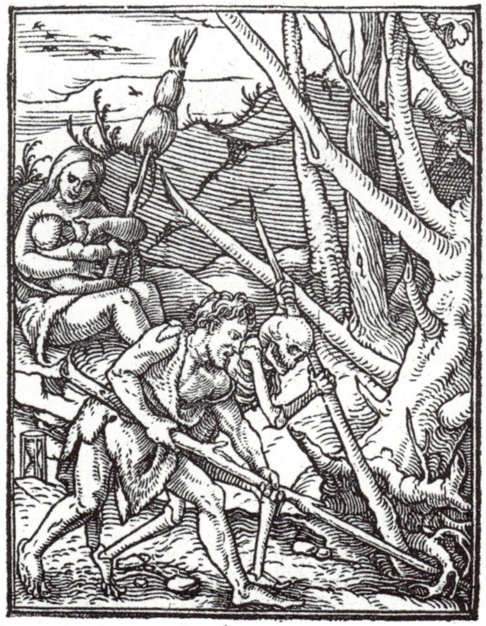

Einige Motive aus dem Totentanz von Holbein:
Vertreibung aus dem Paradies; der Tod kommt in die Welt.

den Tod unabdingbar war, das Verhalten der Menschen bestimmte, gab es keine Einwände.
Und der Tod beherrschte die Welt, ebenso wie die Lebensfreude: Das Gegenstück zum Tanz sind die Bußfahrten, die Geißelungen, die ebenso ekstatische Sühne für die Sünden des Lebens. Unter der Geißel der Seuche neigten die Menschen zum Außerordentlichen, uns übertrieben Scheinenden. Und doch zeigt sich auch hier eine neue Gedankenwelt: die Seuche wird als Strafe Gottes gesehen, der man durch Buße begegnen muß. Der Tod selber wird zur Drohung, nicht mehr allein das hinter ihm stehende Gericht.

Seit dem 14. Jahrhundert dringt eine neue Kraft in das Leben ein: die Ideenwelt des Humanismus. Zunächst in Südeuropa und Frankreich aus der Wiederentdeckung der Antike entwickelt, seit etwa 1400 nach Deutschland (zunächst ins Kaiserliche Böhmen) übertragen, spiegelt er die Gedanken der neu aufgestiegenen Klasse wider: des Bürgertums. Wirtschaftlich hat sie längst die alten Führungsgruppen überflügelt, politisch die ersten Erfolge errungen. Die Lebensbejahung des Humanismus wird *ihre* Ideologie; die alten Lehren werden hinterfragt, auch das überkommene Bild des Todes nicht mehr hingenommen.
Das wohl eindrucksvollste Beispiel aus dem deutschen Raum ist der »Ackermann aus Böhmen«, eine Streitschrift zwischen dem »Ackermann der Feder« und dem Tod, niedergeschrieben von Johann aus Tepl zwischen 1401 und 1404.

Der Autor hat seine Frau Margarethe durch den Tod verloren und klagt ihn des Verbrechens an. Der Tod hat nach seiner festen Überzeugung frevelhaft gehandelt und muß von Gott bestraft werden: »Got beraube euch ewer macht vnd lasse euch zu puluer zerstieben! One zil habet ein teuflisch wesen!«
Der Tod verteidigt sich: »Du hast nicht aus der weisheit brunnen getrunken: das prufe ich an deinen worten. In der natur wurken hastu nicht gesehen; in die mischung werltlicher sachen hastu nicht geluget; in irdische

verwandlung hastu nicht gegutzet: ein vnuerstendig welf bistu.« Denn alles muß sterben und niemanden kann er auslassen; andernfalls würde die Welt zusammenbrechen.

Das ist die klassische mittelalterliche These: alles ist dem Tod anheim; man bereite sich entsprechend auf das Sterben vor, um die Freuden des Himmels zu erlangen. Ohnehin sei der Mensch nichts anders als ein Objekt aus unnennbarem Schmutz und Abfall, das geradezu froh sein müsse, von seinem Körper befreit zu werden.

Der »Ackermann« verteidigt den Menschen: wie könne der Tod ihn, die Krone der Schöpfung, das Ebenbild Gottes so bezeichnen. Dadurch beweise er seine Sittenlosigkeit. Es sind die klassischen Argumente des Humanismus, vorgetragen unter Berufung sowohl auf das Christentum als auch die Antike: das Leben ist ebenso wie die Erde von Gott geschaffen; wie könne es dann schmutzig und unwichtig sein? Gerade weil Gott es so geschaffen hat, ist es die Pflicht des Menschen, es zu genießen!

Und auch wenn der »Ackermann« im Laufe des Streitgesprächs immer weiter zurückstecken muß, nach Bestrafung nur Wiedergutmachung fordert und sich schließlich den rationalen Argumenten des Todes im Rechtsspruch Gottes unterwerfen muß: ihm bleibt doch ein Teil seines Sieges:
»Der klager klaget sein verlust, als ob es sein erbrecht were; er wenet nicht, das sie im von vns were verlihen. Der Tod rumet sich gewaltiger herschaft, die er doch allein von uns zu lehen empfangen. ...jedoch der krieg ist nicht gar one sache: ir habet beide wol gefochten; den twinget leit zu klagen, diesen die anfechtung des klagers die warheit zu sagen. Darvmb, klager, habe ere! Tot habe sige!«
Der »Ackermann« muß am Schluß, im Gebet, erkennen, daß er in Gottes Händen ist und ihm nichts bleibt, als um die Gnade Gottes für seine Frau zu bitten. Und doch: auch wenn aus ihm das Herz sprach, wenn der Tod mit seinen Argumenten recht behielt, seine Argumentation, die Abkehr von der Lebensfeindlichkeit des Mittelalters wurden akzeptiert.

Der Künig.

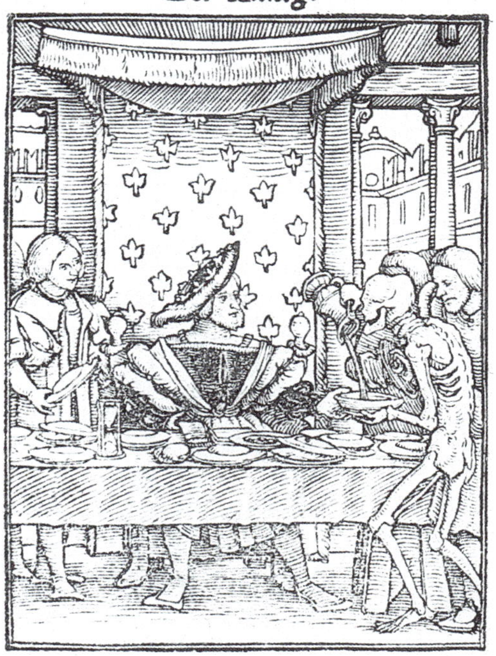

Der Hertzog.

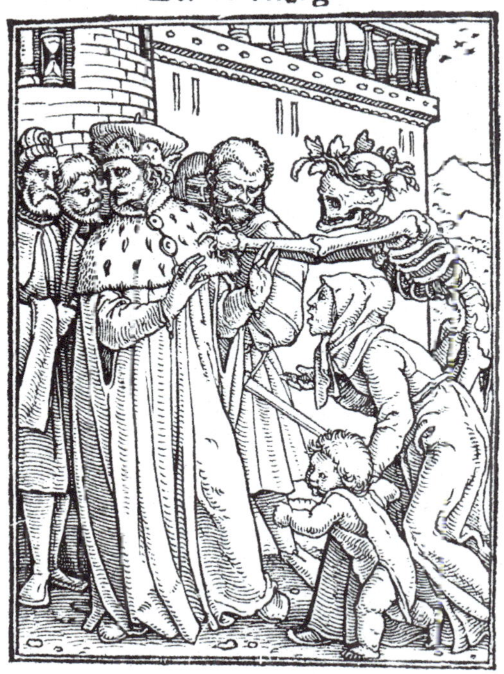

Holbein: Totentanz.

Der Richter.

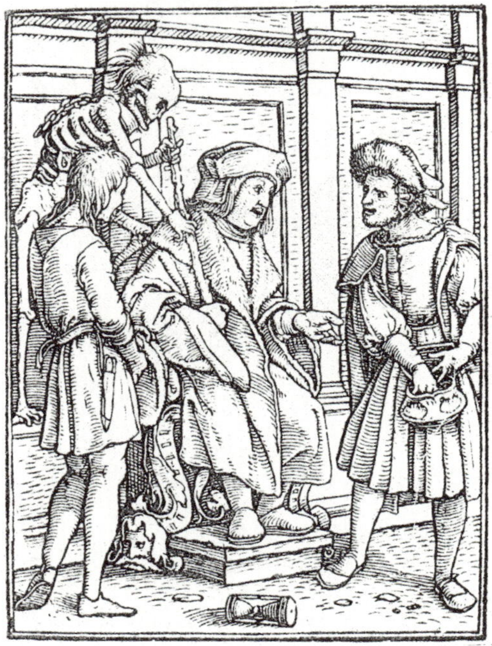

Der Edelman

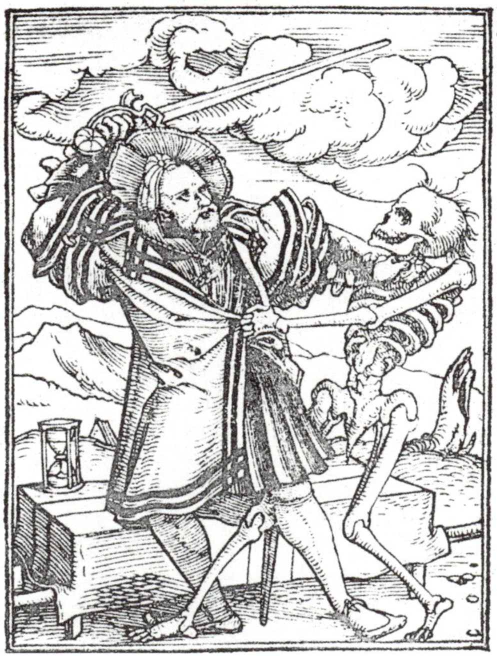

Holbein: Totentanz.

Die literarische Form des »Gerichtsstreits«, der Diskussion zwischen zwei Parteien, kennen wir seit dem 13. Jahrhundert, oft mit religiösen Themen und zur Erläuterung von theologischen Gedanken. So gibt es beispielsweise auch einen Prozeß zwischen dem Teufel und Jesus, wo der ihn des Raubs der Seelen zeiht. Der Ackermann ist in Argumentation und Inhalt ein Kind des beginnenden Humanismus; beide Parteien nutzen aus der Antike entlehnte Argumente für ihren Streit. Wir kennen von ihm 16 Handschriften und 17 Drucke, die meisten aus der Zeit seit der Wende zum 16. Jahrhundert. Für die damalige Zeit hat er weite Verbreitung und die Aufmerksamkeit des Publikums gefunden.

Der Theologie des Mittelalters war der Tod Durchgangsstadium ohne eigenes Recht; die Tür zum Jenseits und zum eigentlichen, allein wichtigen Leben. Insofern ist »Angst vor dem Tod« sinnlos – er ist eine Befreiung vom Leben. Angst kann nur der Sünder vor dem Gericht haben.
Der Humanismus kann sich mit diesem Gedanken nicht abfinden. Schon im Ackermann steht die Auseinandersetzung mit dem Tod im Mittelpunkt; es tröstet ihn gar nicht, wenn der Tod versichert, seine Frau sei im Paradies. Erst nachdem er die Unmöglichkeit des Kampfes einsieht, gewinnt dieser Aspekt Gewicht.
War für die Kirche die Welt der Lebenden ein Jammertal, sieht der Humanismus in ihr das Geschöpf der Liebe Gottes; zur Freude der Menschen am Leben geschaffen. Tod bedeutet nun Abschied vom Leben, Nicht-mehr-Leben-dürfen. Die Zweifel an der Autorität der Kirche, die sich zur Reformation verfestigen, die Unsicherheit des Gottesbildes verdrängen die Auseinandersetzung um das Jenseits: nicht mehr die Angst vor einem göttlichen Gericht allein, sondern die vor dem Sterben tritt in den Vordergrund. Der Tod bleibt im Mittelpunkt des Lebens, aber er wird nun als Bedrohung gesehen.

Wir sahen, daß der Tod und das Jüngste Gericht, nicht die Toten im Mittelpunkt des mittelalterlichen Interesses standen. Die Körper der Verstorbenen spielten nur eine unwesent-

liche Rolle, soweit sie in geweihter Erde bestattet waren. Das war wichtig: andernfalls erlitt der Verstorbene den zweiten, den immerwährenden Tod. Bis ins 19. Jahrhundert hinein konnte die Todesstrafe durch das Verbot des christlichen Begräbnisses verschärft werden: der Hingerichtete wurde so auch des ewigen Lebens beraubt.
Die Friedhöfe waren keine Erinnerungsstätten, sondern nur Aufenthaltsorte für den Körper, der nach mittelalterlicher Vorstellung uninteressant und auch als Leiche noch ein Hort des Übels war.

Der Humanismus hat am Friedhof nichts geändert; sein Interesse galt dem Leben. Wenn die Erde Gottes Schöpfung ist, muß sie genutzt werden, ist der Tod ein bitterer Einschnitt – selbst wenn das Jenseits großartiger als das Diesseits ist.

Die Reformation, die diese Zeitströmungen religiös und theologisch realisiert hat, gründete eine Kirche für die Lebenden, die nicht auf das Jenseits ausgerichtet ist, sondern in dieser Welt geistige Hilfe gewähren soll. Die Welt ist nicht mehr ein »Jammertal« voller Anfechtungen und Versuchungen, denen man widerstehen muß, sondern ein Ort, indem sich der Mensch durch seine Leistung bewähren soll. Erfolge im Leben sind keineswegs »eitel«, sondern zeigen, besonders im Calvinismus, die Gnade Gottes. Die Kirche soll den Gläubigen helfen so zu leben, daß dies möglich ist. Da die Kirche »Lebenshilfe« in religiösem Sinn gibt, bleiben die Toten ausgeklammert. Nach Luther sind sie in der Gnade Gottes, können die Lebenden nur versuchen so zu leben, daß ihnen diese Gnade nicht entzogen wird, daß sie die Verzeihung Gottes erringen können. So bleiben sie für die Lebenden unerreichbar; selbst Gottesdienste für das Seelenheil sind wirkungslos und können nur dem Gedächtnis dienen.
Die Friedhöfe sollen nach Luther auch Ort der Erinnerung sein; geändert haben sie sich deshalb nicht.

Ein tiefgreifender Einschnitt im Verhältnis zum Tod tritt erst mit der Aufklärung und dem Aufkommen der Naturwissenschaften

Der Krämer.

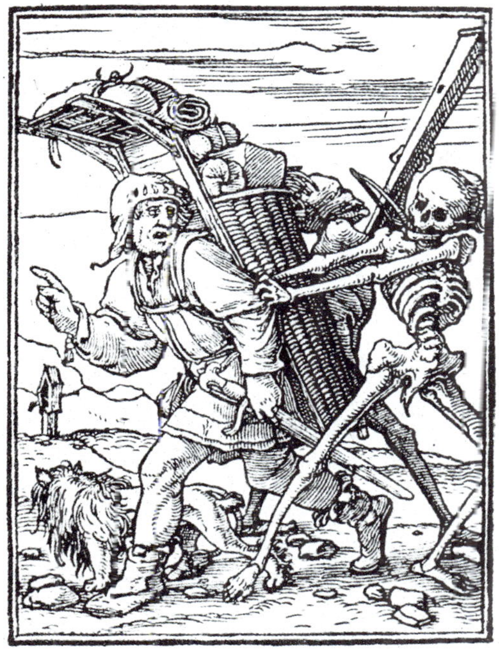

Der Ackerman.

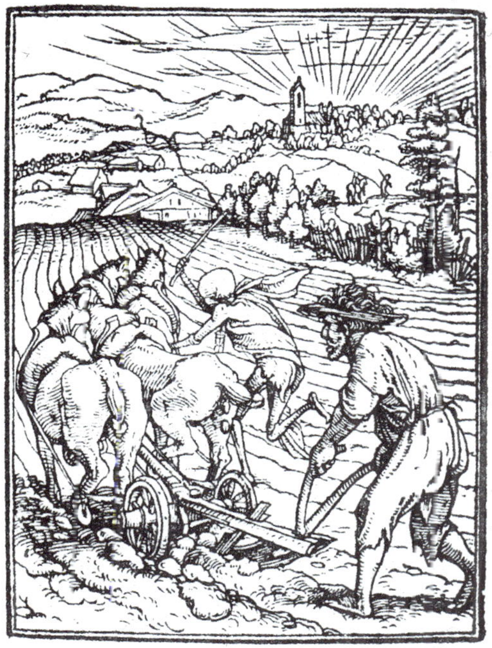

Holbein: Totentanz.

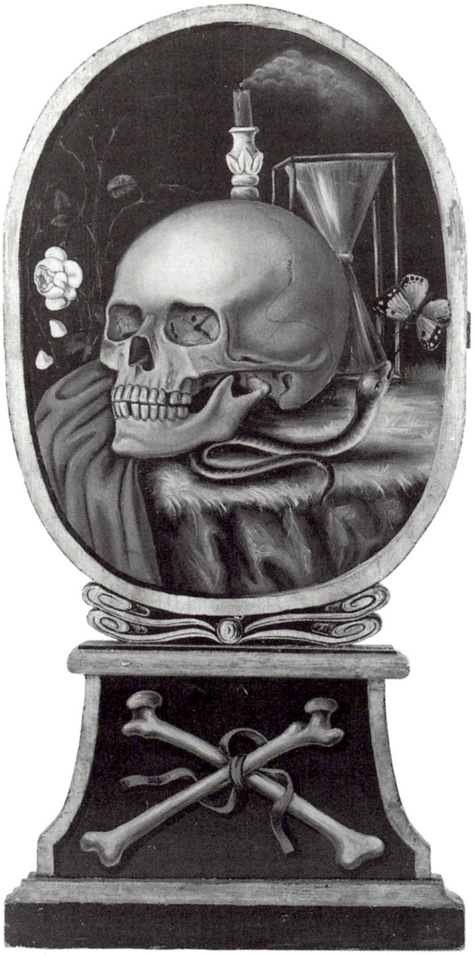

Tumba-Schild.
Im ausgehenden Mittelalter entstanden Bestatterzünfte, vielfach aus den klassischen Bestatterhandwerken hervorgehend (Fuhrleute, Zimmerer, Steinmetze) oder mit ihnen verbunden. Sie verwendeten solche Schilder.
Leihgabe des Diözesan-Museum Freising.

im 18. Jahrhundert ein. Sagen und Erzählungen belegen die Scheußlichkeiten des damaligen Friedhofes: tanzende Tote auf Gräbern, Vampire, »schmatzende Tote« sind keine Phantasiegestalten sondern »Erklärungsversuche« unerklärbarer Erscheinungen. Der Friedhof, eigentlich der »umfriedete Ort«, der Ruhepunkt der Leichen, der eigentlich auch Fluchtort sein soll; der Ort der Erinnerungen nach Luther ist ein Schreckensort geworden. Er erinnert im Sinne des Humanismus nicht an die Grenzen menschlichen Lebens und Lebensfreude, sondern wird mit gutem Grund auch zum Studienobjekt der neuen Wissenschaft.
Denn unbegründet sind all diese Geschichten nicht. Die Friedhöfe waren vielfach wahre Orte des Schreckens, auf denen die Leichen übereinander und nur zentimetertief begraben wurden. Schweine und Hunde, die die Leichen ausgruben, verschlimmerten die Situation. All dies fand im Zentrum der Städte statt; die Märkte wurden direkt neben den Friedhöfen abgehalten. Eine Änderung war unabdingbar.

Die Naturwissenschaft lieferte erste Erklärungen, die für uns Heutige laienhaft und teilweise beinahe absurd klingen, aber die Ursachen benennen: den Zerfall der Leichen in einem Gärprozeß und die Entstehung von Leichengasen. Beim Zustand der Friedhöfe waren Erdbewegungen, schmatzende Geräusche, explodierende Gräber an heißen Tagen geradezu zu erwarten. Da man die entstehenden Gase als lebensfeindlich einordnete, lag der nächste Schritt nahe: die Friedhöfe wurden als Ausgangspunkt von Seuchen und Massensterben betrachtet; zeitweilig wurde sogar die Pest ihnen zugeschrieben.
Friedhofsordnungen waren schon im 17. Jahrhundert entstanden; sie hielten wenigstens die Tiere von den Gräbern fern. Nun wurden weitere Forderungen aufgestellt: Die Friedhöfe sollen aus den Städten verschwinden; neue Plätze vor den Toren sollten angelegt werden. Diese »neuen« Friedhöfe, die seit dem Ende der ersten Hälfte des 18. Jahrhunderts entstanden, sind die Vorläufer unserer Friedhöfe.

Die neuen Friedhöfe sollten den alten kaum vergleichbar sein: *Jeder* Mensch hat nun das Recht auf eine würdige Bestattung auf dem Friedhof; die Kirche kann nicht mehr nach Konfession entscheiden. Im Deutschen Reich war dies bereits im Westfälischen Frieden von 1648 festgeschrieben worden.
Die Friedhöfe werden räumlich von den Kirchen getrennt; sie liegen außerhalb der Städte.
Die französische Revolution ging noch weiter und hob das Eigentum der Kirchen an den Friedhöfen auf; sie wurden der Kommunalverwaltung unterstellt. In Deutschland unterscheiden sich hier die einzelnen Länder bis heute stark voneinander, je nach der Tendenz der damaligen Staaten. Im bremischen Umland ist aufgrund preussischen Rechtes das Eigentum der Kirchen in vielen Fällen erhalten geblieben.
Soweit in Kirchen bestattet wird, muß dies unter Beachtung von Sicherheitsvorschriften geschehen. Entweder sind geschlossene Gruften vorhanden, aus denen keine Gase dringen können, oder die Leichen müssen mit ungelöschtem Kalk bedeckt werden.

All diese Vorschriften dienten der Hygiene. Weitere Vorschriften wurden aus anderen »Vernunftsgründen« erlassen. Sie hatten zwar nichts mehr mit Gesundheit, dafür aber viel mit der Volkswirtschaft zu tun. In beinahe allen deutschen Staaten wurden Gesetze gegen Verschwendung bei der Beerdigung erlassen; das traditionelle Totenmahl, die Trauerkleidung und der Grabschmuck reglementiert oder verboten; Österreich, damals internationales Vorbild bei Friedhofsordnungen, wollte Holz sparen und die eigene Leinenweberei fördern, indem Totenbretter und Särge verboten und an ihrer Stelle das Einnähen in Leinensäcke vorgeschrieben wurde; ein Edikt, das freilich in weiten Reichsteilen wieder aufgehoben werden mußte.

Der Tod soll sich nach den Bedürfnissen der Lebenden richten. Er ist unvermeidlich; mehr noch: er ist natürlich. Todesfurcht ist deshalb nach Meinung der Aufklärung sinnlos und das Produkt gesellschaftlicher Zwänge. Der Bürger soll sich von diesen Zwängen und

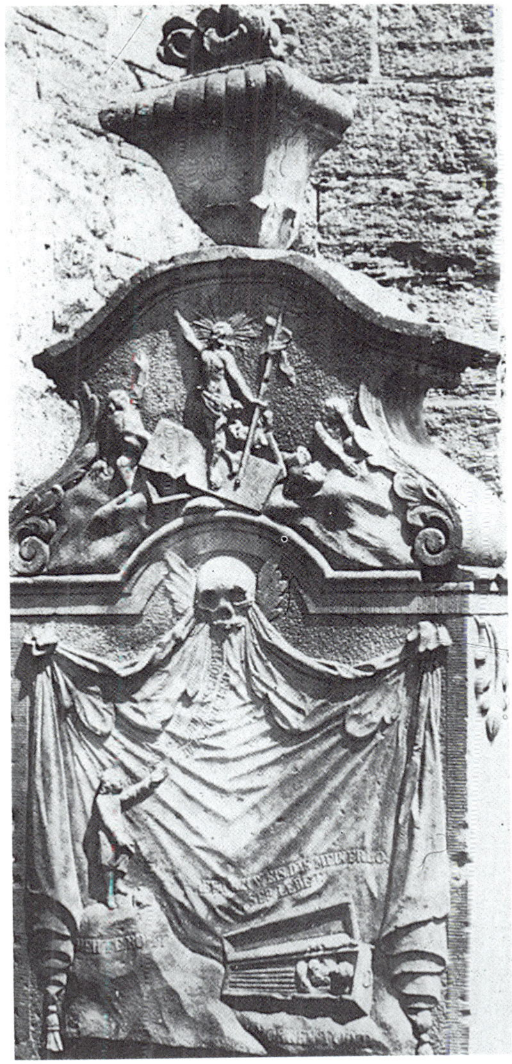

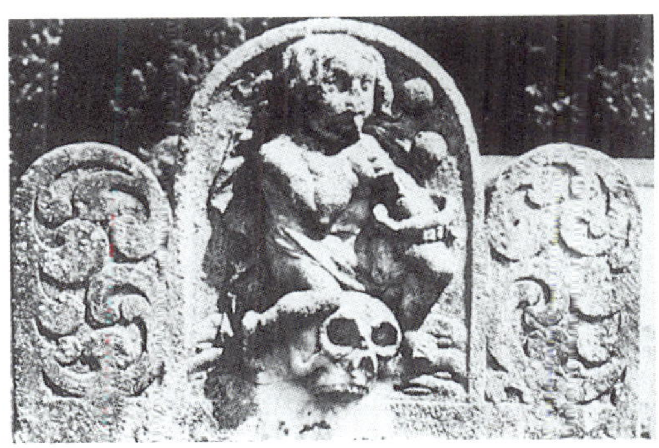

»Wir müssen alle offenbar werden vor dem Richterstuhl Christi, auf das ein jeglicher empfange nach dem er gehandelt hat bey Leibesleben, es sey gut oder böse«.
Esenshamm, 1715.

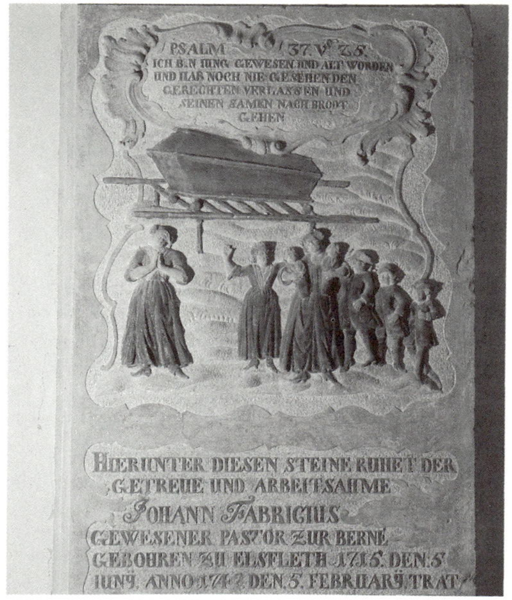
PSALM 37. V 25.
ICH BIN JUNG GEWESEN UND ALT WORDEN
UND HAB NOCH NIE GESEHEN DEN
GERECHTEN VERLASSEN UND
SEINEN SAMEN NACH BRODT
GEHEN
HIERUNTER DIESEN STEINE RUHET DER
GETREUE UND ARBEITSAHME
JOHANN FABRICIUS
GEWESENER PASTOR ZUR BERNE
GEBOHREN ZU ELSFLETH

Der Humanismus setzt ein. Ein Grabstein aus Bremen von 1705 mit allen Todessymbolen und einer aus Berne von 1715, der das Begräbnis ganz realistisch und ohne alle Symbolik zeigt.

denen hinter ihnen stehender Institutionen befreien, den »Aberglauben« ablegen – dann schwindet auch die Angst vor dem Tode. Wer richtig lebt, wer seine Lebenschance nützt, wird auch natürlich dem Tod entgegenwachsen und über ihn hinaus erinnert werden: die neue (aber auch schon in der Antike bekannte!) Form »ewigen Lebens«:
»Jeder Mensch schreibt das, was er in seinen besten Augenblicken denkt... Vor seinem Tod faßt er sie zu einem mehr oder weniger großen Buch zusammen, ganz nach seiner Art zu sehen und sich auszudrücken: Dies Buch ist die Seele des Verstorbenen. Am Tage seiner Bestattung wird es laut verlesen, und diese Lesung bildet seine ganze Grabrede. Mit Respekt sammeln die Kinder alle Gedanken ihrer Ahnen und meditieren darüber. Das sind unsere Graburnen...

Mercier: Paris de l'an 2440

Der Tod sollte nicht gefürchet werden; die Aufklärung schuf aber ein neues Gespenst: den Scheintod. Die Testamente der 2. Hälfte des 18. Jahrhunderts (und bis zum Beginn des 20.!) zeigen die plötzlich steil anschwellende Angst vor einem »Lebendig Begrabenwerden«. Fällt es uns heute nicht leicht zu bestimmen, wann ein Mensch »tot« ist, so waren die Schwierigkeiten im 18. Jahrhundert noch weit größer. Die oben erwähnten »Erscheinungen« auf den Friedhöfen haben die Angst vermutlich angefacht; die Epoche wurde von der Angst vor dem Scheintod so umgetrieben, daß die vor dem Tod geradezu zurücktritt.
Österreich-Ungarn erarbeitet und verfügt die ersten Erlasse über eine ärztliche Leichenschau, das Ausstellen von Totenscheinen und die Errichtung von Leichenschauhäusern bei jedem Friedhof oder Kirche. Die daraus resultierenden Vorschriften werden immer weiter verfeinert; die Totenhäuser des frühen 19. Jahrhunderts sind mit einer Vielzahl von Klingeln und Alarmanlagen ausgestattet, die es »wiedererwachenden Toten« erlauben sollen, sich bemerkbar zu machen. Sogar Bäder – damals auch in Oberschichtwohnungen keineswegs üblich! – und Toiletten werden vorgesehen, um die Wiedererweckten optimal pflegen zu können. Erst Ende des 19. Jahrhunderts werden diese Einrichtungen wieder entfernt – ohne auch nur ein einziges Mal genutzt worden zu sein.

Der Tod wird hier als eine Steigerung des Schlafes angesehen, da beide nicht klar unterschieden werden können. In der gleichen

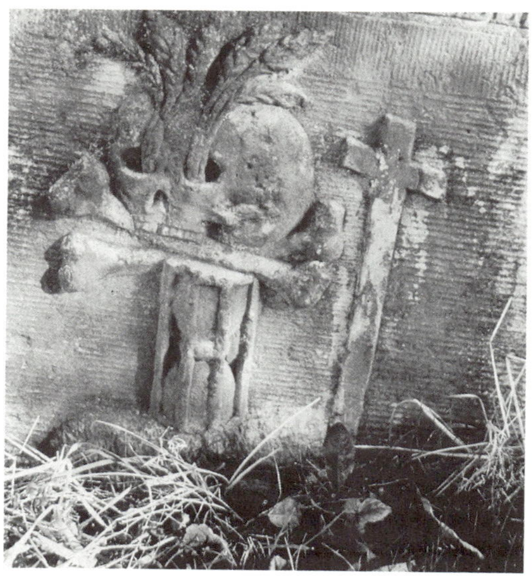

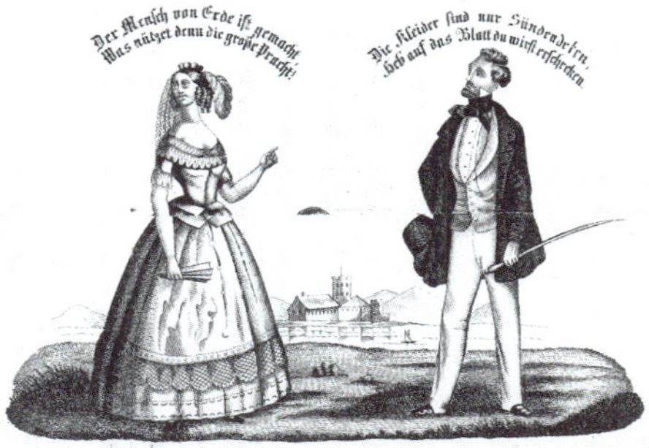

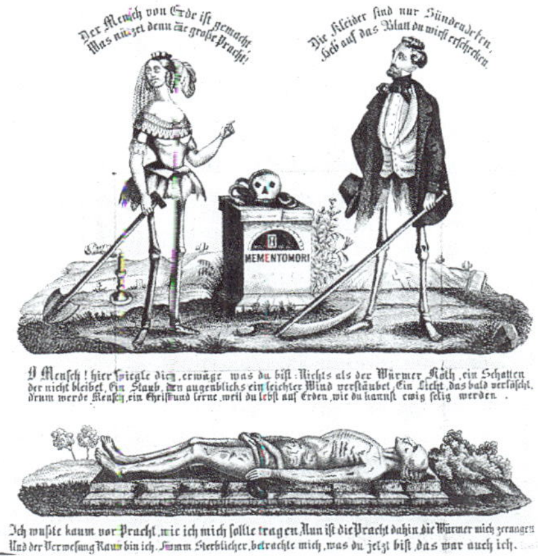

O Rückblick voller Lieblichkeit,
Einst gab es keinen Schmerz und Leid.
Ja denke Sterblicher zurück,
An jener Tage reines Glück!
Der Mensch war da bei seinem Gott
Und kannte weder Noth noch Tod.
Allein was kurz darauf geschehen
Daß könnt ihr mit Wemuth sehen.

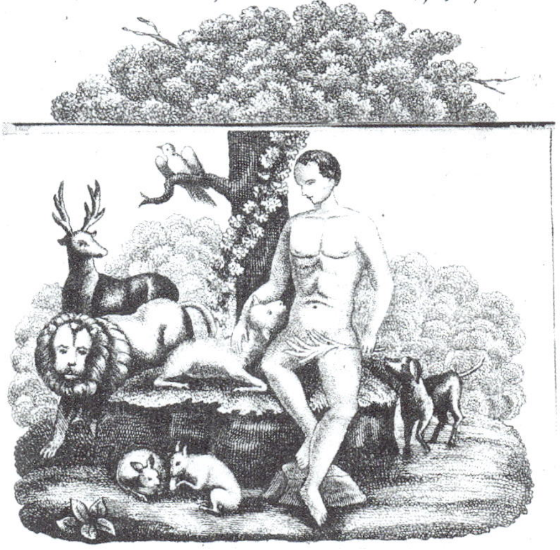

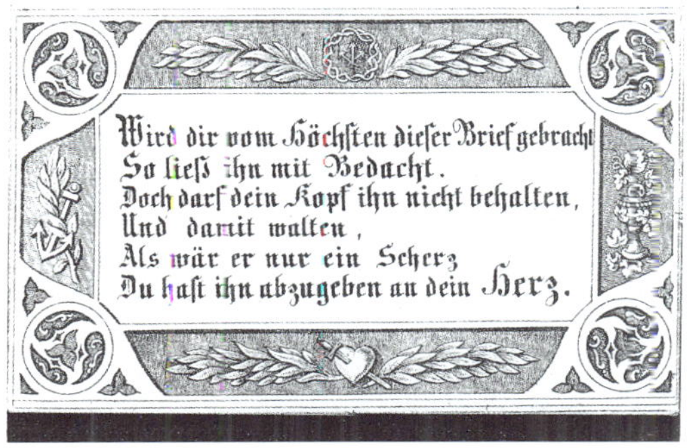
Wird dir vom Höchsten dieser Brief gebracht
So ließ ihn mit Bedacht.
Doch darf dein Kopf ihn nicht behalten,
Und damit walten,
Als wär er nur ein Scherz
Du hast ihn abzugeben an dein Herz.

Memento Mori Brief, 19. Jahrhundert – eine freundliche Erinnerung sich des Todes zu entsinnen.
Leihgabe des Diözesan-Museum Freising.

Zeit entsteht eine sehr ähnliche, aber durchaus positiv gemeinte Interpretation: der Tod als Zwillingsbruder des Schlafes im Sinne der Antike. Ausgehend von Lessings archäologischem Werk »Wie die Alten den Tod sich bildeten« (1769), werden die Vorstellungen des Todes als Knochenmann zurückgewiesen. Lessing wirft dem Christentum vor, den Tod zum Schreckensgespenst gemacht zu haben, ihn nur als Drohung zu mißbrauchen. Dem stellt er das Konzept der Antike gegenüber: der Tod als Trennung von Leib und Seele (Platon); eine Vollendung des Lebens, die nicht schreckenerregend, sondern erhaben ist. Die schönste und knappste Zusammenfassung seiner Ideen stammt von Schiller:

Klassische katholische Überzeugung und Todesromantik des 19. Jahrhunderts. Graphik, Leihgabe des Diözesan-Museum Freising.

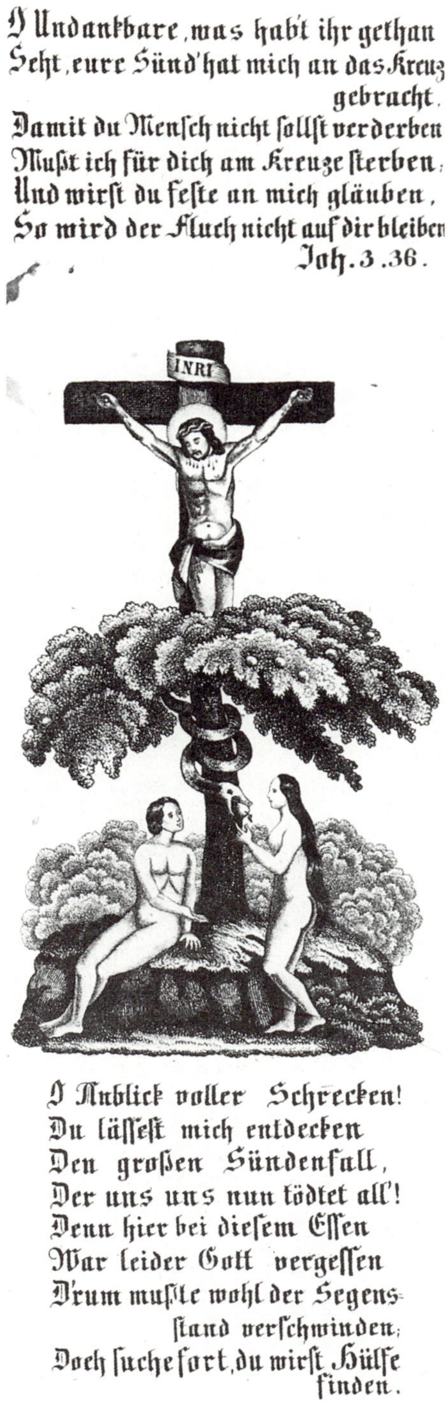
O Undankbare, was habt ihr gethan
Seht, eure Sünd' hat mich an das Kreuz gebracht.
Damit du Mensch nicht sollst verderben
Mußt ich für dich am Kreuze sterben;
Und wirst du feste an mich gläuben,
So wird der Fluch nicht auf dir bleiben
Joh. 3.36.
INRI
O Anblick voller Schrecken!
Du lässest mich entdecken
Den großen Sündenfall,
Der uns uns nun tödtet all'!
Denn hier bei diesem Essen
War leider Gott vergessen
D'rum mußte wohl der Segensstand verschwinden;
Doch suche fort, du wirst Hülfe finden.

»Damals trat kein gräßliches Gerippe
an das Bett des Sterbenden.
Ein Kuß
nahm das letzte Leben von der Lippe.
Seine Fackel senkt ein Genius.«

Die Götter Griechenlands, 1788

Bei Lessing und in seinem Gefolge bei der Romantik wird der Tod idealisiert; die scharfe Kritik Lessings am Christentum verschwindet dabei; Herder versucht beides zu verbinden: »...kein Schreckensgespenst ist also unser letzter Freund, sondern ein Endiger des Lebens, der schöne Jüngling, der die Fackel auslöscht und dem ewigen Meer Ruhe gebietet«. Der Tod als Schlaf ist kein Ende, sondern das »allererste, prophetische Geheimnis für die neuerschaffene Erde«, es gibt »kein(en) Tod in der Schöpfung, nur Verwandlung«. Der Mensch findet seinen höchsten Ausdruck, sein stärkstes Selbst erst im Tod, der damit Vollendung wird. Der Tod ist wieder Durchgang, wie er es im Mittelalter war, aber Durchgang nicht zu einem göttlichen Jenseits, sondern zu allwaltenden Naturkräften.

Die Romantik ist *eine* Vorstellung dieser Epoche; die Aufklärung mit ihrem »Lernt sterben, aber zuerst lernt leben, wie ihr sollt« eine andere. Die Wende vom 18. zum 19. Jahrhundert ist eine überschäumende Zeit neuer Ideen und Gedanken, auch in bezug auf den Tod. Naturereignis wie Durchgangsstation zur »wahren Natur«, größter Feind allen Lebens wie »genehmigtes Naturereignis«, höchste Vollendung des Menschseins ebenso wie seine Auslöschung – alles ist der Tod dieser Zeit. Seiner christlichen Funktionen oft beraubt, verschwimmt seine Gestalt, wird zum Becken für immer neues Suchen nach Sinn. Das spiegelt sich auch in der gestaltenden Kunst: er ist ebenso antiker Todesengel oder fackelsenkender Jüngling wie Knochenmann in neuentstehenden Totentänzen.

Die Friedhöfe wurden aus den Städten verlegt, ihr Charakter aber noch nicht verändert. Wohl gab es in der zweiten Hälfte des 18. Jahrhunderts Ideenwettbewerbe und Planungen, »attraktive« Friedhöfe zu schaffen; durchsetzen konnten sich diese Ideen aber nur sehr zögernd.

Vorbilder für die neuen Friedhöfe sind Parkanlagen, ganz besonders auch der »Englische Garten«. Wohlbetuchte Privatleute setzten das Beispiel; in der Regel aber nicht auf öffentlichen Friedhöfen, sondern in ihren Privatparks.
Auch hierbei greift das 18. Jahrhundert auf die Antike zurück. Die Gräber des klassischen Roms und Griechenlands sind nicht verborgen, sondern stehen an öffentlichen Ausfallstraßen, jedem sichtbar. Das 18. Jahrhundert knüpft bewußt an dieses Vorbild an; es soll eine »Landschaft« geschaffen werden, in der das Grab integriert ist. So ist es auch kein Wunder, wenn das Vorbild der Epoche, das Grab Jean-Jacques Rousseaux im Park von Ermenonville, Paris, auf einer »Elysium« genannten Insel errichet wird. Stilistische Anleihen wurden aber ebenso bei den Etruskern, Ägyptern (Pyramide), Osmanen gemacht. Grabmal und Denkmal verschwistern sich in dieser Periode; in jeden Park gehört einfach ein Gedenkplatz, möglichst mit einem echten Toten.

Die Idee, auch die Friedhöfe als Parks anzulegen, in denen sich die Lebenden in Erinnerung der Toten ergehen können, wurde nicht begeistert aufgenommen. So sehr die Architekten und Stadtplaner sich bemühten, der Parkfriedhof benötigte die ersten 30 Jahre des 19. Jahrhunderts, um sich durchzusetzen. Dabei spielte das Beispiel der Oberschicht, die zunehmend bereit war, ihre Grabmäler in öffentlichen Anlagen zu errichten, eine wichtige Rolle. Der Wandel vom Totenanger zum Friedhof war vollzogen. Erst von dieser Zeit an können wir von »Friedhöfen in unserem Sinne« sprechen.

Die Grabmäler und -steine dieser Epoche zeigen deutlich, daß sich das Interesse vom Jenseits auf das Gedenken, vom Tod auf die Toten richtete. Waren bis zum 18. Jahrhundert die Grabinschriften von christlichen Jenseitssymbolen und entsprechenden Inschriften beherrscht, werden diese nun sehr reduziert, oft auf die Form des Grabsteins und/ oder auf eine Einleitungszeile. Der Rest der Inschrift dient der Erinnerung an den Toten; neben das Kreuz treten aus der Antike abgeleitete Symbole wie Urne, Stele und Säule.

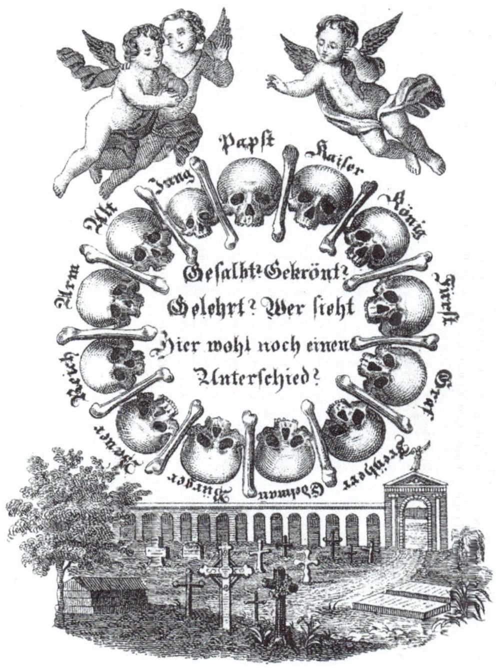
Papst
Kaiser
König
Fürst
Graf
Freiherr
Edelmann
Bürger
Bauer
Reich
Arm
Alt
Jung
Gesalbt? Gekrönt?
Gelehrt? Wer sieht
Hier wohl noch einen
Unterschied?
Im Todten-Reich sind alle gleich.
Lith. Anstalt von J. Kravogl in Innsbruck.

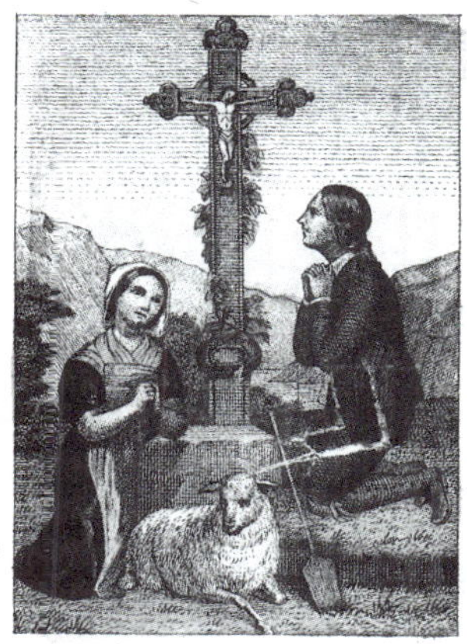
Betende Kinder am Grabe der Eltern.
We pray o Lord four our good parents. Nous vous prions o mon Dieu pour nous nos bons parents.

Schädelkreis und Sentimentalität des 19. Jahrhunderts.
Der Schädelkreis zeigt im Hintergrund den »neuen Friedhof«.
Leihgabe des Diözesan-Museum Freising.

Der Friedhof als Park, als Spazierfläche für die Lebenden. Das Ideal des ausgehenden 18. und beginnenden 19. Jahrhunderts. Ein typisches Beispiel ist der Riensberger Friedhof in Bremen.

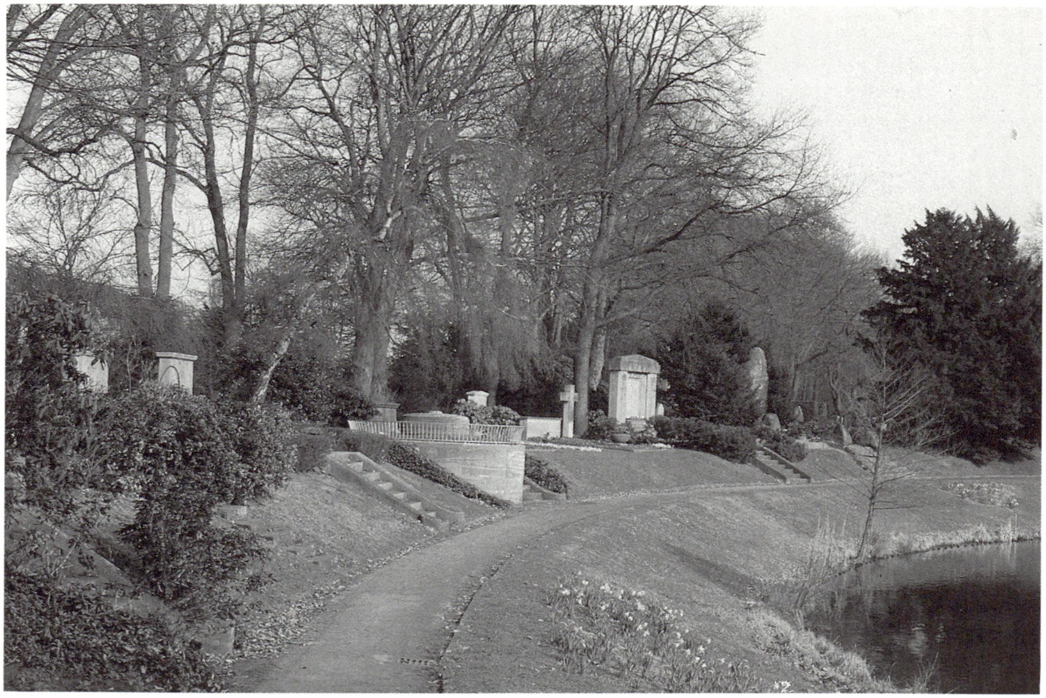

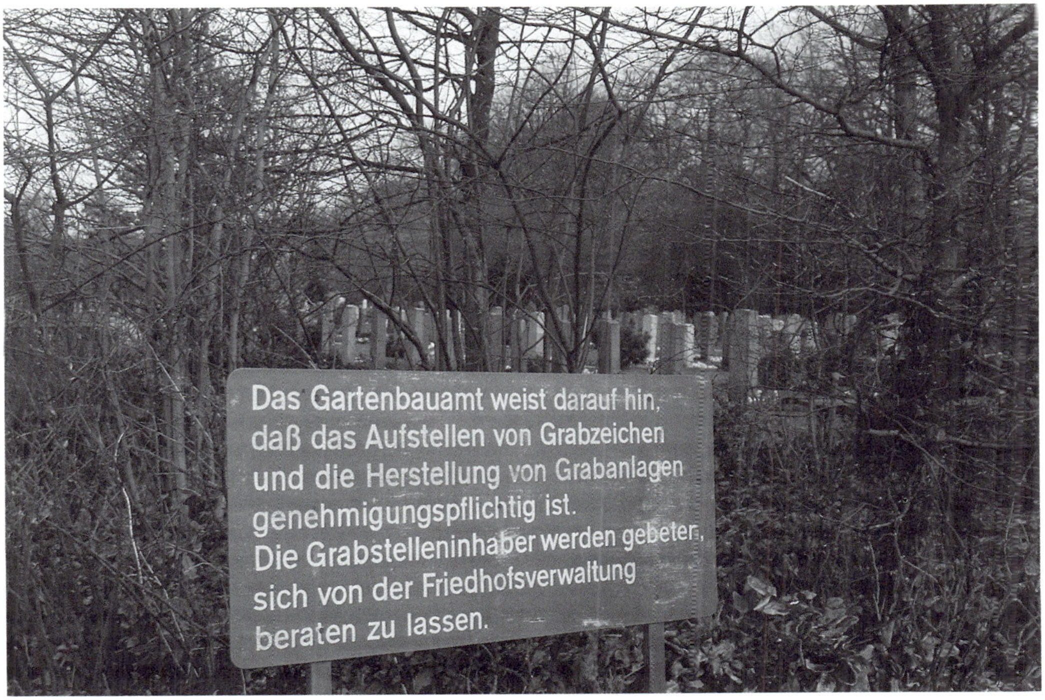
Das Gartenbauamt weist darauf hin,
daß das Aufstellen von Grabzeichen
und die Herstellung von Grabanlagen
genehmigungspflichtig ist.
Die Grabstelleninhaber werden gebeten,
sich von der Friedhofsverwaltung
beraten zu lassen.

Der Friedhof als Gedenkplatz der »Pflege der Verstorbenen« hat sich durchgesetzt. Die sehr knappen, oft nur bei 5 Jahren liegenden Bestattungszeiten mußten im 19. Jahrhundert revidiert werden. Einerseits aus hygienischen Gründen (viele Böden erfordern eine längere Periode), andererseits auf Wunsch der Hinterbliebenen. Das Erbgrab, dessen Ursprünge in der Begräbniskapelle adliger Familien in Kirchen liegen, setzt sich auf den Friedhöfen durch und wird vom Bürgertum übernommen. Die immer langfristigere Belegung der Gräber und das sprunghafte Anwachsen der Städte erzwang die Ausdehnung der Flächen; alle Städte in Deutschland haben während des 19. Jahrhunderts zunächst die Fläche ihrer Friedhöfe mehrfach vergrößern müssen und schließlich neue Friedhöfe angelegt.
Dieses Erbe ist auf uns überkommen; in gewandelter Form. Keine Gemeinde, keine Kommune könnte heute noch versuchen, »Gartenfriedhöfe« dieser Art anzulegen oder zu unterhalten. Der Platzbedarf wäre immens. Unsere Friedhöfe wurden zu Gräberfeldern.

Vielleicht war das 19. Jahrhundert zu erfolgreich, fand das Konzept des »Erinnerungsparks« einen solchen Anklang, daß es in eine Zeit größerer Demokratie – in der auch der Ärmere ein Anrecht auf lange Liegezeiten hat! – nicht mehr übertragbar ist? Wir gehen noch heute gerne über *alte* Friedhöfe, individuell in ihrer Gestaltung sie selber ebenso gut wie die Gräber. Aber die neuen Areale meiden wir – als Produkt einer modernen, reglementierten und standardisierten Massenversorgung? Die Diskussion um den »Raumbedarf« von Lebenden und Toten ist neu entbrannt, die Frage nach den »Nebenfunktionen« der Friedhöfe für die Lebenden. Sind wohlausgerichtete und standardisierte Grabreihen wirklich geeignet, »Erholungsareal« in Großstädten zu sein?
Das 19. Jahrhundert hat eine neue Form der »Trauerarbeit« geschaffen, hat uns damit die Toten in neuer Form nahe gebracht. Zerstört die Organisationslust des 20. Jahrhunderts dies wieder? Sind uns auch deshalb die Toten wieder entglitten, getrennt von uns durch einen funktionsentleerten Tod?

Ezzelino von Wedel

Bestatter

Ein bemerkenswerter Berufsstand. Seine Vertreter kleiden sich wie Hotelkellner. Man hat nur selten mit ihnen zu tun. Trotzdem verdienen sie in der Regel nicht schlecht. Über ihren Beruf kursieren teils makabre, teils bösartige, teils zutreffende Gerüchte. Sie selber scheuen die Öffentlichkeit und lassen sich nicht gern in die Karten schauen. Ihre Tätigkeit beginnt, wenn der Arzt den Totenschein ausgestellt hat, um die sterbliche Hülle in ihre Hände zu übergeben. Ihre bürgerliche Berufsbezeichnung: Beerdigungsunternehmer.

In der Bundesrepublik Deutschland sterben jährlich etwa 720000 Menschen. Ungefähr 3500 Beerdigungsunternehmen stehen bereit, sich der Verstorbenen und ihrer Hinterbliebenen anzunehmen. Von diesen 3500 sind etwa 2200 zusammengeschlossen im Bundesverband des deutschen Bestattungsgewerbes. Der Verband hat seinen Sitz in Düsseldorf. Er gibt eine monatliche Fachzeitschrift heraus. Der Verband hat für die restlichen Beerdigungsunternehmer den Namen »Auch-Bestatter« geprägt. Viele dieser Auch-Bestatter betreiben ihr Gewerbe nebenberuflich. Es gibt Hausmakler, die nebenher noch ein kleines Beerdigungsunternehmen leiten – eine seltsame, aber einträgliche Kombination.

Der Branche ist eine unaufdringliche Werbung geradezu aufgezwungen. Hinter den Ladenschaufenstern liegen nichtssagende Gegenstände. Die Leichenwagen fallen durch ein unauffälliges Grau oder Schwarz auf. Manche Bestatter werben unter der Erde, in den U-Bahnstationen. Ungewollt symbolträchtig sind ebenfalls die Anzeigen unter öffentlich aufgestellten Uhren, als sollte der Betrachter mitbedenken, daß seine Lebenszeit verrinnt.

Wer Beerdigungsunternehmer werden will, braucht dazu keine Konzession. Jeder volljährige Bürger, sofern er nicht vorbestraft ist, kann von heute auf morgen ein entsprechendes Schild an seine Tür hängen. Auch nach einer Ausbildung wird nicht gefragt. Über zwei Dinge muß er allerdings verfügen. Einmal über einen Leichenwagen. Und außerdem benötigt der Unternehmer einen ausreichenden Vorrat an Särgen, Urnen und Totenwäsche.

Es gibt wahrscheinlich keinen anderen Berufsstand, dessen Wohlergehen in einem solchen Maß von einem fleckenlosen Image abhängt. Denn die öffentliche Meinung reagiert stets mit energischer Empörung, sobald ein Bestatter ein ungebührliches Maß an Geschäftstüchtigkeit an den Tag legt. Der schmerzliche Ausdruck, den Bestatter im Gesicht zu tragen pflegen, rührt vielleicht daher, daß sie sich chronisch mißverstanden und verkannt fühlen.

Das 19. Jahrhundert ist die Geburtsstunde des Beerdigungsunternehmers, wie wir ihn heute kennen. Tischler, die nebenher Särge zimmerten, weiteten ihre Tätigkeit aus und begannen, sich um das Drumherum einer Beerdigung zu kümmern. Im Norden der Bundesrepublik ist diese Entwicklung schneller vorangegangen als im Süden, in der Stadt schneller als auf dem Land. Die Herkunft aus dem vorigen Jahrhundert tragen die Übernehmer, wie sie sich manchmal selbst bezeichnen, heute noch am Leib: Auf dem Kopf oder in der Hand der Zylinder, der restliche Körper eingekleidet in eine schwarze Uniform, wie Hotelkellner sie zu tragen pflegen. Die Ähnlichkeit ist nicht zufällig. Auch der Kellner stammt aus dem vorigen Jahrhundert, und beide Berufe sind Dienstleistungsberufe, deren Aufgabe es ist, sich elementaren Verhaltensweisen des menschlichen Körpers zu widmen – dem Hunger und dem Tod.

Ansonsten merkt man den heutigen Unternehmern nichts Veraltetes an. Im Gegenteil. Verglichen mit der früheren, arbeitsteiligen Bewältigung eines Todesfalles sind sie heute – zumindest in den Städten – zuständig für alles, was sich zwischen dem Ableben und der Bestattung eines Menschen abspielt. Wo sie selber nicht auftreten – etwa während der Trauerfeier – organisieren sie einen Redner und die Musik. So haben sie es geschafft, innerhalb eines knappen Jahrhunderts ein Monopol zu erringen, dessen Existenz im allgemeinen Bewußtsein offensichtlich kaum registriert wird. Sie sind es, die das Angebot an möglichen Trauerfeiern regulieren. Sie bieten die jeweilige Dekoration an, den Sarg, die Musiker. Sie schlagen die passenden Worte für die Traueranzeige vor. Sie bestimmen, in Absprache mit der Friedhofsverwaltung, über den Beerdigungstermin. Auch die Geistlichen haben sich nach ihrem Terminkalender zu richten. Nicht umsonst verstehen sie sich als Gewerbe. Geschmack, Feinfühligkeit, Geschäftssinn und eine bei alledem robuste Psyche gehen hier eine merkwürdige, manchmal anstößige, manchmal unheimliche, bisweilen auch bewunderungswürdige Mischung ein.

In einem Arbeitspapier des Bundesverbandes finden sich lange Ausführungen zur fachlichen Qualifikation. So wird von einem honorigen Bestatter verlangt: »Der Nachweis eines angemessenen Lagerbestandes an Särgen, Sargausstattungen, Leichenwäsche sowie Aufbahrungsgeräte. Als angemessener Lagerbestand gilt in Städten bis zu 10000 Einwohnern jeweils zehn Stück Särge, Sargausstattungen und Leichenwäsche. In Städten über 10000 Einwohner: jeweils 15 Stück.« Bestimmte Wettbewerbshandlungen haben als verboten zu gelten. Verboten ist »...jede Reklame in und an den Gebäuden von Krankenhäusern, Sanatorien, Heil- und Pflegeanstalten; jede Reklame auf Straßen und Plätzen vor Gebäuden, in denen Dienststellen sich befinden, die zur Abwicklung von Formalitäten in Anspruch genommen werden müssen wie z.B. Standesämter, Polizeireviere, Krankenhäuser usw. in einem Umkreis von 100 Metern.« Verboten oder besser gesagt verpönt sind desweiteren unaufgeforderte Besuche in Sterbehäusern, die bezahlte Anheuerung von Mittelspersonen, im Fachjargon auch Schlepper oder Anreißer genannt, die potentielle Kunden auf der Straße, in Altersheimen oder in anderen geschäftsträchtigen Gegenden ansprechen.

Sterben ist teurer als Geborenwerden. Wer Wert auf eine gut ausgestattete Trauerfeier legt, muß dafür mindestens dreitausend Mark ausgeben. Dazu kommt nocheinmal fast dieselbe Summe für die Grabstelle, den Grabstein und für Verwaltungsgebühren. Wieviel von alledem für den Unternehmer als Reinertrag übrigbleibt, ist allerdings eine interessante Frage. Aber nicht jeder Bestatter spricht gern darüber. Soviel jedenfalls ist bekannt: Ein mittlerer Unternehmer mit zwei Angestellten kann ohne weiteres einen Jahresumsatz von 750000 Mark erzielen. Davon müssen freilich Steuern und allerlei Gebühren abgezogen werden. Dennoch bleibt ein Betrag übrig, der sich sehen lassen kann. Spitzenunternehmer sind in weitaus höheren Regionen angesiedelt. Ihr Jahresumsatz beträgt mehrere Millionen. Es wäre freilich ein Trugschluß zu meinen, die Höhe des Einkommens ließe auf eine entsprechende Begabung zur Halsabschneiderei schließen. Ohne ein Mindestmaß an Berufsethos, an innerer Beteiligung und Hilfsbereitschaft kann man in dem Gewerbe nichts Nennenswertes erreichen.

Wenn man einmal davon ausgeht, daß die Mehrzahl der Bestatter ihren Dienstleistungsberuf korrekt ausführt, so sticht ins Auge, daß sie mit ihrer Arbeit bislang das schlechte Image der Branche nicht verbessern konnte.

Was ist der Grund dafür, daß das Bestattungsgewerbe Mißverständnisse und Vorurteile hervorruft, als hätten seine Vertreter genau dies im Sinn? Stimmt die Werbung nicht? Weiß man zu wenig über den Beruf, über das Privatleben des einzelnen Unternehmers? Werden alle Ängste vor dem Tod auf ihn projiziert? Eins ist sicher: Beerdigungsunternehmer haben soziale Minderwertigkeitskomplexe. Die Fachzeitschrift für das Deutsche Bestattungsgewerbe hat es so formuliert: »Ganz im Gegenteil ist zu beklagen, daß die Branche mit Imageproblemen zu kämpfen hat, die andere Berufsbilder in dieser Form nicht kennen und die dem Bestattungsgewerbe zum Leidwesen der Berufsangehörigen ein nur geringes Sozialprestige bescheren. Mit anderen Worten: Die Wertschätzung durch die breite Öffentlichkeit sowohl des einzelnen Bestatters als auch seines Gewerbes insgesamt läßt zu wünschen übrig.«

Aber warum Minderwertigkeitskomplexe? Dafür gibt es eine einleuchtende Erklärung – es hat etwas damit zu tun, daß und vor allem wie der Unternehmer mit dem Leichnam umgeht. Vergleicht man die Funktion des Unternehmers mit der des Arztes oder des Geistlichen, den beiden anderen »Krisenagenten des Todes«, wird die nachteilige, geradezu dunkle Rolle des Bestatters sichtbar. Der Arzt, der Gott in Weiß. Er verkörpert den Kämpfer, der das Leben vor dem Tod zu retten versucht. Er ist der Held, der auf der Seite des Lebens steht. Niederlagen sind mit einbegriffen. Seine Rolle als Lebensbejaher wird dadurch nicht in Frage gestellt.
Der Geistliche vertritt ebenfalls das Lebensprinzip, wenn auch in einem anderen Sinn. Er spricht vom ewigen Wert des Verstorbenen, von seinem unvergänglichen Leben in einer neuen Schöpfung, in der der Tod endgültig besiegt sein wird. Zwischen diesen beiden lebensbejahenden Krisenagenten steht der Bestatter als einer, der sich nur mit dem Tod abzugeben hat. Auf Hochzeiten hat er, anders als der Geistliche, nichts zu suchen. Bei einer Geburt wird er, anders als der Arzt, nicht willkommen sein. Das Tote ist sein Revier. Er agiert gleichsam in der Unterwelt. Er steigt in die Kühlräume der Leichenhallen hinab, um die eisigen Leichname einzusargen. Er berührt tote Körper, aus denen jegliches Leben, jegliche Wärme entschwunden ist. Er ist zuständig für die Beseitigung eines Leichnams, von dem sich die Liebe der Angehörigen noch nicht abgelöst hat. Seit jeher galt die Berührung von Leichnamen als Tabu, als Verunreinigung.

Das alles könnte man ihm ja noch vergeben, wenn nicht etwas anderes hinzukäme – das Geld. Denn genauso, wie alles Tote eine Tabuzone darstellt, haftet dem Geld, zumindest im Unbewußten, etwas Schmutziges an. Da ist eine unerquickliche Vermischung von Tod und Geld, von Leichnam und Schmutz.

In dieser Zone gibt es nichts Helles. Das Licht ist nicht das Element des Bestatters. Eher das Dunkle: das Grab, der Sarg, die Kapelle. Das sind alles Behälter, in denen etwas eingeschlossen und vom Leben ausgeschlossen, zuletzt für immer beseitigt wird.

Folgerichtig scheint es da zu sein, daß auch der Berufsstand selbst in ein grabähnliches Dunkel gehüllt ist, um das sich morbide Gerüchte ranken, die durch keine Aufklärungskampagne aus der Welt zu schaffen sind. Über dem Gewerbe liegt etwas Zwielichtiges und Anstößiges, als gäbe es etwas zu verheimlichen. Aber dieser dunkle Schatten liegt nicht nur auf dem Gewerbe des Bestattungsunternehmens. Er legt sich über jeden Gedanken, der sich dem Tod zu nähern versucht. Es ist unsere Angst vor dem Tod und den Toten, die sich aggressiv am Bestatter austobt.

Klaus H. Meyer-Heder

Der Bestatter – Dienstleister mit fachlicher Kompetenz und schlechtem Image?

»Ich dachte, Sie hätten einen anständigen Beruf gewählt«, sagte vor wenigen Wochen eine Frau zu einem Bestatter, den sie in seiner helfenden Funktion auf dem Friedhof erlebt hatte.
Der Bestatter – auf der untersten Stufe der Image-Leiter? Seine Dienstleistung nimmt man selbstverständlich in Anspruch, ihn selbst aber mag man nicht.
Wie prägt der ständige Umgang mit dem Tod einen Menschen? – Die Beantwortung dieser Frage hängt wohl eng mit der Frage zusammen: Wie gehen die Menschen, die die Dienstleistung des Bestatters beanspruchen, selbst mit dem Tod um?
In den unterschiedlichen Kulturen haben sich immer, bedingt durch die Religion und das vorherrschende Lebensgefühl, jeweils besondere Formen der Bestattung und der Totenehrung entwickelt. Der Umgang mit den Toten ist, wie auch die Ausstellung im Übersee-Museum zeigt, ein Spiegelbild der Gesellschaft. Hat der neuzeitliche Bestatter einen kulturgeschichtlichen »Stellenwert«?

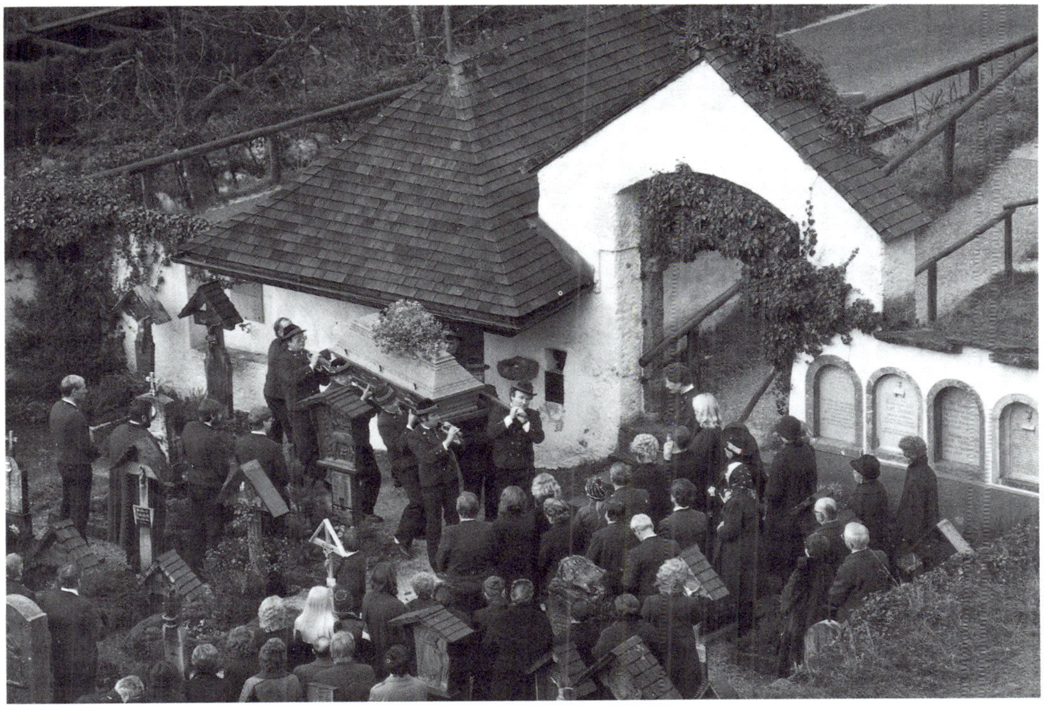

Das Ideal der Bestattung? Das ganze Dorf nimmt teil, die Hinterbliebenen sind in die Gemeinschaft der Lebenden integriert. Aber wie sollte das in den Städten gehen?

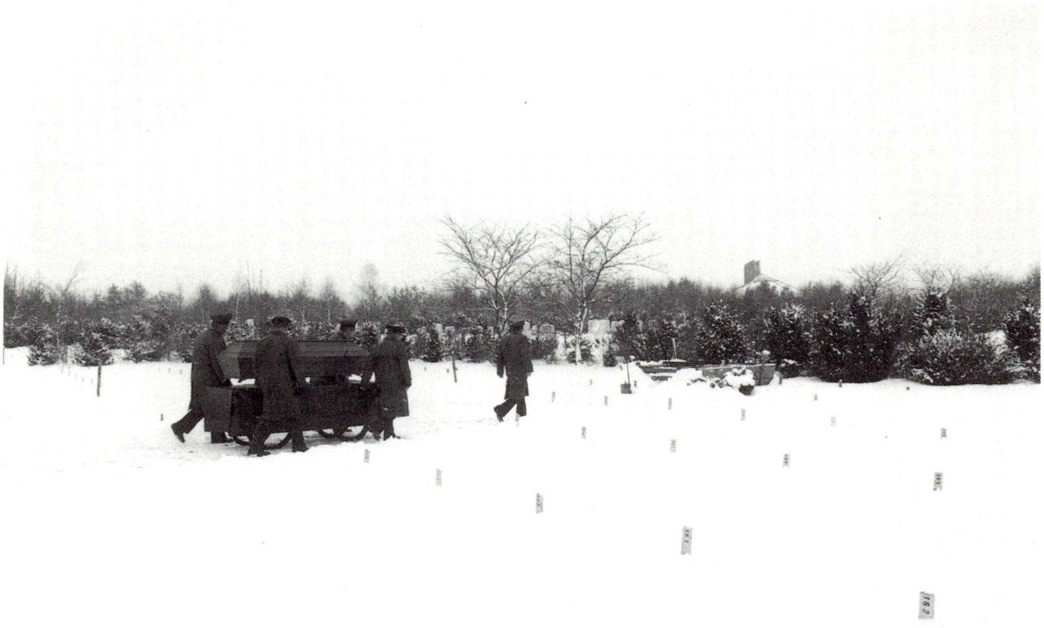

Das Ende eines Einsamen – zu häufig die Realität in der Stadt.

Dabei ist das Verhältnis der Menschen zu Tod und Sterben einem ständigen Wechsel unterworfen. Heute ist nach einer langen Phase der Verdrängung die Tendenz gewachsen, sich stärker mit dem eigenen Leben und dem eigenen Sterben auseinanderzusetzen. Die ständig steigende Auflage sogenannter »Sterbeliteratur« und thanatologischer Veröffentlichungen künden davon.

In noch ganz anderer Weise wirft der eingetretene Todesfall in der persönlichen Betroffenheit für die Angehörigen Fragen und Probleme auf, die heute nicht ohne fremde Hilfe bewältigt werden können. Aufgaben, die früher von der Familie, den Verwandten, der Nachbarschaft und von der Kirche wahrgenommen wurden, erfordern heute, nicht zuletzt wegen der umfangreichen Vorschriften, entsprechendes Fachwissen. An die Stelle früher selbstverständlicher Traditionen, den Tod zu begehen, die Bestattung als die eigene Angelegenheit zu vollziehen, der Trauer Raum zu geben, ist heute die spezifische Dienstleistung des Bestatters getreten.

Kein Wunder also, daß sich das Berufsbild des Bestatters zunehmend verändern mußte, um den neuen gesellschaftlichen Erfordernissen gerecht werden zu können.

Im Laufe des vergangenen Jahrhunderts entstand aus dem Handwerk der Tischler, die die Wiege, die Möbel und den Sarg bauten, der Fuhrleute, die Menschen, Waren, Güter und Tote transportierten, der Gärtner, die Blumen für die Taufe, Konfirmation, Hochzeit und das Begräbnis stellten, eine neue Tätigkeit, die in ganz anderer Weise als bisher ein hohes Maß an Sensibilität für die Bedürfnisse der Ratsuchenden abverlangt.
Hier geht es um mehr als nur um die fachgerechte »Abwicklung einer Bestattung«, es geht zunehmend auch um ein Stück sozialer Trauerarbeit.
Die soziale Funktion des Bestatters wird vor allem in den Beratungsgesprächen wahrgenommen, die zugleich das Verkaufsgespräch einer Bestattung zum Inhalt haben.
Der Bestatter leistet hier oft genug Lebenshilfe, indem er als erster Ansprechpartner

durch geduldiges Zuhören für die Angehörigen die notwendige Trauerarbeit einleitet.

Daneben müssen zugleich teils nüchterne Notwendigkeiten, wie die Organisation der Beisetzung, die Koordinierung von Terminen mit dem Friedhof, den Angehörigen, dem Geistlichen, das Bewältigen des gesamten »Papierkrieges« mit den Behörden, den Versicherungen und den Krankenkassen erledigt werden. Hinzu kommen Lieferungen bzw. Tätigkeiten handwerklichen Charakters, wie die Bereitstellung des Sarges und eventuell der Urne, das Einkleiden, Aufbahren des Toten, der Blumenschmuck, die Dekorationen und die Fahrdienste. Die Bestatter sorgen für die Traueranzeigen in den Zeitungen, für Trauerbriefe und Danksagungen. Nicht selten organisieren sie auch noch das Familientreffen nach der Trauerfeier.

All diese Tätigkeiten müssen Tag für Tag und in der Nacht, an Sonn- und Feiertagen geleistet werden. Der Tod und die Trauer kennen keine Fünf-Tage-Woche, haben kein freies Wochenende.

Für diese Aufgaben hat der Bestatter qualifizierte Mitarbeiter zu schulen, die er zur Sensibilität ihres Dienstes motiviert, deren Anerkennung aus dem optimalen Bestattungsvollzug resultiert.

Daneben hält er einen gut organisierten Bürobetrieb sowie einen umfangreichen Fahrzeugpark bereit, um die beschriebenen organisatorischen Aufgaben kompetent und zu einem unaufschiebbaren Termin hin ausführen zu können.

Die Angehörigen nehmen zu den meisten Fällen das umfassende Service-Angebot eines modernen Bestattungsinstituts in Anspruch, das heißt, eine Dienstleistung, die unter den Umständen des Todes zwangsläufig Einblick in die Familienverhältnisse vermittelt. Sie wird nur auf der Basis absoluten Vertrauens erbracht werden können.

Ist das vielbeschworene »Geschäft mit dem Tod« Wahrheit oder Vorurteil? In den Medien

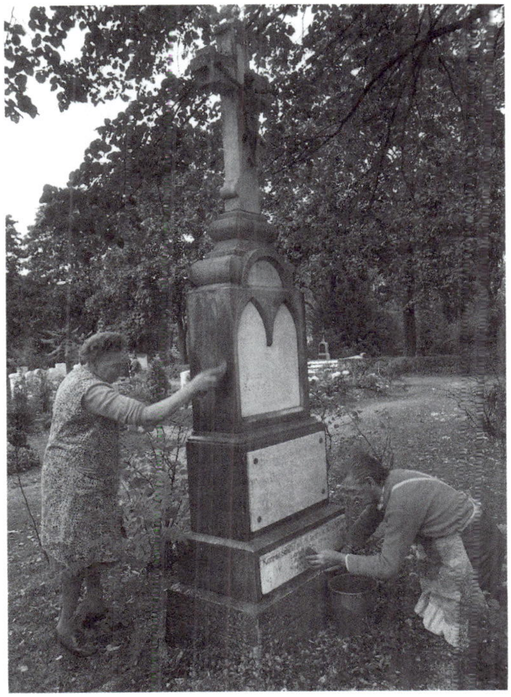

Die letzte Ruhe
Das Familiengrab. Die hier putzen, wissen sich in der Tradition der Generationenfolge. Einst werden sie hier ruhen, wird für das Grab von ihren Nachfahren gesorgt werden?

und manchen Diskussionen wird diese Frage immer wieder gestellt. Dabei drängt sich der Verdacht auf, daß die momentane Hilflosigkeit der Angehörigen ausgenutzt werden kann, um eine möglichst »teure Beerdigung« zu verkaufen.

Die Menschen, die die Hilfe eines Bestatters in Anspruch nehmen, befinden sich in einem gefühlsmäßigen Ausnahmezustand. Wer jedoch meint, hier mit dem Leid der Angehörigen leicht und schnell Geld verdienen zu können, dem wird bald niemand mehr Vertrauen schenken. Das schamlose Ausnutzen von Trauer spricht sich herum. Zufriedene Kunden wird es nur geben, wenn der Bestatter es verstanden hat, einen angemessenen Rahmen für die Bestattung zu schaffen, der auch dann noch standhält, wenn die ersten Emotionen verklungen sind und eine nüchterne Betrachtungsweise einsetzt.

Kommt den Bestattern nicht zugute, daß es viele Menschen immer noch für pietätlos halten, bei Ausrichtung einer Beerdigung auf die

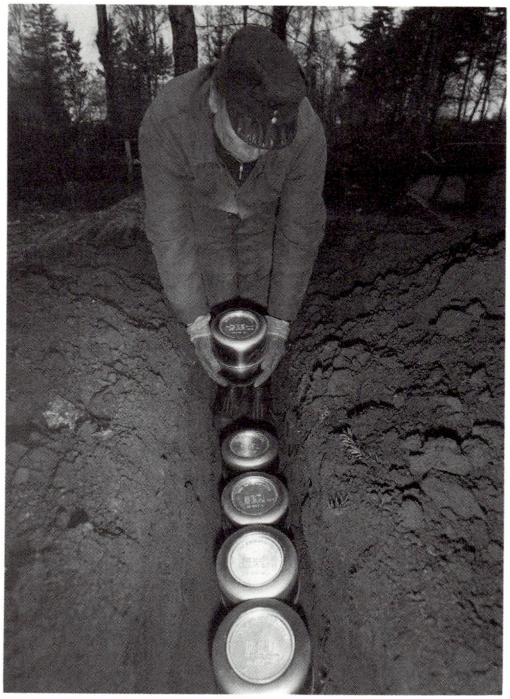

Anonyme Bestattung. Ein neuer, platzsparender Weg? Werden die Hinterbliebenen damit fertig?

Preise zu schauen? Für diesen Fall ist es bei dem Gespräch mit den Angehörigen um so wichtiger und notwendiger, einen Gesamtkostenrahmen abzustecken, der sich nach der Beerdigung exakt in der Endrechnung wiederfindet. Daraus läßt sich sehr leicht erkennen, daß ein großer Teil der Gesamtkostenrechnung, nämlich bis zu 60%, durch die Gebühren der Ämter, Friedhofsverwaltungen, Zeitungen, Druckereien, Musiker etc. entstehen, die von Bestattungsinstituten lediglich verauslagt werden. Auf die Höhe dieser Fremdleistung hat der Bestatter überhaupt keinen Einfluß.

Für das Dienstleistungsangebot »Bestattung« stellt der Bestatter für seine eigenen Leistungen lediglich ca. 40% des Rechnungsendbetrages in Rechnung, ein Betrag, der ihm bei dem beschriebenen Umfang seiner Dienstleistung zugebilligt werden muß.

Eine größere persönliche Sicherheit in den Bestattungsfragen durch rechtzeitige Information zu geben, ist ein weiteres Anliegen des Bestatters. Die Zahl der Menschen aller Altersgruppen, die sich in der Eigenvorsorge oder in der Vorsorge für ihre Familie um eine umfassende Regelung aller Maßnahmen im voraus bemühen, wächst. Das Tabu, das dieses Thema umgibt, scheint schwächer zu werden. Der Bestatter zeigt in einem vorsorgenden Beratungsgespräch alle Wege auf, die zur Sicherung der persönlichen Wünsche und der rechtlichen Voraussetzungen hierfür möglich und notwendig sind.

Den Leidtragenden zur Seite zu stehen, wenn qualifizierte Hilfe besonders wichtig ist, den letzten Weg der Verstorbenen würdig und angemessen zu gestalten, ist das Ziel der Bemühungen und macht das Selbstverständnis des Bestatters aus. Dabei wird der kompetente Bestatter dafür offen sein, seine Dienstleistung in der Arbeit und im Stil ständig neu in Frage zu stellen, wenn die Kritik berechtigt ist.

Unqualifizierte Angriffe in der Öffentlichkeit müssen oft in die Rubrik, »der Bestatter wird geschlagen, aber der Tod ist gemeint«, eingeordnet werden. Der Tod erscheint manchem Menschen oft so grausam und unverständlich, daß er nur ertragen werden kann, wenn man diejenigen, die mit ihm ständig umgehen, lächerlich zu machen versucht. Viele Karikaturen des Bestatters in der Literatur und in Filmen geben Zeugnis darüber.

Unter diesem psychischen Druck, der aus der unbewältigten Ambivalenz von Trauer und Zorn der vom Tode Betroffenen kommt, müssen Bestatter leben:
Man braucht sie, aber man will sie eigentlich nicht! Doch es gibt auch genug Erweise der Dankbarkeit seitens der Angehörigen, die unqualifizierte Äußerungen vergessen lassen und den Bestatter mit seiner schwierigen Arbeit aussöhnen.

Klaus H. Meyer-Heder ist Vorsitzender des Landesverbandes Bremen im Bundesverband des Deutschen Bestattungsgewerbes e.V.

Lutz Mackensen

...und der Tod ändert sich

Der Wandel in den Gedichten des 1. Weltkriegs nach der Erinnerung eines Fünfundachtzigjährigen

»Tod«. Wir kannten das Wort. Die Großmutter war gestorben, und der Vater, der gemessene, regelgetreue, hatte geweint, ganz ohne Hemmung und Fassung.
Davon wurde nicht gesprochen; man wußte auch gut, daß es besser war, nicht schlechthin und geradeweg vom »Sterben« zu reden, sondern zartere Wörter zu gebrauchen: Großmutter war »eingeschlafen«, ein alltäglicher, eigentlich erquickender Vorgang, oder sie war »hinübergegangen« – wohin, wohin?

Wir fragten nicht, wir merkten es auch nicht, daß die Bilder sich ausschlossen: Der Tod ein Schlaf? Ein Führer in fremde Länder? Oder etwa ein Schnitter, der »heut sein Messer wetzt« (»es schneid't schon viel besser«): wie läßt sich denn schlafen, wenn »geschnitten« wird?

Das kümmerte uns damals nicht, in den Augusttagen des heißen vierzehner Sommers. Wir Pubertären jenes Jahres standen auf dem Berliner Schloßplatz und schrien uns die Kehlen wund, weil wir »unseren Kaiser sehen« wollten; wir marschierten auch stundenlang neben den »ausrückenden« Soldaten, diesen endlosen Kompanien, Bataillonen, Regimentern, und immer die Musik dabei (»voran der Schellenträger«), und daneben die Frauen und Mädchen, lachend mit weinenden Augen; die hatten ihren Liebsten, ihren Männern Blumen in die Gewehrläufe gesteckt und wußten doch, daß die Nelken und Rosen dort nicht bleiben durften. Wußten sie's?

Es war ein Rausch; er dauerte wochenlang. Zwar sprach sich herum, daß an der Ziegelmauer ums Generalkommando Listen angeschlagen wurden, häßliche schwarzbedruckte Bänder, eng voller Namen: die Verwundeten, die Vermißten, die Gefallenen. Da standen wieder Frauen, auch ältere Männer, manchmal Kinder, und suchten, suchten mit heißen Augen und fürchteten sich zu finden. Man ging wohl auch selbst dorthin, blickte auf die Grüppchen, die Schlangen, und sah weg und schlich beiseite. Das alles mußte wohl sein, diese Listen, diese schwarzen Menschenballen, auch die sich mehrenden dick

Der Brief des Grenadiers

von Rudolf Presber

Mich traf die Kugel, Mutter.
s'ist nicht schlimm.
Sie hatten Bomben aus dem Fort geschmissen.
Wir stürmten vor. Mich hat vielleicht der Grim
zu unvorsichtig an den Feind gerissen.
Die andern lagen schon Ich stand und lief.
Granaten platzten. Was der Hauptmann rief,
drang an mein Ohr nicht mehr. Ich sah, wie kurz
ein Graben mich noch trennte von den Verhauen,
sah rote Hosen und den Frack, den blauen,
und stürmte mit Hurrah.
Ein Ruck, ein Sturz –
Du mußt nicht glauben, daß das wehe tut:
man greift zur Stirn – und hat die Hand voll Blut,
taumelt und krampft die Finger ins Gewehr,

knickt in die Knie und schwankt –
und weiß nichts mehr.

Hier hab ichs gut. Ich lieg im Lazarett.
So sauber, wie zu Haus bei Dir mein
Bett.
Und eine Schwester pflegt mich all die
Tage.
Sie (leise nur, sie will's nicht, daß ichs
sage!)
ist eine Gräfin. Still und ohne Lohn
umhegt und pflegt sie Deinen Sohn
und weiß doch, daß er ärmlich und
gering
im Lenz noch säend hinterm Pfluge
ging.
Sie rückt behutsam Kissen mir zurecht,
erneut der Binden kühlendes Geflecht

*

und hat so schöne weiche Hände,
und sie besorgt auch diesen letzten
Brief.

Den letzten, Mutter: wiss es und sei
stark!
Nun seh ich hinter Hügeln in der Mark
im Lindenschatten unser kleines Haus.
Der Abend kringelt um die Sonnen-
blumen.
Über die Straße sehn die beiden
Muhmen
verschlafen nach verflognen Hühnern
aus.
Die bunte Kuh brüllt wohlig aus dem
Stalle.
Der Nero kläfft auf einer Räderspur.
Wars Peters Stute, die vorüberfuhr?
Grüß mir das Vieh. Und auch die
Blumen. Alle.

*

Heut nacht (der Himmel war von
Sternen voll),
heut nacht sah ich ganz nah den
Gottesgarten.
Des Vaters Grab...
Der kleinen Lene Hügel dicht dabei,
ganz voller Primeln noch, als wär es
Mai,
und habs gespürt: Vater und Schwester
warten.
Grüß ihre Gräber, Mutter! Sag: der Weg
war mir zu weit. Ich leg
mein Haupt hier friedlich an des
Reiches Grenzen,
wie's mir die Schlacht, der Sieg in
Ehren gab,
und weiß es wohl: in einem fernen
Lenze
schmückt wandernd mir ein Lands-
mann wohl das Grab
und singt, den Ranzen wieder aufge-
laden,
im Weitergehen: »Ich hatt' ein'
Kamerad!«

umrandeten Anzeigen in der Zeitung – man sprach besser nicht davon, wie man den Tod lieber nicht beim Namen nannte. Da klangen auch Verse auf, nicht nur die alten, wohlbekannten mit ihrem »Morgenrot« und den anderen wehmütigen Andeutungen, die schließlich doch dabei blieben, daß es eine »Reiterlust« sei, »am frühen Tag zu sterben«.

»Kein schöner Tod ist auf der Welt«. Der *schöne* Tod, das wars, woran wir glauben wollten. Das hatten wir in der Schule gelernt (»Dulce et decorum«: schön und ehrenvoll); das hatte seine Richtigkeit. Und das behaupteten auch die Verse, die aus jenen Tagen selbst tönten:
Selbst jene, die »schweigend« davon gezogen waren, frei von jenem Rausch, »auf den Lippen nicht, aber im Herzen das Wort Deutschland«, selbst jene murmelten es hinter zusammengebissenen Zähnen: »Deutschland muß leben, und wenn wir sterben müssen!«
Was galt auch, bei der Größe der Aufgabe, der einzelne?

»Viele hunderttausend traben in Österreichs Reiterei«. Da tats nicht not, daß die Liebste sich »die Äuglein tot weinte«, sie konnte genug andere finden, »jung und fein«. Damals schrieb auch ein unbekannter junger Mann – wie hieß er? Hans Leip? – die Verse von der Laterne, die ein Menschenalter später über das von Blut starrende Europa gehen würden, zu Freund und Feind, vielleicht deshalb, weil sie die alten Gegensätze Liebe, Tod und Wiederkehr, so seltsam und ohne es doch auszusagen, verbanden: »Wenn sich die späten Nebel drehn«.
Wer von uns dachte an Nebel?

Damals machte ein Reimbesessener, der hurtig mit den Strophen herumwirbelte, ein langatmiges Gedicht, das er den »Brief des Grenadiers« nannte. Es scheint für jene Monate bezeichnend.

Ein verwundeter Soldat aus bäuerlichem Blut schreibt seiner Mutter, die im märkischen Dorf auf Nachricht wartet, von dem was er erlebt hatte und noch erlebt: wie es ihn getroffen hatte (»man greift zur Stirn und hat die Hand voll Blut, taumelt und krallt die Finger ums Gewehr, knickt in die Knie und stürzt und weiß nichts mehr«). Nun liegt er im Lazarett, von einer Gräfin (darunter tuts Presper nicht) gepflegt und hats gut wie bei ihr, der Mutter: Zeit und Gelegenheit genug, an die Heimat zu denken, ans Dorf mit seiner stillen Straße, der Kirche und dem Friedhof, auf dem die kleine Schwester ihren letzten langen Schlaf schläft – und da ist er beim Thema, das er von der ersten Zeile her angesteuert hat: dem Grab, das nun bald auch seine Zuflucht sein wird. Denn (»Lies es Mutter, und sei stark!«): er wird keinen Brief mehr zu schreiben haben; dies ist der letzte. Und da ist er wieder, dieser laute, der Gelegenheit nicht gemäßeTon: eigentlich macht es nichts, wo und wie er stirbt (»ich leg mein Haupt hier friedlich an des Reiches Grenze, wie's mir die Schlacht, der Sieg in Ehren gab«); da tut kein Trauern not – ohne Zweifel wird später, wenn der Friede wiederkam, ein wandernder Landmann seinen Hügel finden und sich des »guten Kameraden« erinnern. Die Mutter wird ihren Trost darin finden, Feldpostpäckchen an die Front zu senden, stolz in dem Bewußtsein, daß, so karg jene auch sein mögen, ihre größte Gabe (»mein Bestes, Herr: der einzge Sohn!«) vor Gott der Anerkennung gewiß sei.

Welch flaches Gebilde! Die Aufmerksamen unter uns spürten das auch in jenen Tagen: mit wie billigen Mitteln da leicht zu weckende Sentiments gereizt wurden, der Tatsache bewußt, daß es Menschen die Fülle gab, bereit, mit lockeren Tränen tiefere Bewegung wegzuschwemmen.

Ihnen blieb keine lange Zeit, den Tod beiseite zu tun. Die Listen an jenen ziegelnen Mauern wurden dichter; längst wurde der Platz zu schmal: man mußte die Bogen von gestern überkleben; das gab dicke, häßliche Papierquallen; man sah sie kaum hinter den schweigenden Menschenhaufen, die in ihnen zu lesen suchten. Manche der Listen zerfetzten; Regen und Wind taten ihre Arbeit.
Man hatte jene Straße früher gemieden; nun sprach man doch von ihr und dem, was sich dort abspielte. Denn es war offenbar, daß

dies ein Ort der Trauer geworden war: wer vorbeiging, hörte plötzliche Schreie, sah auch wohl, wie dieser oder jener, mitten im Lesen, umfiel, weil er gefunden, was er befürchtet hatte, und dann waren andere zur Stelle, die ihn aufhoben, zur Seite trugen und sich mit plötzlicher Zartheit über ihn beugten, als wären sie, die Fremden, seine Brüder oder Schwestern.
Die Lieder, die man im August gesungen, wurden leiser und verstummten; wenn jetzt graue Schlangen die Straßen durchzogen, marschierten sie ohne Musik und Begleitung, von Bahnhof zu Bahnhof, und die Gewehre waren nicht mehr bereit, sich beblümen zu lassen. Man grüßte die Dahinziehenden wohl, schwenkte auch ein Tuch; aber das war voller Ernst und Bedacht und ohne den Zauber des Lachens. Man dachte nicht: »Zieht hin in den Sieg!«; man wünschte vielmehr: »Komm wieder, Du, der Du da weggehst, komm zurück!«

In jenen Monaten wurde in den kargen Heeresberichten ein Satz üblich, der sich an die seltener werdenden Erfolgsmeldungen anhängte: »Gefallen: ein Mann!«
Man wollte die Geringfügigkeit der eigenen Verluste andeuten, mit denen die Armee ihren Vorteil erkämpft hatte; zunächst und wohl auch später gelegentlich war das wörtlich zu verstehen, aber bald nahm jeder Leser es als Metapher: was man erreicht hatte, konnte mit geringer Münze bezahlt werden. Die knappe Bemerkung belebte ungezählte Hoffnungen, zerstreute zahllose Sorgen, löste ringsum Befriedigung aus. Die Formel war nicht nur klug gewählt, sie war auch voller Behutsamkeit und Respekt vor der Würde der Wartenden. Bis dann einer kam, der ihre Grenzen aufzeigte: da war ihr Zauber gebrochen.

Ernst Preczang, man kannte den Namen kaum. Wer nachforschte, erfuhr, daß ein niedersächsischer Buchdrucker aus altem Arbeitergeschlecht so hieß. Er war, als er jene Verse schrieb, schon bei Jahren, hatte auch dies und das veröffentlicht, ohne eine bemerkenswerte Gemeinde zu versammeln; der Krieg hatte, schien es, ihm die Lippen für lange Zeit verschlossen. Aber diese Verse bestehen und haben weiter Bestand; wer sie damals las, verstummte für diesen Tag und vielleicht auch für länger. Preczang setzte jene Formel aus den Heeresberichten über sein Gedicht:
»Gefallen: ein Mann«.

Er suchte zu verdeutlichen, daß diese Wendung den Eindruck erwecken könne, als meinen sie: »nur einer« sei keiner Rede wert. Schließlich sei jedermann »nur einer«; »das Leben treibt sein Spiel so gut im Bettler wie im König«. Dabei tue es nichts zur Sache, ob der Name dieses Einen altvertraut oder unhauchte sei: auch wer »unbehaucht vom Atem der Geschichte« sei, habe gelebt: »in seinem Angesicht hat sich die Buntheit dieser Welt gespiegelt«; Tag um Tag habe er das neue Licht gegrüßt, Abend für Abend an der Kette seines Seins gewoben oder geschmiedet. Nun, wo ihm die Augen für das Licht verschlossen wurden, »versinkt mit ihm und für ihn alles Licht, jene Welt, die andern heilig schien, und irgendwo weint irgendwer um ihn«. Eine Welt, es gibt für ihn, für uns nichts Größeres, nichts Umfassenderes.

Ich weiß nicht, ob damals sehr viele Preczangs Verse gelesen haben. Sie wurden in einer äußerlich und innerlich noblen Heftreihe gedruckt, die vermutlich nur geistig Privilegierte zur Kenntnis nahmen.
Aber dennoch denke ich, daß sie zu den größten gezählt werden sollten, die man aus unserer Sprache erlesen kann. Denn sie schildern mit starken und farbigen Wörtern, in bewegenden und großen Bildern den Tod, was er dem Einzelnen, was er jedem von uns ist: soweit wir es sehen können, ein Ende allen dessen, was uns gemäß, was uns selbstverständlich ist, der Beginn eines unbegreiflichen Zustandes und der Ausgang alles dessen, was uns zu begreifen gegeben war. Da bleibt kein Rest; es bleibt kein Wort auch, das diesem Genüge täte. »Der Rest ist Schweigen«.

Und eins noch, Mutter: wenn's das
Herz Dir drückt,
daß Vetter Franz und vor den Mühlenbauern
jeder sein Päckchen den Soldaten
schickt,
hoch aufgepackt, den Wagen, an die
Front –
Du bist halt arm, Du hast's nicht so
gekonnt!
Scheu lautes Scheltwort nicht noch
leisen Hohn!
Und fragt der Herr einst, der die Himmel
spannte:
»Weib! Was gabst du dem heil'gen
Vaterlande?«
sprichst Du: »Mein Bestes, Herr. Den
einzgen Sohn!«

Gefallen: ein Mann

von Ernst Preczang

Sag' nicht: ein einziger, als wär's wenig,
daß nur der Eine fiel.
Das Leben treibt sein Spiel
so gut im Bettler wie im König.
Zwar ist sein Name Rauch, und sein
Geschlecht
nennt niemand mit ehrfürchtigem
Gesichte.
ein Arbeitsmann vielleicht, ein armer
Knecht
und unbestrahlt vom Nimbus der
Geschichte.
Jedoch: er lebte. Dieses aber heißt:
er sah das Licht mit jedem neuen
Morgen,
und immer wieder ward aus Lust und
Sorgen
ihm Tag und Nacht geschweißt.
Er lebte, heißt: er trug wohl Haß und
Liebe,
trug Freundschaft, Güte, Zorn.
Begehr in ihm und Wille waren Sporn,
und Hemmung waren ihm die dunklen
Triebe.
Er lebte, heißt: in seinem Angesicht
hat sich die Buntheit dieser Welt
gespiegelt.
Nun es der Tod verriegelt,
erlosch in ihm und für ihn alles Licht.

Sag nicht: nur einer. Er war auch ein
Held.

Wo tausend fallen, sterben tausend
Leben.
Wo einer fällt, stürzt mit ihm eine Welt,
stürzt jene Welt, die andern heilig schien.

Und irgendwo weint irgendwer um ihn.

nach der Erinnerung

Peter Petersen

Freiheit zum Tod

»Es ist zu Ende – für mich der Beginn des Lebens«

D. Bonhoeffer
Worte vor der Hinrichtung April 1945

Mißverstehen wir Bonhoeffer nicht; er starb nicht gerne. Er, der Ethiker, der seine Hauptaufgabe im *Sinn des Lebens* sah, konnte den Tod als Durchgangsstadium, als Erfüllung des Lebens akzeptieren. Ihm, der im Kampf gegen ein menschenverachtendes Regime starb, fiel es dennoch schwer – in jenen letzten Tagen dieses Regimes, als die Kanonen der Befreier schon zu hören waren, als er ausselektiert wurde, als einer, der keinesfalls überleben durfte – wegen seiner Ethik.
Und doch gab sie ihm die Kraft, nicht nur selber über den Tod hinauszuschauen, sondern den Freunden und Mitverfolgten, die überleben durften, noch in dieser Stunde Mut zu machen.

Unsere Zeit tut sich schwer mit dem Tod. Wir bekämpfen ihn mit allen unserer Technik zur Verfügung stehenden Mitteln – aber werden wir ihm dadurch gerecht? Wenn wir den Tod nur »als Ende der Existenz des Individuums« auffassen, als ein Auslöschen, ein biologisches Abschalten von Leben, mag der im wahrsten Sinne des Wortes geballte Einsatz von Technologie auch dort, wo Tod unvermeidbar ist, seine Logik besitzen. Ob sie dem Leben und damit auch dem Tod gerecht wird, ist eine andere Frage; nicht umsonst legen immer mehr Menschen Zettel in ihre Ausweise des Inhalts, daß jede *künstliche* Verlängerung des Lebens einzustellen ist, wenn keine Wiederherstellung mehr erwartet werden kann.
Oder – der Tod als Durchgangsstadium, als Pforte zu einem anderen, zu *dem* Leben im Sinne Bonhoeffers? Auch damit tun wir uns schwer. Es bedarf eines starken religiösen Glaubens, die eigene Endlichkeit in göttlicher Unendlichkeit aufzulösen. Eines Glaubens, der formuliert und diskutiert werden muß, um Bestätigung und Festigkeit zu gewinnen. Und gerade hieran mangelt es uns: Wer ist bereit, den Tod zu debattieren; wer auch nur, sich ihm zu stellen, wenn er in unsere Mitte tritt? Woher kommt unsere Scheu, mit Hinterbliebenen zu sprechen; woher deren Abwehr? »Die Trauerfeier findet im kleinsten Kreise statt« – bleibt weg, ihr anderen, gerade wenn ihr am meisten nötig seid!
Es erscheint wie Ironie, daß gerade unserer

Zeit dies widerfährt; unserer Zeit, die vom Tod mehr wissen sollte als alle historischen Epochen. Nicht nur die Hektakomben von Toten in den Weltkriegen und den Vernichtungslagern, die Tausende an Toten, die unsere Technik in Verkehr, Produktion und Haushalt jährlich fordert, die Millionen Toten einer mißgestalteten Weltwirtschaft in jedem Jahr, die uns durch die Medien frei Haus präsentiert werden, sollten uns mit dem Tod »vertraut« gemacht haben; auch die Ergebnisse der Forschung geben Hinweise: die Berichte reanimierter Patienten beschreiben sehr genau das Leben ihres Selbst nach ihrem klinischen Tod (Moody, Wiesenhütter).

Elisabeth Kübler-Ross schildert lebensnah, welch großartige Entwicklung ein vom Tode gezeichneter Mensch noch durchlaufen kann und wie einfach der Arzt ihm helfen kann, sofern der Arzt einen offenen Sinn und ein verstehendes Herz einbringt, und sofern er sich nicht auf die Technik zurückzieht, die das Sterben zwar hygienisch sauber, aber vielleicht auch »un-menschlich« macht.

Unsere Zeit argumentiert mit dem Tod – als Weltbedrohung im Sinne des totalen Todes im Atomkrieg oder der Umweltvernichtung; als juristischem Maß menschlichen Handelns im erlaubten oder verbotenen Tod; als religiösem Element für oder gegen eine gesellschaftliche Entscheidung. Aber sie diskutiert nicht ehrlich den Tod – und bekommt so Schwierigkeiten mit ihm.

Ich möchte aus meiner eigenen Arbeit ein Beispiel für den Umgang mit dem Tod herausnehmen: die Debatte um die Abtreibung.

Um nicht mißverstanden zu werden: ich schreibe nicht *gegen* die Abtreibung. Es wäre sinnlos, da unrealistisch: Abtreibungen hat es mit und ohne entsprechende rechtliche Regelungen gegeben und wird es geben. Und ich weiß zu gut, daß Kinder, die in schweren Schwangerschaftskonflikten geboren wurden, ebensowenig wie ihre Mütter eine glückliche Vita zu erwarten haben. Aber ich wehre mich gegen die Argumentationsebene – sowohl der Befürworter wie der Gegner. Sie klammert auf diverse Weise den Tod aus oder instrumentalisiert ihn in religiös-ethischem Sinne als Drohung.

Wir könnten hier die Frage beiseite lassen, inwieweit Abtreibung überhaupt Tötung sein kann, da der Embryo in den ersten Wochen seines Lebens angeblich nicht als Mensch, sondern als Ansammlung von Zellen zu sehen sei. Das Haeckel'sche biogenetische Grundgesetz (wonach sich die Phylogenese in der Ontogenese wiederhole) wird hier als Argumentationshilfe simplifiziert und mißbraucht; zudem zeigen neuere Ergebnisse der Humanembryologie (Blechschmidt, Schad), daß es als wissenschaftliche Grundlage nicht mehr haltbar ist.

Was die Verfechter dieser These vermutlich noch auf lange Sicht nicht hindern wird, diese These als Argument für die Abtreibung zu gebrauchen. Nennen wir es beim Namen: Abtreibung ist Tötung.

Tötung, gar Tötung durch den Arzt, ist in unserer Gesellschaft nicht vorgesehen. Wir besitzen kein Instrumentarium, weder ein legales noch ein religiöses. Andere Gesellschaften, die wir »primitiv« zu nennen belieben, haben es entwickelt; wir wissen von Kinds- oder Zwillingstötungen, rituellen Menschenopfern, Sterbehilfe.

Bei uns dagegen ist Tötung – notfalls in großem Stil – nur dort statthaft, wo die Obrigkeit es nützlich findet: auf dem Schafott oder im Krieg. Und obwohl der Henker Ausführer gesellschaftlich anerkannter Richtungen war, war er dennoch Paria, Ausgeschlossener, der beispielsweise oft nicht in geweihter Erde bestattet werden durfte.

Unsere Haltung zum Tod entstammt einer Tradition, die in zwei Beispielen gespiegelt werden kann:

»Und Gott der Herr sprach: siehe, der Mensch ist geworden wie unsereiner, daß er weiß, was gut und böse ist. Nun aber, daß er nicht seine Hand ausstrecke und auch von dem Baume des Lebens breche und ewig lebe! So schickte ihn Gott fort aus dem Garten Eden, daß er den Erdboden bebaue, von dem er genommen war. Und er vertrieb den Menschen und ließ östlich vom Garten Eden die Cherube sich lagern und die Flamme des zuckenden Schwertes, den Weg zum Baume des Lebens zu bewachen.«

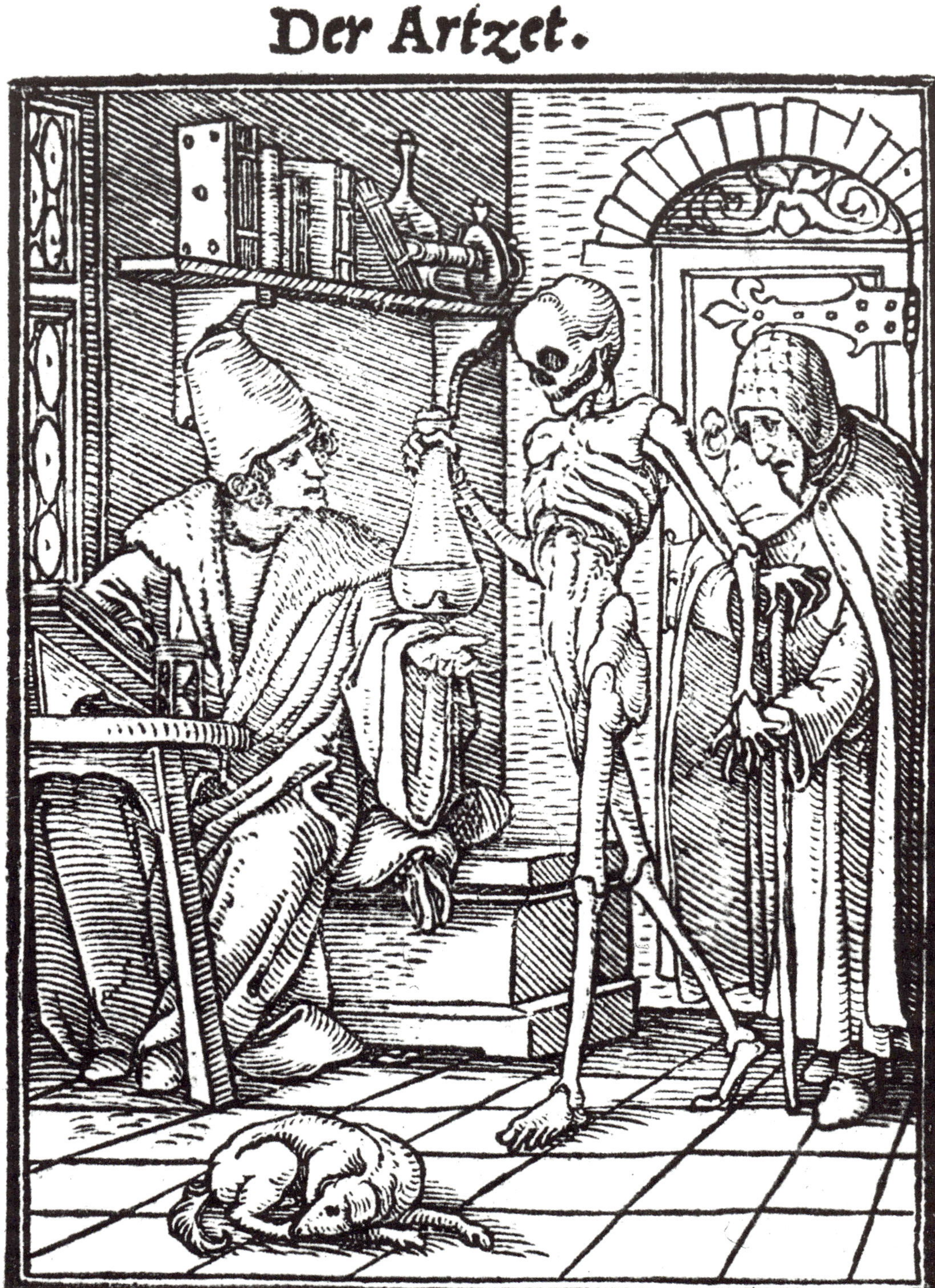

Aus dem Holbein'schen Totentanz:
auch der Arzt ist dem Tode verfallen.

Dem Menschen wird also die Macht über das Leben verwehrt laut mosaischem Schöpfungsmythos.
Ein zweites Dokument ist das Märchen vom Gevatter Tod. Der Tod ist der Pate des Jünglings, der mit Hilfe seines Paten ein angesehener Arzt wird. Seine ärztlichen Erfolge sind glänzend – jedoch nur unter einer Bedingung: er muß immer die Macht des Todes respektieren. Wenn der Arzt den Tod zu Füßen des Kranken an seinem Lager erkennt, muß der Arzt weichen, dann gilt die Macht des Todes. Zweimal überlistet der Arzt seinen Gevatter – beim zweiten Mal mit tödlichen Folgen für den Arzt selbst. Wer dem Tod den Respekt verwehrt, ist selbst des Todes.
Beide Dokumente sind Ausdruck unseres Bewußtseins, wie es sich seit etwa drei Jahrtausenden entwickelt hat: Moses lebte etwa 1300 vor Chr., das Alte Testament und damit die Bücher Moses wurden zwischen dem 5. und 3. Jahrhundert vor Christus aufgeschrieben. Das Märchen vom Gevatter Tod wurde im letzten Jahrhundert durch die Gebrüder Grimm schriftlich festgehalten. Die mündliche Überlieferung beider Dokumente dürfte jedoch Jahrhunderte und Jahrtausende zurückreichen, sicherlich bis in eine Zeit vor etwa dreieinhalb Jahrtausenden.

Für den Arzt kommt als drittes Element der Eid des Hippokrates hinzu: das Leben, insbesondere auch das werdende Menschenleben, zu erhalten und keinesfalls zu zerstören. Es gibt keine Anleitung für Ärzte, wie sie Tod zu bringen hätten; es gibt also auch keine Hilfen, die sie an die Betroffenen weitergeben können in der medizinischen Wissenschaft. Es gibt keine Untersuchungen, was wir als Ausführende auslösen.

Und Auslöser sind wir; nicht nur bei der Schwangeren, nicht nur im Sinne der Verhinderung von Leben. Abgesehen einmal von den physiologischen Spätschäden: was lösen wir bei der Frau aus? Welche Probleme muß der Mann durchmachen? Lösen wir etwas bei dem Kind aus, das nicht geboren werden wird?

Diese Fragen verbirgt unsere Gesellschaft hinter einem dichten Vorhang kollektiver Verschleierung. Und gerade diese Verschleierung zeigt auch die Lüge in unserer Gesellschaft. Sie schafft Ruhe für den Bürger – freilich: unheimliche Friedhofsruhe, deren Unheimlichkeit nicht ins Bewußtsein gelassen wird. Nur vier Formen möchte ich hier vorführen:

– Biologismus
– Legalismus
– Angstmache
– Anklage

Sie alle sind den Ärzten nicht nur wohlbekannt, sie haben auch ihren Ursprung in der medizinischen Wissenschaft.

Der *Biologismus* läßt sich gleich von Gegnern wie Befürwortern nutzen.
Für die Gegner der Abtreibung ist er der Beweis, daß jedes Leben erhalten werden muß, um die Erhaltung der Art zu sichern. Sie merken vermutlich nicht einmal, wie nahe sie damit den Grundlagen des Blutmythos und des nationalsozialistischen Rassenwahns kommen. Wer den Blick auf das Lebewesen als Erbträger richtet, erreicht schnell die Grenze des »unwerten« oder »zur Fortpflanzung nicht geeigneten« Lebens unseligen Angedenkens.
Die Argumente der Befürworter, die sich auf das Haeckel'sche Grundgesetz beziehen, wurden schon oben genannt. Auch sie sind wissenschaftlich nicht haltbar, dafür aber vermutlich nur schwer ausrottbar.
Das Kind als individuelles Menschenwesen und als Träger einer selbständigen Zukunft – nämlich mit eigenen Wünschen, Hoffnungen und Perspektiven – ist weder von den Gegnern noch den Befürwortern der Abtreibung gemeint. Zur Trauer über den Tod eines Menschen besteht deshalb bei der Abtreibung auch kein Grund.

Der *Legalismus* bedient sich mit Vorliebe und großem Nutzen der Kämpfe um den § 218 StGB – diese Kämpfe muten an wie ideologische Spiegelfechterei.
Dabei rufen die Befürworter der Abtreibung noch immer lautstark nach der Fristenregelung. Der Ruf nach Abschaffung des § 218 und die Anprangerung reaktionärer Kräfte ist

vor allem ein probates Mittel, um die Abtreibung überhaupt erst in weiten Kreisen der Bevölkerung populär zu machen; insbesondere mobilisieren diese Art Legalisten das Protestpotential der Jugend, so daß Jugendliche unbesonnener zur Abtreibung entschlossen sind. Dabei wird nach Meinung führender Strafrechtler (z. B. H.-L. Schreiber) die Fristenregelung in der Bundesrepublik Deutschland doch längst praktiziert (Petersen 1982c). Die Fristenregelung ist tatsächliche Wirklichkeit: seit 1976 gibt es kein Strafverfahren wegen rechtswidriger Abtreibung in der Bundesrepublik. Dieser Ruf nach Abschaffung des § 218 StGB ist ein ausgezeichnetes Mittel, um auch nur geringe Anzeichen eines kollektiven Todesbewußtseins zum Schweigen zu bringen – denn, so würden die Befürworter argumentieren: zuerst die komplette Befreiung, dann erst die Beschäftigung mit dem Tod! (Und darin dürften sie in einem tieferen Sinn recht haben, denn nur ein freies Bewußtsein kann sich innerlich auf den Tod einlassen.)

Die Unsicherheit kindlichen Heranwachsens ist nicht neu. Hätten unsere Vorfahren ähnlich gedacht wie heute viele, gäbe es uns wohl nicht.
Holbein: Totentanz.

Umgekehrt klammern sich die legalistischen Gegner der Abtreibung an die Indikationenregelung. Diese Gegner fordern die Abschaffung der Notlagen-Indikation. Sie wettern über das hemmungslose Ausufern der Notlagen-Indikation. Wenn ich etwas subtiler werde und die Arzt-Patienten-Beziehung betrachte: so wird hier die Indikation als Waffe oder Schutz gegen den Abtreibungswunsch der Frau benutzt – statt der Frau offen zu begegnen und zu klären, daß hier ein Menschenleben auf dem Spiele steht. Durch die legalistische Rechtfertigung deckt der Arzt das Todesbewußtsein zu – wie mit einem feinen, aber festen Schleier.

Wie sehr die Indikationenregelung in der Realität eine Farce ist, läßt sich aus einer Untersuchung der Frauenärztin Ortrun Jürgensen an der Universitäts-Frauenklinik Frankfurt/M. ablesen. 49 Frauen, bei denen 1977 die Schwangerschaft abgebrochen wurde, ließen sich sechs bis 12 Monate später befragen. Ein Ergebnis dieser Untersuchung ist das Auseinanderklaffen von aktenkundigen Indikationen und tatsächlichen Gründen – die Mehrzahl der Abtreibungen fanden nicht statt »vor dem Hintergrund einer sozialen

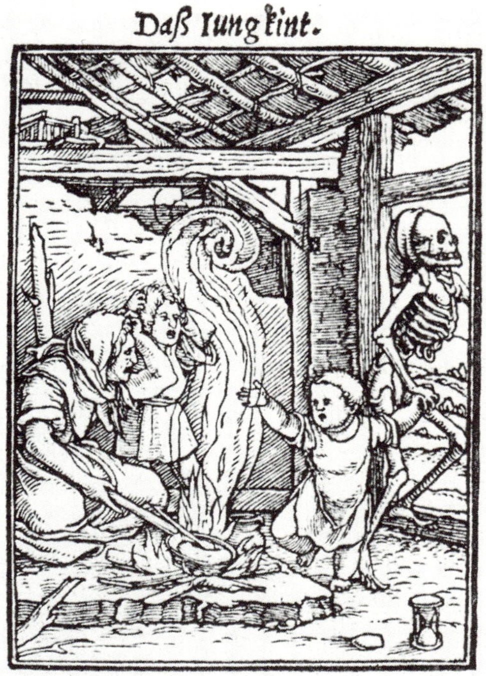

Notlage, sondern einer wie auch immer gearteten Beziehungsnot, am deutlichsten ausgedrückt bei den ledigen bzw. geschiedenen, weit versteckter bei den in erstarrten ehelichen Beziehungen verheirateten Frauen« (Jürgensen 1982).

So leicht wie die Absurdität des Legalismus zu durchschauen wäre, so energisch halten seine Träger an ihren Gedankenspielen fest. Wenn es nicht zu makaber wäre, so könnte ich über die ausgeklügelten Spitzfindigkeiten lächeln und mich an Christian Morgensterns »Scholastikerproblem« erinnern:

»Wieviel Engel sitzen können auf der Spitze einer Nadel ...«

Mit der *Angst* läßt sich wiederum trefflich in beiden Parteien argumentieren.

Die Gegner drohen mit der Strafe, die entweder hier (schlechtes Gewissen, späteres Bedauern einer »unrichtigen Entscheidung«) oder im Jenseits (Höllenstrafen) drohen. Ihre Argumente sind eine Unterabteilung der »Anklage« und können dort diskutiert werden.

Die Befürworter machen es sich mitnichten schwerer:
»Wie kann man nur Kinder in eine Welt setzen, die vom Atomkrieg... Umweltvergiftung... unverantwortlichen Politikern... etc.... gerade vernichtet wird?«
Wenige machen sich klar, daß sie hier eigentlich den eigenen Selbstmord betreiben. Sie werden in ihrer Angst passiv und nehmen den »Lauf der Welt« hin, als sei er unveränderlich – anstatt aktiv für das Leben und gegen Rüstungswahn zu kämpfen, das Kind als Argument und Verbündeten zu sehen.
Es gibt weitere Spielformen der Angst, in der Regel diverse Abarten allgemeiner Lebensängste. Die 70er Jahre postulierten – irreführend! –: »Nur Wunschkinder sind glückliche Kinder«. Daraus läßt sich die Verdrehung entwickeln: »Kinder, die nicht erwünscht sind, haben eine schlimme oder gar lebensunwerte Zukunft«. Manche Sozialpsychologen (Amendt) wollen gar durch wissenschaftliche Untersuchungen bewiesen haben, daß Kinder allein durch Unerwünschtheit schwere Fehlentwicklungen erleiden. Es müßte eigentlich schon dem Laien klar sein, daß eine solch simple Ursache-Wirkungskette nicht der Vielschichtigkeit eines menschlichen Lebenslaufs entspricht und eine Planbarkeit postuliert, die es nicht geben kann.
Noch trefflicher zur Angstmache eignet sich die sozialdarwinistische These: »Unerwünschte Kinder sind durch ihre psychischen Störungen für die Gesellschaft nachteilig« (Amendt 1979, 1980). Womit sich Gegner und Befürworter der Abtreibung einmal mehr die Hände reichen; freilich nicht über einen Graben, sondern über einen Abgrund hinweg: denn wie die biologistischen Argumente der Gegner ist auch diese These einer Wurzel entsprossen, aus der auch die Legitimation des Massenmordes der Nationalsozialisten erwuchs.

Und die Karriere-Angst? Sie ist wohl das schwierigste Problem für den Arzt. Denn oft entsteht sie nicht nur aus einer Furcht vor etwaigen negativen Einflüssen auf die berufliche Karriere von Mann oder Frau, sondern bezieht sich vor allem auf die Not des Verlassenseins (Beziehungsnot: Jürgensen). Wieviel seiner Zeit kann und will ein Arzt für eine Mutter oder ein Paar in dieser seelischen Not einsetzen?
Der schnelle Rückgriff auf das Grundgesetz, der sich großer Beliebtheit erfreut, kann jedenfalls nicht stichhaltig sein. Der Artikel 21 GG wird verkürzt als »Recht auf die freie Entfaltung der Persönlichkeit« zitiert; vollständig aber lautet er: »Jeder hat das Recht auf die Entfaltung der eigenen Persönlichkeit, soweit er nicht die Rechte anderer dabei verletzt«. Wo bleibt das Recht des ungeborenen Kindes auf *seine* Persönlichkeit?
Hilfe, daran kann keine Frage bestehen, benötigen diese Frauen, deren eigene Persönlichkeitsentwicklung durch das Kind fraglos verändert, oft auch eingeschränkt wird. Die Angst vor dem Leben und um die Karriere kann sich in Gutes wandeln, wenn ihr der Arzt durch aktive Hilfeleistung begegnet. Geschieht dies nicht, ist dies kein Argument für oder gegen Abtreibung, sondern Anlaß zur Anklage gegen gesellschaftliche Zustände.

Wo aber die *Anklage* gegen die Abtreibung eingesetzt wird, stoßen wir auf die subtilste und deshalb unmoralischste Form der Verschleierung. Die Anklage geht von dem einfachen Satz aus: »Abtreibung ist Mord« oder zumindest: »Abtreibung ist vorsätzliche Tötung menschlichen Lebens«. Unvoreingenommen kann ich dem zustimmen.
»Vorsätzliches Töten von Menschenleben ist verwerflich«. Also besteht Schuld. Und die Frage dieser Schuld muß in echtem und tiefem Sinn geklärt werden.
Genau darum aber geht es den Anklägern nicht. Sie wollen nicht »Schuld« diskutieren und die Frage klären – sie wollen die Schuld emotionalisieren, Schuldgefühle wecken. Geradezu mit Wollust wälzen sich die Ankläger in dem Problem, wollen wie ein Inquisitor Büßer-Komplexe in Gang setzen. Nicht die rationale Information ihrer Worte ist entscheidend, sondern die emotionalisierenden Zwischentöne machen die Musik. Zwei Beispiele:

In einem Flugblatt der »Aktion Lebenshilfe« heißt es in großen Lettern auf der ersten Seite:

»Kinder in den Mülleimer?
Sehen Sie genau hin!
So sieht die grauenhafte Wirklichkeit einer ›humanen‹ Gesellschaft aus.«

Und auf der zweiten Seite des Flugblattes folgt nach der Anklage das Bußbekenntnis, es heißt dort:

»Ja, ich habe mich schuldig gemacht,
denn – ich habe keine Babysitter-Dienste geleistet bei der Mutter, die auch einmal ausgehen wollte,
denn – ich habe über die alleinstehende Mutter die Nase gerümpft,
denn – ich habe nicht in der Öffentlichkeit den Mut gehabt zu sagen, daß ich Abtreibung für Mord halte,
denn – ich habe mich über Kinder beschwert, weil sie zuviel Lärm machen.
denn – ich habe mich nicht dafür eingesetzt, daß Eltern von den Politikern und uns allen unterstützt werden.
denn – ich habe mich nicht darüber informiert, was Abtreibung ist.«

Sie sehen: sachlich richtige Aussagen bekommen einen schiefen Sinn durch den Zusammenhang mit der Unterwerfungsgeste, ein sündiger Mensch zu sein.
In dem sogenannten Embryonalroman eines Arztes, Gynther Mödder (Privatdozent für Nuclearmedizin an der Universität Köln), mit dem Titel »Ich will leben«, kämpft ein Embryo um sein Dasein – er soll abgetrieben werden. In diesem Roman kommen noch andere Nuancen der Anklage zum Vorschein. Hören Sie zunächst eine Passage:

»Herrlich weit ist unsere Gesellschaft gekommen. Bald erlaubt das Gesetz Abtreibungen, unter welchen Bedingungen ist egal. Fatal daran ist, daß das Töten von Menschen dann geltendes Recht ist. Es wird keinen Unterschied mehr zwischen Krieg und Frieden geben. Und das Gewissen wird noch wurmstichiger, aufgetrieben zu einem schlabbrigen Leichnam, der zum Himmel stinkt. Und Gott wird seine Nase endgültig wegwenden von seiner fauligen Schöpfung.
Der Kindermord von Bethlehem – 100000fach passiert er jedes Jahr schon jetzt in unserem Land. Und die Gesellschaft feixt darüber, als handle es sich darum, das Finanzamt um ein paar Tausender betrogen zu haben.
Ich sage euch: wenn eine Mutter, wenn eine Mutter nicht mehr weiß und fühlt, was Leben ist, sind wir Menschen kläglich an der Natur gescheitertes Aas, das in eine unwiederfindbare Kloake geschüttet gehört.«

Wer so die Anklage mit Lust, um nicht zu sagen Lüsternheit betreibt, kann der Sache nicht gerecht werden. Er verschüttet die Frage nach dem Todesbewußtsein. Wie will er noch jenen helfen, die heute vor der Frage stehen: »Die Frau ist felsenfest zur Abtreibung entschlossen. Mache ich es nicht, tut es ein anderer«.

Oder schlimmer, wenn die Apologeten des Abbruchs sich durchsetzen: »Tue ich es nicht korrekt, macht es ein Pfuscher – mit aller Gefahr für Leib und Leben der Schwangeren?«
Merken die »Ankläger« nicht, daß sie einen Zustand herbeiführen, in dem gerade durch die *Unrechtmäßigkeit* der Handlung das Gewissen wieder beruhigt und die Todesfrage ganz verdrängt wird?
Die Auseinandersetzungen um die Abtreibung, gesellschaftlich wie individuell bei den Betroffenen, wird erst dann unverkrampft möglich sein, wenn wir uns der Tatsache des Todes stellen. Dabei ist es ganz gleich, ob wir den Tod einfach als das biologische Ende oder als die Durchgangsstation definieren; beide Auffassungen sind schließlich nichts anderes als Glaubenssätze, die nicht beweisbar sind.
Ich möchte zwei Beispiele für eine solche Auseinandersetzung anführen; eine Patientengeschichte und Erlebnisse einer Ärztegruppe:

Die Geschichte der Claudia X und ihrer Abtreibung

Kurz vor Weihnachten 1981 kommt eine 23jährige Frau zusammen mit ihrem etwa 10 Jahre älteren Freund zu mir. Sie ist schwanger etwa in der 7. Woche. Für den Schwangerschaftsabbruch hat sie sich bereits alle notwendigen Papiere verschafft. Sie ist aber noch unentschieden und sucht deshalb Klärung bei einer neutralen Person. Das Paar – es lebt seit etlicher Zeit in einer gemeinsamen Wohnung – ist in heilloser Konfusion: Der Partnerschaftsforscher Jürg Willi spricht in solchen Fällen von Kollusionen, das sind zerstörerische unbewußte Zusammenspiele, destruktive Verkettungen. Der Mann unterhält noch eine Nebenbeziehung zu einer Arbeitskollegin, ohne daß klar ist, wie verbindlich diese Beziehung gemeint ist. Claudia fühlt sich in ihren Gefühlen dem Freund wie der geplanten Abtreibung gegenüber hin- und hergeworfen, und sie kann in diesem Chaos nicht mehr klar differenzieren, worauf sich ihre destruktiven Gefühle beziehen. Bedrohliche Träume (»Ich gehe auf schwankendem Sumpfboden... Über meinem rechten Knie ist der Oberschenkel bis auf den Knochen blutend verletzt«) deuten auf mangelndes Standvermögen und auf ihr tiefes Verletztsein hin. Diese Träume – teilweise Wiederholungsträume – haben Claudia unsicher gemacht in ihrem bereits gefaßten Entschluß zur Abtreibung.

In einem dreistündigen Gespräch versuche ich, den beiden zu einer besseren Verständigung untereinander zu verhelfen. Jedoch gelingt es ihnen nicht, eine klare Entscheidung über die geplante Abtreibung zu fällen. Die Heillosigkeit ihrer damaligen Beziehung spiegelt sich in den Umständen des dann tatsächlich stattfindenden Schwangerschaftsabbruchs wider: Die junge Frau, die im Krankenhaus schon mit der Prämedikation vor der Operation versehen ist, teilt in ihrer Zwiespältigkeit noch von dort aus ihrem Freund telefonisch mit, sie wolle wieder nach Hause. Der Freund antwortet ihr: »Dann komm doch!« Sie hat aber insgeheim erwartet, daß *er* kommen würde, um sie abzuholen – das aber sagt sie ihm nicht ausdrücklich. So wird nach dieser mangelnden Kommunikation zwischen den beiden der Schwangerschaftsabbruch vorgenommen. Nach 2 Monaten erscheint Claudia wieder bei mir mit schwerer Depression wegen der Abtreibung; ich betrachte diese junge Frau übrigens als eine sensible, aber starke Persönlichkeit. Erstaunlicherweise wandelt sich diese Depression mit ihren schweren Schuldgefühlen innerhalb weniger Wochen. Claudia und ihr Freund bringen es fertig, die gegenseitigen Schuldvorwürfe soweit zu klären, daß jeder seinen eigenen tatsächlichen Anteil von Verantwortung für den Schwangerschaftsabbruch akzeptiert.

Damit wandelt sich Schuldgefühl in echte, akzeptierte Schuld – Schuld nicht als Angst vor Strafe, sondern als Schuldigsein einem anderen gegenüber im Sinne von: »Ich schulde dir etwas«; Depression wandelt sich in wirkliche Trauer über den Tod des erwarteten Kindes – der Blick auf den tatsächlichen Tod wird frei.

Besonders eindrücklich ist ein Gespräch mit Claudia in jener Zeit: Sie wirkt in ihrer Trauer ganz klar und durchsichtig; mit fast unheimlicher Deutlichkeit kann sie ihre traurigen Gefühle und auch ihre Schuld aus einer eigenartigen Distanz schildern. In diesem Gespräch erzählt sie von einem Traum aus den letzten Tagen: »Ich stehe mit meinem Freund am Meer; es ist eine blau-bleierne Atmosphäre; auf dem Meer schwimmt ein Boot, darinnen ein Kind. Das Boot kentert, das Kind ertrinkt. Wir können beide nicht helfen, aber wir sehen es beide, nebeneinander stehend.« Der Traum kann verdeutlichen, wie sich die Frau – zusammen mit ihrem Freund – dem Todesbewußtsein stellt.

Sie setzte sich in dieser Zeit mit Grundfragen ihres Menschseins auseinander: Was ist der Tod? Was ist Sterben? Woher komme ich als Mensch? Sie liest die Bücher des Amerikaners Moody wie *Leben nach dem Tod* und Bücher über vorgeburtliches Menschenleben. Sie hält dem Todesbewußtsein stand.

Im November 1982 – also ein Jahr nach der Abtreibung – begegne ich der Patientin zufällig in der Frauenklinik, wo sie wegen Blutung im 2. Schwangerschaftsmonat liegt. Bei dieser Gelegenheit ergibt es sich, daß sie mit mir noch einmal auf das vergangene Jahr zurückblicken will. Sie meint, daß sie damals vor einem Jahr das Kind nicht hätte austragen können. Es sei alles zu verworren gewesen, und sie habe eigentlich nicht mehr gewußt, wo oben und unten sei. Im Mittelpunkt habe die ungeklärte Beziehung zu ihrem Freund gestanden, und das habe alles überschattet. Sie habe sich nicht vorstellen können, wie sie in diese Wirrnis hinein ein Kind hätte bekommen können und, wie es dann hinterher gewesen wäre. Zugleich erkennt sie die Schuld am Tod des Kindes voll an und steht dafür gerade. Auch glaubt sie, daß ihr die fruchtbare und reiche Zeit in diesem Jahr, nämlich die Auseinandersetzung mit tiefen menschlichen Fragen, möglicherweise nicht beschert gewesen wäre, wenn sie nicht die Abtreibung in dieser Intensität erlebt hätte. Sie sieht dieses letzte Jahr auch in ihrer Traurigkeit und Schwermut positiv. Dabei haben ihr verschiedene Bücher über den Tod, über den Sinn des menschlichen Lebens, auch Gespräche mit mir und Vorträge geholfen, weiterhin auch die Auseinandersetzung mit ihrem Freund über diese Themen. Jetzt sei es ihr auch unter diesen Umständen nicht mehr möglich, einen Schwangerschaftsabbruch durchführen zu lassen. Sie wolle die jetzige Schwangerschaft in jedem Fall austragen.

Wiederum 1 Jahr später, am 1. 12. 1983, also etwa 2 Jahre nach der Abtreibung, spreche ich mit Claudia X im Rahmen einer Nachuntersuchung. Jetzt klingt der Bericht über die Verarbeitung der Abtreibung ganz anders als ein Jahr zuvor. Sie habe sich immer wieder einmal mit nur kurz dauernden depressiven Gefühlen und Gedanken auseinanderzusetzen. In diesen depressiven »Tiefs« kämen ihr schlimme Erinnerungen an die Abtreibung: Sie fühlte sich damals völlig im Stich gelassen; die Krankenschwester habe sie mit beschwichtigenden Worten und Scheintröstungen abgeschoben, als Claudia ihr zögernd ihre tiefe Zwiespältigkeit vermittelte; der Pfleger habe sie wie ein Stück Vieh behandelt. Irgendwelche menschliche Zuwendung habe es nicht gegeben. Auch habe sie bei den Ärzten und bei den § 218-Beratern echte Gesprächsbereitschaft vermißt. Sie sei jetzt ziemlich sicher, daß ihre Entscheidung für oder gegen die Abtreibung im Jahre 1981 etwas anders ausgesehen hätte, wenn es damals mehr Gesprächsmöglichkeiten – außer der mit mir – gegeben hätte. Auch bezeichnet sie jetzt ihre damalige Entscheidung zur Abtreibung ausdrücklich als falsch. Denn im Laufe dieser letzten 2 Jahre habe sie gelernt, daß alle Konflikte mit ihrem damaligen Freund und jetzigen Mann doch nicht lösbar seien – und daß ihr jetzt halbjähriges Kind nun doch auch in diesen Spannungen leben müsse.
Claudia wirkt während dieses einstündigen Gespräches nicht depressiv, vielmehr vermittelt sie mir einen klaren, nüchternen Eindruck von ihrer Person.

Was läßt sich an dieser Therapiegeschichte ablesen?

1. Die Abtreibung wird in verschiedenen Phasen verarbeitet; dabei erscheint die Phase der selbstmitverantworteten Tötung als klarste und intensivste Bewußtheit.
2. Die verschiedenen Phasen fluktuieren – d. h. sie folgen nicht starr aufeinander, sondern ihre Abfolge ist scheinbar beliebig; wie ein Stück Holz auf dem windbewegten Wasser einmal im Wellental und einmal auf den Wellengipfeln erscheint, so bewegt sich auch das Bewußtsein zwischen destruktiven Erinnerungsbildern und Schuldvorwürfen einerseits und klarem Akzeptieren von Tötung und Tod andererseits.

Wie schwer uns Ärzten dagegen das Akzeptieren des Todesbewußtseins und unserer eigenen Schuld wird – das betrifft mich selbst genauso wie meine Kollegen – veranschaulicht ein Beispiel aus meiner Arbeit als Gruppenleiter von Balintgruppen und Selbsterfahrungsgruppen. Dabei möchte ich sagen, daß ich selbst in die Todes- und Schuldproblematik ständig mit verstrickt bin als beratender Psychosomatiker, der an der Frauenklinik die psychiatrische Indikation im Rahmen des § 218 StGB zu prüfen und zu stellen hat.
Ich habe in den letzten fünf Jahren zwei Balintgruppen mit Frauenärzten (teilweise bis zu drei Jahren Dauer) und sieben Selbsterfahrungsgruppen überwiegend mit Frauenärzten (jeweils von kürzerer Dauer) geleitet. Wenn wir dabei auf den Schwangerschaftsabbruch zu sprechen kamen, so war immer eine große Betroffenheit spürbar. Dieses Betroffensein haben wir meist so verarbeitet, daß darüber gesprochen wurde, wie wir den Eingriff verhindern, nicht aber wie der tatsächlich durchgeführte Eingriff auf den Ein-

zelnen gewirkt hat und welche längerfristigen Reaktionen er bei uns auslöste. Ein klinisch tätiger Kollege sagte es einmal ganz klar: Ich kann darüber nicht sprechen, denn ich muß pro Woche einen Abbruch durchführen – das übersteigt mein seelisches Standvermögen.
In einer anderen Selbsterfahrungsgruppe erzählten drei Kolleginnen von den Umständen ihrer eigenen Abtreibung – und zwar in ganz sachlicher Form. Unser Betroffensein spiegelte sich in einer kaum an die Oberfläche tretenden Starre – diese Starre löste sich erst einige Stunden später in einer zunächst überhaupt nicht begründbaren Trauer einiger Gruppenmitglieder. Es bestand eine Scheu und eine Scham, die Trauer mit der Abtreibung in Verbindung zu bringen – erst allmählich und mit sehr vorsichtigen Schritten ließ sich die aufgekommene Trauer überhaupt mit den Abtreibungen verbinden. Damit löste sich dann auch die Starre und wich einer größeren Klarheit im gegenseitigen Wahrnehmen.

Es dürfte ein langer Weg sein, bis wir ein humanes Todesbewußtsein bei Abtreibungen erreichen. Und Abtreibungen sind nur ein winziger Ausschnitt aus dem Gesamtproblem.
Weitere Themen rücken in den Vordergrund:
Sterbehilfe
Die Erhaltung des Lebens Verletzter um jeden Preis
Genmanipulationen.

Wir kennen das Geheimnis des Todes nicht, weil wir das Geheimnis des Lebens nicht kennen. Andernfalls könnten wir es künstlich erzeugen, beliebig vermehren und reproduzieren.
Und da wir den Tod nicht kennen, müssen wir mit ihm leben. Das bedeutet nicht, ihn zu lieben. Geliebt hat ihn wohl keine Gesellschaft. »Grimmiger tilger aller leute, schedlicher echter aller werlte, freisamer morder aller menschen, ir Tod, euch sei verfluchet!« So beginnt der »Ackermann aus Böhmen«, das wohl bedeutendste Werk über der Tod aus dem deutschen Spätmittelalter. Und er verflucht ihn im folgenden noch schlimmer – muß sich aber langsam seinen Argumenten beugen und – nicht nur durch Gottes Urteil – damit bescheiden, daß Beziehung durch und über den Tod hinaus lebbar ist.
Zum Tod, zum Todesbewußtsein gehört Trauer, gehört das Annehmen eigener Schuld, die Bereitschaft zur persönlichen Beziehung. Wer, wie der Ankläger bei der Abtreibung, nur fremde Schuld sucht, nur Buße fordert, untergräbt die Möglichkeit der Todesbewältigung. Achten wir auf uns selber: Wie oft wird nach dem Sterben auch eines schon älteren Menschen die Frage nach der fremden Schuld gestellt: die der Ärzte, des Krankenhauses, eines Unfall»partners« oder des Verstorbenen. Der Verlust wird quasi zivilrechtlich abgehandelt, die Trauer darüber verdrängt. »Got, ewer tirmer, hasse euch, vnselden merung wone euch bei, vngeluck hause gewaltig zu euch: zumale geschant seit immer«, fährt der »Ackermann« fort und fordert Wiedergutmachung. Wir werden wie er wieder lernen müssen, mit dem Tod zu leben, ihn in unser Leben einzubeziehen – erst dann werden wir unsere Probleme mit ihm lösen können.

(Redaktionelle Bearbeitung: G. Mackensen)

Klaus Dirschauer

Der Exodus des Glaubens aus der Nekropolis

Prof. Dr. Dr. Carl Heinz Ratschow zum 75. Geburtstag gewidmet.

Das Neue Testament erzählt am Ende der vier Evangelien die Geschichten der Frauen, die sich nach der Totenruhe des Sabbats zum Grabe Jesu begeben. Der Osterengel weist sie vom Grab weg hin auf die noch ausstehende Begegnung mit dem gekreuzigten auferstandenen Herrn. Der Tote ist unauffindbar, der von Gott zum Leben Auferweckte, jedoch läßt sich finden.

Der Anstoß des Steines

Die Evangelien reflektieren diesen Sachverhalt des Osterglaubens in unterschiedlicher Weise: Markus, der wohl älteste Erzähler unter den vieren, hält die Erinnerung an den Stein, der die Gruft verschließt, im Gespräch der Frauen wach. Matthäus, der dem Tode Jesu bereits in den begleitenden Umständen auf Golgatha kosmologische Dimensionen verliehen hat, bemüht jetzt ein Erdbeben und läßt seinen Osterengel schwere Arbeit tun. In der Überlieferung des Lukas tritt die Sorge der Frauen um den Grabstein völlig zurück. Johannes dagegen, der von den drei ersten, zusammengesehenen Evangelien (Synoptiker), gern gesondert betrachtet wird, bewahrt möglicherweise eine noch ältere Tradition als Markus. Maria aus Magdala »... sieht den Stein von der Gruft hinweggenommen, ... läuft ... zu Simon Petrus und zu dem andern Jünger, dem, den Jesus liebhatte, und sagt zu ihnen: Sie haben den Herrn aus der Gruft hinweggenommen, und wir wissen nicht, wo sie ihn hingelegt haben« (J 20, 2–3).

Die Geschichte des Grabes

In der Geschichte der Auslegung haben die Hypothesen vom gestohlenen Leichnam, von einem provisorischen Begräbnis oder von einem unauffindbaren Grab Jesu den Spekulationen Raum gegeben. Der Tatort Grab jedoch mit seiner wegweisenden Wegweisung des Osterengels erinnert in der Hebräischen Bibel der Juden, dem Alten Testament der Christen, eine eigene Geschichte. Sie reicht weit zurück von den eigenwilligen Grabkaufverhandlungen Abrahams in Hebron um die Grabhöhle von Machpela mit dem Stamm der Hethiter, über das unbekannte Grab des Mose, den Gott selbst begraben haben soll, bis hin zu der Felsengruft bei Jerusalem, in der Joseph von Arimathäa den Leichnam Jesu beisetzte.

Der Glaube Israels

Der Glaube des Volkes Israel versagt sich bis heute jeglichen Totenkult. »Alt und lebenssatt (nicht: das Leben satt) sterben«, bedeutete, »zu den Stammesvätern versammelt zu werden.« Jede Vorstellung über den Tod hinaus, verbot sich als der Versuch, Gott die ihm zustehende Ehre zu rauben. Grundsätzlich galt, daß im Reich des Todes (hebr. scheol, gr. hades) kein Gotteslob erklingt. Jedoch am Rande dieses, in den Stammesglauben an den Gott der Väter gebundenen Lebensgefühls brach bereits die Fruchtbarkeit der Todeserfahrung (vgl. 1. Moses 3–4) auf, aber auch die überschreitende Hoffnung der Auferstehung (Ps 139, Ez 37).

Beispielhafte Jenseitsspekulation

Die Evangelien wissen dazu eine Geschichte zu erzählen, die zu erkennen gibt, wie sehr der Jude Jesus im Glauben seiner Väter beheimatet gewesen ist: Einige Anhänger der Sadduzäer-Sekte treten an Jesus heran, um mehr über seine Auferstehungsvorstellungen zu erfahren. Ihre Anfrage betrifft den alten jüdischen Brauch der Leviratsehe und Jenseitsspekulationen – wie es denn wohl um eine Frau, die siebenmal verheiratet gewesen sei, dann in der Auferstehung stehe. Jesus antwortet darauf: »Die Söhne dieser Welt heiraten und werden verheiratet. Die aber, welche gewürdigt worden sind, jener Welt und der Auferstehung von den Toten teilhaftig zu werden, heiraten nicht und werden nicht verheiratet. Sie können ja auch nicht mehr sterben; denn sie sind Engeln gleich und sind Söhne Gottes, indem sie Söhne der Auferstehung sind. Daß aber die Toten auferweckt werden, hat auch Mose bei der Geschichte vom Dornbusch angedeutet, indem er den Herrn ›den Gott Abrahams und den Gott Isaaks und den Gott Jakobs‹ nennt. Gott aber ist nicht ein Gott von Toten, sondern von Lebendigen; denn für ihn sind alle lebendig« (Lk 20, 27–40).

Engel – Nachhilfelehrer des Glaubens

Der Osterglaube nimmt seinen Ausgang bei der Kunde vom leeren Grab und der Botschaft von der Auferweckung Jesu Christi von den Toten. Es muß den Frauen, den treuen Jüngerinnen Jesu in ihrer pietas und Pietät ausdrücklich gesagt werden. Kein logisches Rückschlußverfahren, kein verzweifeltes Postulat der Hoffnung bringt die Frauen auf die Beine, sondern das an sie gerichtete Wort der Boten Gottes. Die Voraussetzung dieser Botschaft wird selbst bereits vorausgesetzt. Die Frauen werden ihres Suchens, ihrer frommen Absicht überführt. »Ihr sucht Jesus von Nazareth, den Gekreuzigten; er ist auferweckt worden, er ist nicht hier« (Mk 16,6, ähnlich Mt). Daraufhin erst erfolgt der Ortsverweis »siehe da den Ort, wo sie ihn hingelegt haben.« Der Osterdidaktiker Lukas fragt – nicht ohne den Unterton eines Vorwurfes – radikaler: »Was sucht ihr den Lebendigen bei den Toten? Er ist nicht hier, sondern er ist auferweckt worden. Erinnert euch, wie er zu euch geredet hat...« (Lk 24, 5–6).

Eine neue Zeitansage

Zugleich kündigt sich eine neue Zeitrechnung an, deren Umbruch sich bereits in den ersten Versen der Besuchsgeschichten der Frauen am Grabe Jesu widerspiegelt. Der erste Tag der Woche, der Tag nach dem Sabbat, der anbricht, überschreitet den Sabbat. Der Sabbat ist dem Gedächtnis des von seinen Schöpfungswerken ruhenden und seine wie der Menschen Ruhe segnenden Schöpfergottes (vgl. 2. Mose 20, 8–11) geweiht. Dieser Tag danach, der dritte Tag, wird als der »achte Schöpfungstag« fortan als der Tag der Auferstehung (Ostern) oder als der »Tag des Herrn«, später als der Sonntag begangen. Der Umbruch erfaßt nun den Sabbat selbst, der mit dem Sonnenuntergang zu Ende ging. Nach der jüdischen Tagesrechnung, die ihren Grund im Schöpferruf Gottes »es werde Licht« (1. Mose 1, 3–5) hat, geht die Nacht stets dem Tag voraus. Aus dem Untergang der Sonne, mit dem sich der Sabbat vollendet und sich der erste Tag der Woche ankündigt, kommt mit ihrem Aufgang eine neue Zeitansage zu Tage: »sehr früh am ersten Tag der Woche... als die Sonne aufgegangen war« (Mk 16,2).

Gottes Sabbat

Von dieser neuen Zeitansage her fällt auch ein Licht auf die Übertretungen Jesu des Sabbatgebotes und seine Sabbatstreitgespräche mit den Frommen seiner Zeit. In seiner heilenden und Sünden vergebenden Vollmacht übertritt Jesus die Sabbatgebote, bricht er mit ihrem Brauch und setzt er das Gesetz außer Kraft, um dem Sabbat zu der ihm zukommenden Ehre, seiner Ursprünglichkeit zu verhelfen. Sie aber besteht im großen Sabbat Gottes, in Gottes Nähe für den

Menschen, die Jesus selbst ist. Für diese Nähe will er den Menschen gewinnen.

Eine andere Zeitrechnung

Die Zeitansage des Sabbats (vgl. 5. Mose 5, 12–15), Jesu Einzug in Jerusalem und seine Leidensgeschichte (Abendmahl) binden die Geschichte Jesu Christi in die Leidenserfahrung und Befreiungsgeschichte Israels, deren Gedächtnis im Passa der Juden festlich begangen wird, ein. Dem einen Exodus des Volkes Israel, der Befreiung aus der ägyptischen Gefangenschaft durch den Heilbringer Mose entspricht der andere Exodus aus dem Herrschaftsbereich des Todes durch den Heiland Jesus Christus. In den beiden Befreiungsgeschehen am Dornbusch in der Wüste (vgl. 2. Mose 3) und im Garten von Gethsemane steht Gott auf dem Spiel, tritt Gott wider Gott auf. Seit jenem ersten, dritten Tag sind das Passa-Fest der Juden und das Oster-Fest der Christen als zwei Glaubensweisen desselben Gottes bis in den Kalender hinein schicksalhaft miteinander verbunden.

Kyrie eleison

Die österliche Wegweisung eröffnet in der verschließenden Erfahrung des Scheiterns und Endens der Jünger wie ihre Trauer über ihren Herrn die verheißungsvolle Zukunft derselben Person Jesu Christi. Die neutestamentlichen Gemeinden und fortan die Kirchen bekennen in ihrer Geschichte Jesus von Nazareth, den Christus, mit dem Gottesprädikat »Kyrios«. Kyrios (Herr) ist die angemessene Wiedergabe des aufgrund seiner Heiligkeit für die Juden unaussprechlichen Gottesnamens der Hebräischen Bibel in der griechischen Übersetzung der drei vorchristlichen Jahrhunderte.

Der Progressus

Der Weg der Frauen vom Grabe, die die Kunde vom leeren Grab und die Botschaft von der Auferweckung Jesu Christi vernommen haben, ist der Weg der *Umkehr* nach Galiläa, auf die Begegnung mit dem Auferstandenen hin. Dieser Weg führt sie dorthin, wo das alles mit diesem Jesus von Nazareth begonnen hat und sich vollenden wird. Was die Engel ihnen gesagt haben, sollen sie nun den Jüngern Jesu, die bei seiner Gefangennahme geflohen waren, weitersagen. Die Botschaft von der Auferstehung am Grabe will zur Botschaft der Begegnung mit dem Auferstandenen werden.
Die Frauen des Markusevangeliums fliehen in panischem Entsetzen vom Grabe. Sie sind außer sich, sagen niemandem etwas, so groß ist ihre Angst. Matthäus mischt in die Furcht der das Grab eilig verlassenden Frauen große Freude. Der den Frauen begegnende Auferstandene wiederholt den Auftrag der Engel: »... gehet hin, verkündigt meinen Brüdern, daß sie nach Galiläa gehen sollen, und dort werden sie mich sehen« (Mt 28,10). Der didaktische Vorhalt des Lukas mit seinem galiläischen Leidensrekurs (vgl. Lk 24,6–8; 9,22!) schließt mit einer erfolgreichen Anamnese ab: »... und sie erinnerten sich seiner Worte«. Doch den Jüngern kommen die Worte der Frauen wie »Märlein« (M. Luther) vor, sie glauben ihnen nicht. Johannes wiederum gibt der großen Trauer und wehmütigen Erinnerung der Maria aus Magdala am Grabe Jesu viel Raum. Die Frau als Botschafterin der Jünger bleibt zunächst ohne Botschaft. Die zum Grabe wettlaufenden Jünger gehen wieder unverrichteter Dinge heim. In der klagenden Suche nach dem weggenommenen Herrn bleibt Maria in der Nähe des Grabes. Zunächst mißlingt auch die Begegnung mit dem Auferstandenen, den sie für einen Gärtner hält. Johannes, der auch die Botschafterfunktion seiner Grabesengel stark zurücknimmt – »Weib, was weinst du?« (J 20,13) – bestreitet der Eigenbedeutung des leeren Grabes als Begründung der Auferstehung jegliches Recht.

Frauen – Engel der Jünger

In allen vier Evangelien ergeht die Botschaft der Engel an die Frauen als Botschaft an die Jünger Jesu. Der zentrale Inhalt der Botschaft ist die noch ausstehende Begegnung mit dem Auferstandenen selbst. Ganz offensichtlich ist der gekreuzigte auferstandene bzw. auferstandene gekreuzigte Herr (Kyrios) – wie zu früheren Zeiten – auch jetzt nicht ohne seine Jünger denkbar. Der Osterglaube greift auf die vertrauten Muster früherer Erfahrbarkeit zurück, und das braucht, damit sich diese Identität einstellt, seine Zeit und seinen Ort. Die Unterwegsbegegnungen mit den Frauen, die vom Grabe eilen, haben durchweg einen vorübergehenden und verweisenden Charakter. Die Erscheinungen des Auferstandenen greifen ausnahmslos auf die vertrauten Lebenszusammenhänge des Meisters und seiner Jünger zurück. Mit dem Gruß, dem Anruf beim Namen, in der persönlichen Anrede und in ausgesprochen somatischen Verben wiedergegeben, erschließt der Auferstandene den Frauen und Jüngern seine Gegenwart. Auch wenn die eigentliche Botschaft von ihm und ihre Überlieferung durch die Frauen vorausgeht, ist er es stets selbst, der den Glauben erweckt. In der Begegnung stellt sich die Identität ein. Er durchbricht die bedrohlichen, potentiell dämonischen Strukturen der Raum-, Zeit- und Namenslosigkeit des Mythos sterbender und auferstehender Gottheiten seiner religiösen Umwelt, indem er den Jüngern die ihnen vertraute Wiedererkennbarkeit gewährt. Dieser Kyrios ist weder als der, der das Grab verlassen hat, noch als der, der wieder da ist, objekthaft ausmachbar, identifizierbar, auffindbar. Er selbst ist es, der seine Identität begegnungsvoll erschließt.

Wegbahnung des Glaubens

Der Anfang seiner Geschichte aber, auf den alle Endungen am Grabe, in Aufbruchsgeschichten verwandelt, verweisen – ob nun in Galiläa, in Jerusalem, in Galiläa und Jerusalem – muß überraschen: »Und nachdem Johannes gefangen gesetzt worden war, kam Jesus nach Galiläa, predigte das Evangelium Gottes und sprach: Die Zeit ist erfüllt, und das Reich Gottes ist genaht, tut Buße und glaubt an das Evangelium« (Mk 1, 14–15). Dieses Wort des Anfanges ist in der Geschichte der Kirche am Ende in Vergessenheit geraten.

Das Pascalsche Memorial

Im Zeugnis des Neuen Testaments redet Jesus von Gott nicht theistisch wie die Philosophen, nicht dogmatisch wie die Theologen, sondern wie ein Jude von Gottes Herrschaft und seinem Reich. Sein Bußruf gilt der Umkehr zu dieser Gottesherrschaft und in sein Reich. Sie betrifft ihn insofern, daß diese Herrschaft Gottes mit ihm selbst angebrochen ist. Jesus hat kein eigenes Thema und verkündigt nicht sich selbst. Sein Thema, das heißt sein Wort, sein Werk, sein Leben ist diese Herrschaft seines Vaters. Aus dem Gott der Väter, dem Gott Abrahams und dem Gott Isaaks und dem Gott Jakobs, wird der Vatergott Jesu Christi.

Logos wider Mythos

Unermüdlich hat Johannes der Täufer angekündigt, was dann mit Jesus von Nazareth angehoben hat. Der Umkehrruf bereitet den Exodus des Glaubens aus der Todeswelt, die Wegbahnung Gottes aus der Nekropolis. Der Tod hat mit Gottes »Sein im Tode« jegliche Macht über den Menschen verloren. Der Mensch wird zwar noch weiterhin sterben aufgrund seiner Endlichkeit und Vergänglichkeit, doch er ist dem dämonischen Zwang, der anthropolisch einen Sinn darstellt und ganze Kulturen hervorgebracht hat, entnommen, im Angesicht des Todes – vor oder für danach – sein Leben zu behaupten. Die Gottheit »Thanatos« ist kein Sinngeber mehr. Weiterhin hält das Sterben das Leben wach, aber ebenso gilt das Wort Augustins »Der Tod tötet dich nicht, bist du dir nicht selber der Tod.«
Die Ostergeschichten, auf die die Besuchsgeschichten der Frauen am Grabe Jesu hingeführt haben, betonen weniger, daß der gestorbene und begrabene Jesus von Nazareth dem Grab entstiegen ist – etwa den glücklichen, wenn auch mirakulösen Ausgang einer Lebensgeschichte – als vielmehr in den Begegnungen die welthaft-geschichtliche Gegenwart des gekreuzigten und auferstandenen Herrn die unaufgebbare große Treue Gottes zu den Menschen. Um diese Treue Gottes, sein Wohnen in der Zeit, eindrücklich

zu bezeugen, ruft die Kirche mit Lukas sich frühere vergleichbare Erfahrungen Israels (z.B. Noah in der Arche, Mose mit dem Volk in der Wüste, Propheten auf dem Gottesberg u.a.) ins Gedächtnis, um diese Zeit der vierzig Tage nach Ostern festlich zu begehen. Das anschließende Herrschaftsfest »Himmelfahrt Jesu Christi« dokumentiert weniger die raumzeitliche Enthobenheit des Auferstandenen, als vielmehr den Himmel und Erde umfassenden österlichen Herrschaftsanspruch. Das Reich des Todes und das Reich des Himmels sind entgöttert, entmythologisiert. Der Logos Gottes, der in den vielen Geschichten des Glaubens erzählt werden will – von dem, was ein für alle Mal geschehen ist – nimmt dem Mythos jeden Grund einer heilstiftenden Wiederholung.

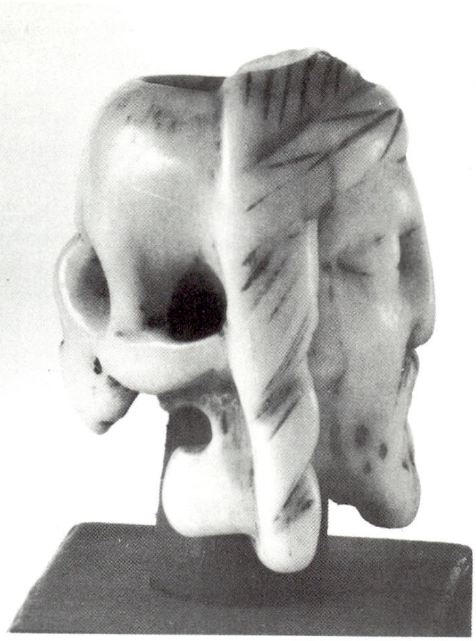

In der Dimension der Gottesherrschaft

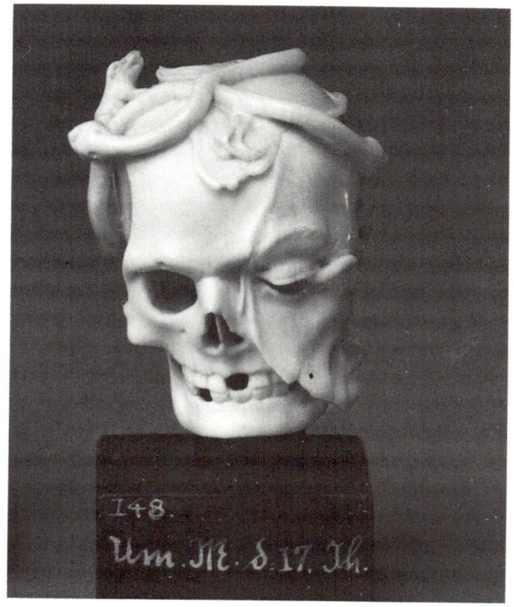

Wendekopf: halb Totenschädel, halb Haupt Jesu. Symbol für die Überwindung des Todes durch das Selbstopfer am Kreuz
Memento-Mori-Köpfe
Elfenbein, Süddeutschland, 17./18. Jahrhundert
Leihgabe des Bayrischen Nationalmuseums

Lukas erzählt eine Begebenheit, die die volkskirchliche Bestattungspraxis der Gegenwart – die Kirche als Amtshandlungssozietät – in ein kritisches Licht rücken muß: Ein Jünger, den Jesu Ruf in die Nachfolge erreicht, antwortet ihm: »Erlaube mir, zuvor hinzugehen und meinen Vater zu begraben«: Jesus spricht zu ihm: »Laß die Toten ihre Toten begraben; du aber geh hin und verkündige das Reich Gottes« (Lk 9,59–60, par.). Die heutige Bestattungspraxis ist genau der »faule (d.h. unbußfertige) Kompromiß« der beiden Teile dieser Doppelantwort geworden. Dort, wo die Bestattung zu einer Domäne der Kirche wurde – sei es als Gottesdienst anläßlich eines eingetretenen Todesfalls, sei es als missionarische Gelegenheit, sei es als Nekrolog auf ein Lebenswerk, sei es als rite de passage mit initiierter Trauerarbeit – stellte sich im Wandel der pietas zur Pietät vor den Toten die Frage nach einem »ehrlichen (d.h. angemessenem) Begräbnis«. Die Verkündigung des Reiches Gottes transzendierte sich in eine Jenseitsvorstellung, und so blieb lediglich die gepredigte oder liturgisch angesagte Hoffnung der Auferstehung von den Toten.

Sprachsymbole

Der Wanderer: er ist abgegangen, ist abgefahren, hat sich davongemacht, ist hinübergegangen, hat der Welt Valet gesagt (ade gesagt), hat Abschied für immer genommen, ist von uns gegangen (dahingegangen), hat uns verlassen, hat sich davongemacht.

Die Pflanze: ist in der Blüte des Lebens geknickt.

Der Soldat: ist abgetreten, hat sich von der Verpflegung abgemeldet, ist zur großen Armee abgegangen, hat ausgekämpft, ist seinen Verletzungen erlegen, ist in Walhall, hat ins Gras gebissen.

Das Licht: ist ausgelöscht, erloschen.

Der Christ: ist heimgekehrt, abberufen, in das ewige Licht eingegangen, in Abrahams Schoß (die ewige Seligkeit) eingegangen, in die Ewigkeit abberufen, gen Himmel gefahren, zu den himmlischen Heerscharen versammelt, hat das Zeitliche gesegnet, ist den Weg allen Fleisches (alles Irdischen) gegangen, ist in ein besseres Jenseits gegangen, ist im Himmel.

Der Ungläubige: ist eingegangen, krepiert, hat den Arsch zugekniffen, ist zur Hölle gefahren, ist ein Fraß der Fische, hats mit dem Leben bezahlt, hat ins Gras gebissen, den Regenschirm zugemacht, die Augen geschlossen, ist in die Grube gefahren, hat seine Tage beschlossen, sein letztes Stündlein hat geschlagen, er hat das Genick gebrochen, ist versackt, ihm ist was Menschliches passiert, er ist im Tode abgegangen, seine Uhr ist abgelaufen, er riecht nach Tannenholz, er hört den Kuckuck nicht mehr schreien, er hat den Löffel weggeworfen, schnauft nimmer, hat vorzeitig abbrechen müssen, sieht die Radieschen von unten wachsen, ihm tut nichts mehr weh.

Der Schläfer: ist eingeschlummert, hinübergeschlummert, eingeschlafen, entschlafen, es gibt für ihn kein Erwachen mehr, er ist da, wo es kein Erwachen mehr gibt; er schläft den letzten Schlaf.

Wer zuschaut, sieht ihn: er hat sich aufgelöst, ist drangekommen, geschieden, erblaßt, totgegangen, hat veratmet (verhaucht), ist ins Grab gesunken, in die Gruft gestiegen, in die Grube gefahren, hat sein Dasein (seine Tage) beschlossen, ist des Todes gestorben, ist ein Kind des Todes (!), er ist geliefert, erledigt, die meisten Leute sind ihm begegnet, er hat's letzte Brötchen gefressen, ist ein stiller Mann, hat zur letzten Ruhe gefunden, ist auf dem Rücken zur Kirche gegangen, er hat ausgelitten, ausgerungen, ausgekämpft, ihn hats am Arsch erwischt (gefaßt, geholt), ihm tut nichts mehr (kein Zahn mehr) weh, es ist aus, er ist still.

Lutz Mackensen

Literaturverzeichnis

1. Mexiko

Braun, K. (Hg.)	1982	»Sie suchen nach dem Gold wie Schweine«. Die Eroberung Mexiko/Tenochtitlans aus indianischer Sicht, Tübingen
Bray, W. (Hg)	1979	Der Traum vom Gold, Hannover
Bolaños, J.	(1792)	La portentosa vida de la muerte, Mexiko D. F.
Burland, C. A.	1974	Montezuma – Herrscher der Azteken, Würzburg
Cortés, H.	1984	Die Eroberung Mexikos, Stuttgart
De Bry	1590	Americanae, Reprint Köln 1970
Diaz del Castillo, B.	1965	Wahrhafte Geschichte der Entdeckung und Eroberung von Neuspanien (Mexiko), Stuttgart
Duran, D.	1967	Historia de las Indias de Nueva España e Islas de Tierra Firme, Mexiko D. F.
	1980	Ritos y fiestas de los antiguos Mexicanos, Mexiko D. F.
Krickeberg, W.	1975	Altmexikanische Kulturen, Berlin
Kodex	1976	Codex Borgia, Graz
	1971	Codex Fejévary-Mayer, Graz
	1979	Codice Florentino, Florenz
	1970	Codex Magliabecchi, Graz
	1979	Codex Vaticanus, Graz
León-Portilla, M.	1961	Los antiguos mexicanos a traves de sus cronicas y cantares, Mexico D. F.
	1970	Das vorspanische Denken Mexikos. Die Nahuatl-Philosophie, o. O.
& R. Müller (Hg.)	1962	Rückkehr der Götter. Aufzeichnungen der Azteken über den Untergang ihres Reiches, Köln
Manrique, J. A.	1974	La muerte en la Colonia, *in:* La Muerte...
Matís, H.	1967	Hernán Cortés – Eroberer und Kolonisator, Göttingen
Matos Moctezuma, E.	1974	La muerte en el Mexico Prehispanico, *in:* La Muerte...
Ohne Autor	1974	La Muerte, Expressiones Mexicanas de una Enigma, Museo Universitario UNAM, Mexico D. F.
Paz, O.	1970	Das Labyrinth der Einsamkeit, Olten
Prescor, W.	1845	Die Eroberung von Mexico, o. O.
Sahagun, B. D.	1949	Sterbende Götter und christliche Heilsbotschaft, Stuttgart
	1956	Historia general de las Cosas de la Nueva España, Mexico D. F.
Stierlin, H.	1982	Die Kunst der Azteken und ihrer Vorläufer, Stuttgart
Soustelle, J.	1967	Mexiko, Genf
	1979	L'Univers des Azteques, Paris
Vazquez, P. R.	1968	Mexiko und seine Kunstschätze, Stuttgart
Westheim, P.	1983	La calavera, Mexico D. F.

2. Europa

Ariés, P.	1976	Studien zur Geschichte des Todes im Abendland, München & Wien
Boelke, H.-K.	1979	Wie die Alten den Tod gebildet. Wandlung der Sepulkralkultur 1750–1850, Katalog, Mainz
Brandi, C.	1937	Kaiser Karl V. Werden und Schicksal einer Persönlichkeit und eines Weltreiches, München
Choron, J.	1967	Der Tod im abendländischen Denken, Stuttgart
Grieshaber, HAP	1968	Totentanz von Basel, Dresden
Guiart, J. (Hg.)	o.J.	Rites de la Mort, Paris
Hahn, G.	1975	Vom Sinn des Todes. Texte aus drei Jahrtausenden, Swedenborg & Zürich
Heine, H.	1984	Geschichte Spaniens in der frühen Neuzeit: 1400–1800, München
Kontzke, R.	1943	Das spanische Weltreich: Grundlagen und Entstehung, München
Lessing, G.	1769	Wie die Alten den Tod gebildet. Eine Untersuchung.
Mackensen, L.	1928	Hanseatische Sagen, Leipzig
Metken, S. (Hg.)	1984	Die letzte Reise. Sterben, Tod und Trauersitten in Oberbayern, München
Nagel, I.	1979	Alte und neue Todeslust, *in:* Der Spiegel 38/1979
Rahner, K.	1958	Zur Theologie des Todes, Freiburg
Ranke, L.	1924	Deutsche Volkssagen, München
Scherer, G.	1979	Das Problem des Todes in der Philosophie, Darmstadt
Stammler, W.	1922	Die Totentänze des Mittelalters, München
Stephenson, G. (Hg.)	1980	Leben und Tod in den Religionen. Symbol und Wirklichkeit, Darmstadt

3. Der Tod heute

Amery, J.	1978	Hand an sich legen. Diskurs über den Freitod, Stuttgart
Altner, G.	1981	Tod, Ewigkeit und Überleben, Heidelberg
Baum, S.	1976	Der verborgene Tod. Auskünfte über ein Tabu, Frankfurt/M.
Becker, A & E. Niggemeyer	1979	Ich will etwas vom Tod wissen, Ravensburg
Blechschmidt, E.	1970	Vom Ei zum Embryo, Reinbek
	1976	Wie beginnt das menschliche Leben, Stein am Rhein
Borus, L.	1962	Mysterium mortis. Der Mensch in der letzten Entscheidung, Olten
Condrau, G.	1984	Der Mensch und sein Tod. Certa moriendi condicio, Zürich
Dirschauer, K.	1973	Der totgeschwiegene Tod. Theologische Aspekte der kirchlichen Bestattung, Bremen
	1979	Leben aus dem Tode. Grundlegung christlicher Frömmigkeit, München
Donnely, E.	1977	»Servus Opa, sagte ich leise«, Hamburg
Fuchs, W.	1969	Todesbilder in der modernen Gesellschaft, Frankfurt
	1971	Die These von der Verdrängung des Todes, *in:* Frankfurter Hefte 3/1971

Hahn, A.	1968	Einstellungen zum Tod und ihre soziale Bedingtheit, Stuttgart
Hampe, J.C.	1975	Sterben ist doch ganz anders. Erfahrungen mit dem eigenen Tod, Stuttgart & Berlin
Hofmann, C.	1977	Weiter nichts als der Tod. Die letzten Tage eines alten Menschen, *in:* Die Zeit 28.10.1977
Holge, R.	1979	Trauerarbeit am eigenen Sarg, *in:* Die Zeit, 7.9.1979
Holl, A.	1973	Tod und Teufel, Stuttgart
Jürgensen, O.	1982a	Schwangerschaftsabbruch unter dem Aspekt von unbewältigten Trennungskonflikten – eine tiefenpsychologische Untersuchung, *in:* Poettgen 1982
u.a.	1982b	Das Selbstverständnis der Frau nach dem Schwangerschaftsabbruch, *in:* Poettgen 1982
Klempnauer, G.	1977	Wenn ich nur noch einen Tag zu leben hätte. Aussagen von Jugendlichen, Stuttgart & Berlin
Kübler-Ross, E.	1974a	Interviews mit Sterbenden, Gütersloh
	1974b	Was können wir noch tun? Stuttgart
	1976	Reif werden zum Tode, Stuttgart
Laplanche, J.	1977	Vie et Mort en Psychoanalyse, Paris
List, M.	1979	Kinder begegnen dem Tod, Gütersloh
Moody, R.	1977	Leben nach dem Tode, Reinbek
Moor, P.	1977	Die Freiheit zum Tode. Ein Plädoyer für das Recht auf menschenwürdiges Sterben. Euthanasie und Ethik, Reinbek.
Neulinger, K.-U.	1975	Schweigt die Schule den Tod tot? München
ohne Autor	1980	Ungeliebtes Leben, *in:* Der Spiegel 38/1980
ohne Autor	1977	»Ganz ruhig in einem himmlischen Zustand«. Erlebnisse und Erfahrungen im Grenzbereich des Todes, *in:* Der Spiegel 26/1977
ohne Autor	1978	Identität, Kind und Tod. Exemplarische Materialien und Medien. Religionspädagogische Studieneinheiten I/II und didaktische Planung, Münster
Parker, C.M.	1978	Vereinsamung. Die Lebenskrise bei Partnerverlust, Reinbek
Petersen, P.	1977	Seelische Folgen nach legalem Schwangerschaftsabbruch, *in:* Deutsches Ärzteblatt 74/1977
	1982	Gesetzliche Regelung und seelische Folgen des Schwangerschaftsabbruchs, *in:* Medizin, Mensch, Gesellschaft 7/1982
Poettgen, H. (Hg.)	1982	Die ungewollte Schwangerschaft, Köln
Reed, E.	1972	Kinder fragen nach dem Tod, Stuttgart
Rickers, F.	1980	Sprechen über den Tod. Ein problemorientiertes religionspädagogisches Unterrichtsmodell, Gütersloh
Schindler, S.	1981	Geburt – Eintritt in eine neue Welt, Göttingen
Schwartländer, J. (Hg.)	1976	Der Mensch und sein Tod, Göttingen
Sudnow, D.	1973	Organisiertes Sterben, Frankfurt/M.
Tot	1979	Tot. Werk und Zeit 3/1979
Toynbee, A.	1970	Vor der Linie. Der moderne Mensch und der Tod, Frankfurt/M.
Wiesenhütter, E.	1974	Blick nach Drüben, Bielefeld
	1981	Geburt und Wiedergeburt, *in:* Schindler 1981
Ziegler, J.	1977	Die Lebenden und der Tod, Darmstadt & Neuwied.

Register